普通高等医学院校五年制临床医学专业第二轮教材（器官系统化教材）

心血管系统

U0202895

（供临床医学、预防医学及相关专业用）

总主编　姜希娟

主　编　郭茂娟　崔广智

副主编　李春深　方　芳　李孟魁　郭军鹏　李　健

编　者　（以姓氏笔画为列）

马欣宇（长春中医药大学）　　方　芳（北京中医药大学）

王　微（长春中医药大学）　　王芙蓉（山东中医药大学）

王青青（北京中医药大学）　　卢　斌（天津中医药大学）

朱庆文（北京中医药大学）　　李　健（北京中医药大学）

李一帆（长春中医药大学）　　李虎虎（天津中医药大学）

李孟魁（天津中医药大学）　　李春深（天津中医药大学）

苏金玲（天津中医药大学）　　张　瑜（天津中医药大学）

张艺红（长春中医药大学）　　张志刚（长春中医药大学）

武学润（天津中医药大学）　　赵　伟（天津中医药大学）

赵桂峰（天津中医药大学）　　赵舒武（天津中医药大学）

夏　雷（山东中医药大学）　　郭军鹏（长春中医药大学）

郭茂娟（天津中医药大学）　　崔广智（天津中医药大学）

秘　书　杨　琳（天津中医药大学）　　王炎炎（天津中医药大学）

中国健康传媒集团

中国医药科技出版社

内 容 提 要

本教材是"普通高等医学院校五年制临床医学专业第二轮教材（器官系统化教材）"之一，全书以器官系统为中心，以心血管系统疾病为导向，按照"正常－异常－药物治疗"的模式，将多学科知识进行整合，体现结构决定功能，正常与异常、宏观与微观、生理与病理、病理生理与药物治疗原理有机结合特色，构建"淡化学科，注重整合"的循环系统完整的知识体系。在教材编写排版时，单设学习目标，明确学习内容；单设案例导引，在案例中实现知识学以致用。在内容选取上，与国家执业医师资格考试接轨，参照最新的专家共识及诊治指南，体现了科学性、先进性和适用性。本教材为书网融合教材，即纸质教材有机融合数字教材、数字化教学服务（在线教学、在线作业、在线考试），从而使教材内容更加立体化、多样化，易教易学。

本教材主要供高等医学院校临床医学、预防医学及相关专业师生教学使用。

图书在版编目（CIP）数据

心血管系统/郭茂娟，崔广智主编．—北京：中国医药科技出版社，2022.12
普通高等医学院校五年制临床医学专业第二轮教材（器官系统化教材）
ISBN 978 – 7 – 5214 – 3681 – 5

Ⅰ．①心…　Ⅱ．①郭…　②崔…　Ⅲ．①心脏血管疾病 – 医学院校 – 教材　Ⅳ．①R54

中国版本图书馆 CIP 数据核字（2022）第 244890 号

美术编辑　陈君杞
版式设计　友全图文

出版　**中国健康传媒集团**｜中国医药科技出版社
地址　北京市海淀区文慧园北路甲 22 号
邮编　100082
电话　发行：010 – 62227427　邮购：010 – 62236938
网址　www. cmstp. com
规格　889×1194mm $\frac{1}{16}$
印张　17 $\frac{1}{2}$
字数　519 千字
版次　2022 年 12 月第 1 版
印次　2022 年 12 月第 1 次印刷
印刷　三河市万龙印装有限公司
经销　全国各地新华书店
书号　ISBN 978 – 7 – 5214 – 3681 – 5
定价　**79.00 元**

获取新书信息、投稿、为图书纠错，请扫码联系我们。

出版说明

为了贯彻《中共中央、国务院中国教育现代化2035》"加强创新型、应用型、技能型人才培养规模"的战略任务要求，落实《国务院办公厅关于加快医学教育创新发展的指导意见》，紧密对接新医科建设对医学教育改革的新要求，满足新时代医疗卫生事业对人才培养的新需求，中国医药科技出版社在教育部、国家药品监督管理局的领导下，通过走访主要院校对2016年出版的"全国普通高等医学院校五年制临床医学专业'十三五'规划教材"进行了广泛征求意见，有针对性的制定了第二版教材的出版方案，旨在赋予再版教材以下特点。

1.立德树人，融入课程思政

把立德树人贯穿、落实到教材建设全过程的各方面、各环节。课程思政建设应体现在知识技能传授中厚植爱国主义情怀，加强品德修养、增长知识见识、培养奋斗精神灌输，不断提高学生思想水平、政治觉悟、道德品质、文化素养等。医学教材着重体现加强救死扶伤的道术、心中有爱的仁术、知识扎实的学术、本领过硬的技术、方法科学的艺术的教育，培养医德高尚、医术精湛的人民健康守护者。

2.精准定位，培养应用人才

坚持体现《中共中央、国务院中国教育现代化2035》"加强创新型、应用型、技能型人才培养规模"的战略任务，落实《国务院办公厅关于加快医学教育创新发展的指导意见》中"立足基本国情，以服务需求为导向，以新医科建设为抓手，着力创新体制机制，分类培养研究型、复合型和应用型人才"的医学教育目标，结合医学教育发展"大国计、大民生、大学科、大专业"的新定位，注重人才培养应从疾病诊疗提升拓展为预防预防、诊疗和康养，以健康促进为中心，服务生命全周期、健康全过程的转变，精准定位教材内容和体系。教材编写应体现以医疗卫生事业需求为导向，以岗位胜任力为核心，以培养医工、医理、医文学科交叉融合的高素质、强能力、精专业、重实践的本科医学人才培养目标。

3.适应发展，优化教材内容

必须符合行业发展要求。构建教材内容结构，要体现医疗机构对医学人才在临床实践能力、沟通交流能力、服务意识和敬业精神等方面的要求；体现临床程序贯穿于教学的全过程，培养学生的整体临床意识；体现国家相关执业资格考试的有关新精神、新动向和新要求；注重吸收行业发展的新知识、新技术、新方法，体现学科发展前沿，并适当拓展知识面，为学生后续发展奠定必要的基础；满足以学生为中心而开展的各种教学方法的需要，充分发挥学生的主观能动性。

4.遵循规律，注重"三基""五性"

遵循教材规律。针对普通高等医学院校本科医学类专业教学需要，教材内容应注重"三基"（基本知识、基础理论、基本技能）、"五性"（思想性、科学性、先进性、启发性、适用性）；内容成熟、术语规范、文字精炼、逻辑清晰、图文并茂、易教易学；注意"适用性"，即以普通高等学校医学教育实际和学生接受能力为基准编写教材，满足多数院校的教学需要。

5.创新模式，提升学生能力

加强"三基"训练，着力提高学生分析问题和解决问题的能力。在不影响教材主体内容的基础上要保留"案例引导""学习目标""知识链接""目标检测"模块，去掉知识拓展模块。进一步优化各模块的内容，培养学生理论联系实践的实际操作能力、创新思维能力和综合分析能力；增强教材的可读性和实用性，培养学生学习的自觉性和主动性。

6.丰富资源，优化增值服务内容

搭建与教材配套的中国医药科技出版社在线学习平台"医药大学堂"（数字教材、教学课件、图片、视频、动画及练习题等），实现教学信息发布、师生答疑交流、学生在线测试、教学资源拓展等功能，促进学生自主学习。

本套教材凝聚了省属院校高等教育工作者的集体智慧，体现了凝心聚力、精益求精的工作作风，谨此向有关单位和个人致以衷心的感谢！

尽管所有参与者尽心竭力、字斟句酌，教材仍然有进一步提升的空间，敬请广大师生提出宝贵意见，以便不断修订完善！

普通高等医学院校五年制临床医学专业第二轮教材

建设指导委员会名单

主 任 委 员 樊代明

副主任委员（以姓氏笔画为序）

于景科（济宁医学院）　　　　　王金胜（长治医学院）

吕雄文（安徽医科大学）　　　　朱卫丰（江西中医药大学）

杨　柱（贵州中医药大学）　　　吴开春（第四军医大学）

何　涛（西南医科大学）　　　　何清湖（湖南医药学院）

宋晓亮（长治医学院）　　　　　郑金平（长治医学院）

唐世英（承德医学院）　　　　　曾　芳（成都中医药大学）

委　　　员（以姓氏笔画为序）

于俊岩（长治医学院附属和平　　于振坤（南京医科大学附属南京
　　　　医院）　　　　　　　　　　　　明基医院）

马　伟（山东大学）　　　　　　丰慧根（新乡医学院）

王　玖（滨州医学院）　　　　　王伊龙（首都医科大学附属北京天坛医院）

王旭霞（山东大学）　　　　　　王育生（山西医科大学）

王桂琴（山西医科大学）　　　　王雪梅（内蒙古医科大学附属医院）

王勤英（山西医科大学）　　　　艾自胜（同济大学）

叶本兰（厦门大学医学院）　　　付升旗（新乡医学院）

朱金富（新乡医学院）　　　　　任明姬（内蒙古医科大学）

刘春杨（福建医科大学）　　　　闫国立（河南中医药大学）

江兴林（湖南医药学院）　　　　孙国刚（西南医科大学）

孙思琴（山东第一医科大学）　　李永芳（山东第一医科大学）

李建华（青海大学医学院）　　　李春辉（中南大学湘雅医学院）

杨　征（四川大学华西口腔医　　杨少华（桂林医学院）

　　　学院）　　　　　　　　　杨军平（江西中医学大学）

邱丽颖（江南大学无锡医学院）　何志巍（广东医科大学）

邹义洲（中南大学湘雅医学院）　张　闻（昆明医科大学）

张　敏（河北医科大学）　　　　张　燕（广西医科大学）

张秀花（江南大学无锡医学院）　张晓霞（长治医学院）

张喜红（长治医学院）　　　　　陈万金（福建医科大学附属第一医院）

陈云霞（长治医学院）　　　　　陈礼刚（西南医科大学）

武俊芳（新乡医学院）　　　　　林友文（福建医科大学）

林贤浩（福建医科大学）　　　　明海霞（甘肃中医药大学）

罗　兰（昆明医科大学）　　　　周新文（华中科技大学基础医学院）

郑　多（深圳大学医学院）　　　单伟超（承德医学院）

赵幸福（南京医科大学附属　　　郝少峰（长治医学院）

　　　无锡精神卫生中心）　　　郝岗平（山东第一医科大学）

胡　东（安徽理工大学医学院）　姚应水（皖南医学院）

夏　寅（首都医科大学附属北京　夏超明（苏州大学苏州医学院）

　　　天坛医院）　　　　　　　高凤敏（牡丹江医学院）

郭子健（江南大学无锡医学院）　郭崇政（长治医学院）

郭嘉泰（长治医学院）　　　　　黄利华（江南大学附属无锡五院）

曹玉萍（中南大学湘雅二医院）　曹颖平（福建医科大学）

彭鸿娟（南方医科大学）　　　　韩光亮（新乡医学院）

韩晶岩（北京大学医学部）　　　游言文（河南中医药大学）

数字化教材编委会

目前，整合课程已经成为医学课程模式改革的主要方向，势在必行。其目的是培养和提高医学生综合应用医学知识解决临床问题的能力，将各学科有机融合，注重知识横向、纵向联系，有利于培养学生实践能力和创新能力。心血管系统是人体最重要的系统之一，本次编写紧密围绕新时期医学人才培养特点，一贯坚持"三基""五性"的编写宗旨，在编写过程中，紧紧围绕人才培养目标，紧跟心血管系统疾病研究前沿，尽可能体现医学整合课程的特点，即淡化学科意识、注重学科整合，并注重人文素养的提高，丰富教材内容，创新教材形式，以实现医学教育的目标。

本教材以器官系统为中心，以循环系统疾病为导向，按照"正常－异常－药物治疗"的模式，将循环系统相关的组织胚胎学、人体解剖学、生理学、病理学、病理生理学、诊断学、药理学等知识有机融合起来。从循环系统的形态结构，到基于"结构决定功能"理念解释其功能代谢，从其病理生理和形态结构的变化到理解相应疾患的治疗原则及临床用药。这种编写模式体现了结构与功能、正常与异常、宏观与微观、生理与病理、病理生理与药物治疗原则的有机结合，构建了循环系统的完整知识体系，有利于培养学生的临床思维，达成医学生培养目标。

本教材的内容编排和任务分工如下：第一章循环系统大体结构，由赵伟、张志刚负责总论、心和导引案例，李一帆负责动脉，马欣宇负责静脉和淋巴管系统；第二章循环系统组织结构由李健负责；第三章循环系统的功能，由李春深负责心脏泵血功能和血管生理，朱庆文负责心肌细胞的生物电现象及生理特征，王微负责心血管活动调节和器官循环；第四章局部血液循环障碍由李虎虎、方芳负责，第五章休克、第六章弥散性血管内凝血由卢斌负责；第七章缺血再灌注损伤由郭茂娟负责；第八章循环系统常见疾病及药物治疗，由郭茂娟、张艺红负责动脉粥样硬化，苏金玲、王芙蓉负责高血压病，郭军鹏负责风湿病、感染性心内膜炎和心瓣膜病。第九章异常心电图及抗心律失常，由李孟魁负责心房和心室肥大、心肌缺血与心肌梗死，武学润负责心律失常，张瑜负责药物与电解质紊乱对心电图的影响，崔广智负责抗心律失常药。第十章心功能不全及抗心功能不全药物，由李虎虎负责心功能不全相关内容，王青青负责抗心功能不全药物。郭茂娟负责循环系统的三幕式案例分析；赵桂峰负责循环系统导引案例；赵舒武、夏雷参与稿件交叉审稿工作；杨琳、王炎炎任编写秘书，负责文稿整理。

本书主要供全国高等医药院校临床及相关专业学生作教科书使用，同时也可供广大临床医师、执业医师考试、研究生考试和临床工作参考。

本教材编写工作得到汕头大学、空军军医大学及各编者所在单位的支持与指导，教材内容经编委会确定，通过各自编写、修改初稿，交叉审稿，副主编、主编再审稿等环节，力求精益求精，在此一并表示衷心的感谢。尽管我们在编写过程中秉承严谨态度，如期保证质量地完成编写工作，但限于专业水平及医学科学体系发展迅速，如有不妥之处，敬请广大师生不吝赐教。

主　编
2022 年 10 月

目 录 CONTENTS

第一章　循环系统的大体结构

1. 掌握　循环系统的基本组成和主要功能；体循环和肺循环；心各腔的形态结构，心传导系统的组成、位置和功能；冠状动脉的起始、行径和重要分支；体循环主动脉的主要分支和分布；颈动脉窦和颈动脉小球的位置、功能；上、下腔静脉系的基本组成；上、下肢主要浅静脉的起止、行径；肝门静脉系的组成及其侧支循环；淋巴系统的组成和配布特点；主要淋巴导管的起始、行径、注入和收集范围；局部淋巴结的配布；脾的形态和位置。

2. 熟悉　心的位置和形态特点；心壁、心包的构成；主动脉在身体各局部的主要分支和分布；上、下腔静脉系的主要属支；局部淋巴结的位置和收集范围。

3. 了解　血管吻合和侧支循环的概念；心的体表投影；身体局部大动脉的体表投影；体循环远端动脉的分支和分布；上、下腔静脉远端属支的汇入情况；淋巴回流因素；身体重要器官的淋巴回流情况；胸腺的形态和位置；脾的功能。

4. 学会　辨识循环系统器官、结构的正常位置与形态，并能正确应用解剖学术语进行描述；具备通过教材、网络、期刊进行自主学习、观察、表达的能力以及分析和解决问题的能力。

循环系统（circulatory system）包括心血管系统和淋巴系统，为连续的封闭管道。心血管系统由心脏、血管和存在于心腔与血管内的血液组成，血管部分又由动脉、毛细血管和静脉组成。在整个生命活动过程中，心脏不停地搏动，推动血液在心血管系统内循环流动，称为**血液循环**（blood circulation）。淋巴系统由淋巴管和淋巴器官组成，外周淋巴管收集部分组织液而形成淋巴液，淋巴液沿淋巴管向心流动汇入静脉血液。两套管道系统在结构及功能上有所不同，但相互连通，共同形成人体一整套密闭的管道系统。循环系统的主要功能是物质运输，即将消化系统吸收的营养物质和肺吸收的氧气运送到全身器官的组织、细胞，同时将组织和细胞的代谢产物及二氧化碳运送到肾、肺、皮肤进而排出体外，以保证机体新陈代谢的正常运行。

➡ 案例引导

临床案例　患者，男，45 岁。主诉：与邻居争吵时突感心前区痛，有憋闷感，且疼痛感逐渐向左肩部放射。现病史：患者于 1 周前从事体力活动后出现憋气、胸闷，并感心悸，含服硝酸甘油后缓解。既往史：1 个月前，患者熬夜时偶感心前区不适，有心悸、乏力之感。体格检查：T 36.5℃；P 105 次/分；R 22 次/分；BP 90/60mmHg。神志清，精神欠佳。心率快、律不齐，心音弱，可闻心包摩擦音。

讨论　1. 简述病变血管的解剖学结构特点？

　　　　2. 针对患者症状体征应给予何种影像学检查？简述理由。

第一节　心血管系统总论

一、心血管系统的组成

心血管系统（cardiovascular system）包括心、动脉、毛细血管和静脉。

1. 心（heart）　为中空的肌性器官，是心血管系统的动力装置，兼有内分泌功能。心脏有节律地收缩和舒张，不停地将血由动脉射出，由静脉吸入，使血液能周而复始地循环。

2. 动脉（artery）　是运送血液离心的管道，管壁较厚，平滑肌较多，管腔呈圆形。通过血管的收缩、舒张可改变管腔的大小，调节局部血流量和血管阻力，维持和调节血压稳定。

3. 毛细血管（capillary）　为连接小动脉和小静脉之间的管道，相互交织成网，数量多，管壁薄，通透性大，血流慢，有利于血液与组织细胞间的物质和气体交换。

4. 静脉（vein）　为引导血液回心的血管，管壁薄，弹性小，管腔大，数量多，以保证回心血流量。

二、血液循环途径

根据血液循环途径不同，可分为体循环和肺循环（图 1 - 1）。

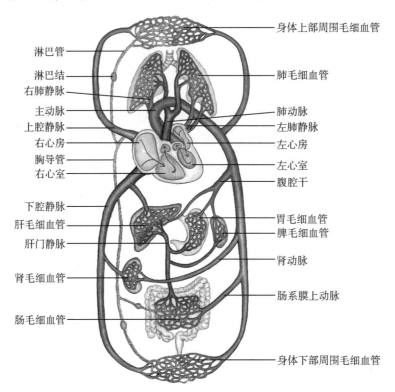

图 1 - 1　血液循环示意图

1. 体循环（大循环）　由左心室射出的动脉血入主动脉，又经动脉各级分支，流向全身各器官的毛细血管。血液在毛细血管内，经过毛细血管壁，借助组织液与组织细胞进行物质和气体交换。交换后，动脉血变成静脉血，再经过小静脉、中静脉，最后经过上、下腔静脉及冠状窦流回右心房。血液沿着上述路径的循环称为体循环或大循环。体循环主要特点是路程长，流经范围广泛，以动脉血滋养全身各部，又将其代谢产物经静脉运回心。

2. 肺循环（小循环）　从右心室射出的静脉血入肺动脉，经过肺动脉在肺内的各级分支，流至肺泡周围的毛细血管网，在此进行气体交换，使静脉血变成含氧丰富的动脉血，经肺内各级肺静脉属支，再经肺静脉注入左心房。血液沿上述路径的循环称为肺循环或小循环。肺循环的特点是路程短，只通过肺，主要功能是完成气体交换。

体循环与肺循环两者同步进行，通过左、右房室互相衔接交通。因此两种循环虽然路径不同，功能各异，但都是人体整个血液循环的组成部分。血液循环的路程中任何一处发生病变，都会影响血液循环的正常进行，出现血液循环障碍。

三、血管吻合及其功能意义

人体的血管除经动脉－毛细血管－静脉相通连外，动脉与动脉之间，静脉与静脉之间甚至动脉与静脉之间，可借交通支彼此连接，形成**血管吻合（vascular anastomosis）**（图 1 - 2）。

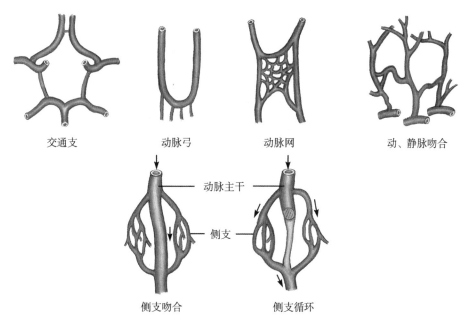

交通支　　　　　动脉弓　　　　　动脉网　　　　　动、静脉吻合

动脉主干

侧支

侧支吻合　　　　　侧支循环

图 1 - 2　血管吻合和侧支循环示意图

1. 动脉间吻合　两条动脉干之间借交通支连接，如脑底动脉环、关节动脉网、胃肠动脉弓和掌浅、深弓等。使血液循环路径缩短，并调节血流量。

2. 静脉间吻合　体表浅静脉间的静脉弓吻合、脏器周围或壁内静脉丛等。保证器官在扩大或受压时血流通畅。

3. 动、静脉吻合　小动脉和小静脉间的吻合血管，存在如指尖、消化道黏膜、甲状腺和生殖勃起组织等处。有缩短循环途径、调节局部血量和温度的作用。

4. 侧支吻合　发自主干不同高度的侧副管道，彼此吻合。当主干阻塞，通过侧支建立的循环，称**侧支循环（collateral circulation）或侧副循环**（图 1-2），能保证器官在病理状态下的血供。

第二节　心

一、心的位置、外形和毗邻

1. 心的位置和毗邻　心位于胸腔的纵隔内，外裹以心包。约2/3心在身体正中线的左侧，1/3在右侧（图1-3）。心的前面大部分被肺和胸膜遮盖，只有一小部分借心包与胸骨体和肋软骨直接相邻。心的两侧与肺和胸膜腔相邻，心的后方有食管、迷走神经和主动脉胸部，下方为膈，上方连着心的大血管。

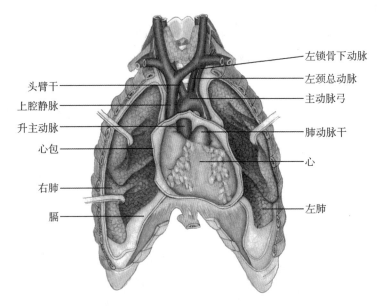

图1-3　心的位置

2. 心的外形　心的形状像倒置的圆椎体，大小稍大于本人的拳头。心可分为心尖、心底、两面和两缘。心尖朝左前下方，位于左侧第5肋间隙，在左锁骨中线内侧1～2cm处。心底朝右后上方，与出入心的大血管干相连，是心比较固定的部分。心的胸肋面（前面）朝向前上方，大部分由右心室构成。膈面（下面）朝向后下方，大部分由左心室构成，贴着膈。心右缘垂直向下，由右心房构成。心左缘钝圆，主要由左心室及小部分左心耳构成。心表面有三条浅沟：近心底处有略呈环形的冠状沟，是心房和心室的表面分界线；在胸肋面有从冠状沟向下到心尖右侧的浅沟，称前室间沟；在膈面也有冠状沟向前下到心尖右侧的浅沟，称后室间沟；前、后室间沟是左、右心室在心表面的分界线（图1-4，图1-5）。

二、心的各腔

心有四个腔，即左心房、左心室、右心房和右心室。左、右心房间以房间隔为界，左右心室以室间隔为界。因此左、右心房间及左、右心室间均不相通。但左心房与左心室之间，右心房与右心室之间，均借房室口相交通。

1. 右心房（right atrium）（图1-6）　是心腔中最右侧的部分，共有三个入口，即上腔静脉口、下腔静脉口和冠状窦口。冠状窦口位于下腔静脉口与右房室口之间。右心房向左前方突出的部分，称为右心耳。在房间隔的下部，有一卵圆形浅窝，称为卵圆窝。此处房壁最薄，为胎儿时期的卵圆孔于生后闭合的遗迹，先天性心房间隔缺损多在此处发生。右心房的出口为右房室口。

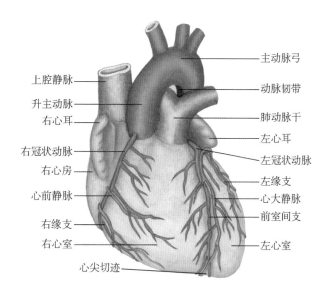

图 1-4　心的外形和血管（前面观）

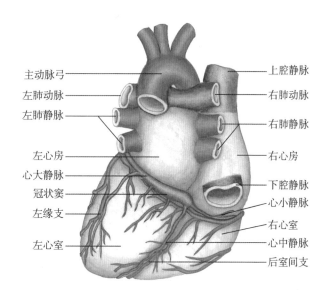

图 1-5　心的外形和血管（后面观）

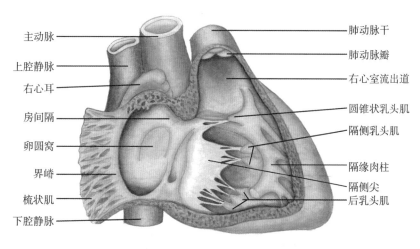

图 1-6　右心房和右心室内面观

2. 右心室（right ventricle）（图 1-7） 在右心房的左前下方。右心室的入口即右房室口，呈卵圆形，其周围由致密结缔组织构成的三尖瓣环围绕。三尖瓣环上附有三片呈三角形的瓣膜，称为三尖瓣（tricuspid valve）。瓣的边缘有许多腱索向下连到室壁上的乳头肌。三尖瓣环、三尖瓣、腱索和乳头肌在结构和功能上是一个整体，称**三尖瓣复合体（tricuspid valve complex）**（图 1-8）。当心室收缩时，由于血流的推动，使三尖瓣互相对合，封闭房室口，又由于乳头肌的收缩，腱索的牵拉，三片瓣膜恰好对紧而不致翻向心房，从而可防止血液逆流入心房。右心室腔向左上方伸延的部分，形似倒置的漏斗形，称为动脉圆锥。动脉圆锥的上端即右心室的出口，称为肺动脉口，在肺动脉口的周缘附有三片呈半月形的瓣膜，称为肺动脉瓣。当心室收缩时，血流冲开肺动脉瓣进入肺动脉干中，而心室舒张时，瓣膜关闭，防止血液逆流入右心室。

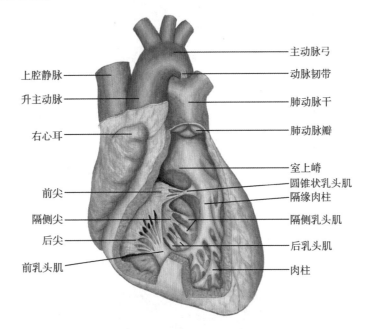

图 1-7 右心室内部结构

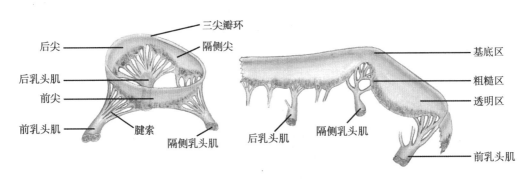

图 1-8 三尖瓣复合体（示意图）

3. 左心房（left atrium）（图 1-9） 位于右心房的左后方。其后壁两侧有四个入口，左、右各两个，称为肺静脉口。在左心房的前下部有一个出口称为左房室口，通向左心室。左心房向右前方突出的部分称为左心耳。

4. 左心室（left ventricle）（图 1-9） 位于右心室的左后下方。左心室的入口即左房室口，口的周缘附有两片瓣膜，称为二尖瓣。二尖瓣的边缘也有许多腱索连到室壁上的乳头肌。左心室的出口称为主动脉口，口的周缘附有三片呈半月形的瓣膜，称为主动脉瓣。当心室收缩时，血流冲击二尖瓣，关闭左房室口，同时血流冲开主动脉瓣经主动脉口进入主动脉。心室舒张时，主动脉瓣关闭，防止血液逆流入左心室。

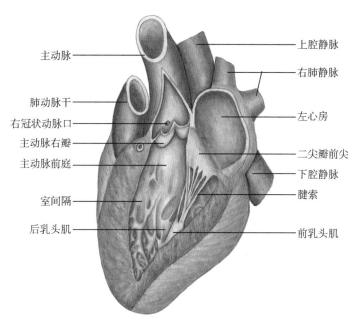

图1-9　左心房和左心室内面观

三、心壁的构造

心壁由心纤维性支架、心内膜、心肌层和心外膜构成。心肌层是构成心壁的主要部分（详情见第二章循环系统组织结构）。

四、心传导系

心传导系位于心壁内，由特殊心肌细胞构成，能够产生兴奋和传导冲动，维持心舒缩的正常节律。心传导系包括窦房结、结间束、房室交界区、房室束、左右束支和Purkinje纤维网（图1-10）。

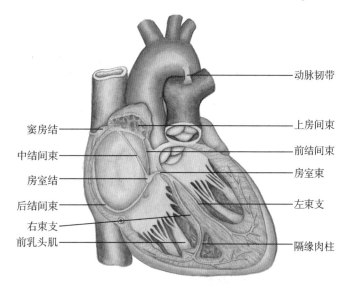

图1-10　心传导系模式图

1. 窦房结（sinuatrial node） 是心的正常起搏点，窦房结心肌细胞多呈长梭形，位于上腔静脉与右心房交界处的界沟上 1/3 的心外膜深面（图 1-10）。

2. 结间束（internodal tracts） 连于窦房结和房室结之间，有前、中、后三条（图 1-10）。

3. 房室交界区（atrioventricular junction region） 又称房室结区，是心传导系在心房与心室互相连接部位的特化心肌结构。**房室结（atrioventricular node）** 是房室交界区的中央部分，为一个矢状位的扁薄结构。房室交界区将来自窦房结的兴奋延搁下传至心室，使心房肌和心室肌依先后顺序分开收缩。房室交界区是兴奋从心房传向心室的必经之路，而且是最重要的次级起搏点，该区域有重要的临床意义，许多复杂的心律失常发生于此。

4. 房室束（atrioventricular bundle） 又称 His 束，起自房室结前端，穿中心纤维体，继而行走在室间隔肌性部与中心纤维体之间，向前下行于室间隔膜部的后下缘，最后分为右束支和左束支。

5. 左、右束支（left and right bundle branch） 发自房室束的分权部。左束支在室间隔左侧心内膜下行走，于肌性室间隔上、中 1/3 交界水平，分为 3 组分支，从室间隔上部的前、中、后 3 个方向散向整个左室内面。右束支细长呈圆索状，从室间隔膜部下缘的中部向前下弯行，向下进入隔缘肉柱，到达右室前乳头肌根部分支，分布于右心室壁。

6. Purkinje 纤维网 左、右束支的分支在心内膜下交织成 Purkinje 纤维网，主要分布在室间隔中下部、心尖、乳头肌的下部和游离室壁的下部。

五、心的血管

心的血液供应来自左、右冠状动脉；回流的静脉血，绝大部分经冠状窦汇入右心房，一小部分直接流入右心房。

（一）冠状动脉

1. 左冠状动脉（left coronary artery） 起自主动脉根部的左侧，经左心耳与肺动脉干根部之间向左行，随即分为前室间支和旋支（图 1-4，图 1-5）。

（1）**前室间支（anterior interventricular branch）** 也称前降支，可视为左冠状动脉的直接延续，沿前室间沟下行（图 1-4），绕过心尖右侧，至后室间沟下部与后室间支吻合。前室间支分布于左心室前壁、室间隔前 2/3 和右心室前壁的一部分。

（2）**旋支（circumflex branch）** 也称左旋支，沿冠状沟向左行，绕心左缘至左心室膈面（图 1-4，图 1-5）。旋支及其分支分布于左心室侧壁、后壁及左心房。

2. 右冠状动脉（right coronary artery） 起自主动脉根部右侧，经右心耳与肺动脉干根部之间，沿冠状沟右行，绕心右缘至冠状沟后部（见 1-4、图 1-5），一般在房室交点附近分为后室间支和右旋支。

（1）**后室间支（posterior interventricular branch）** 沿后室间沟下行至心尖，可与前室间支的末梢吻合。后室间支分布于后室间沟附近的左、右室壁，以及室间隔后 1/3。

（2）**右旋支（right circumflex branch）** 为右冠状动脉的另一终支，沿冠状沟向左行，分布于左心室后壁。

3. 冠状动脉的分布类型 左、右冠状动脉在心胸肋面的分布变异不大，而在心膈面的分布范围则有较大的变异。按 Schlesinger 分型原则，以后室间沟为标准，一般将冠状动脉分布类型分为三型（图 1-11）。

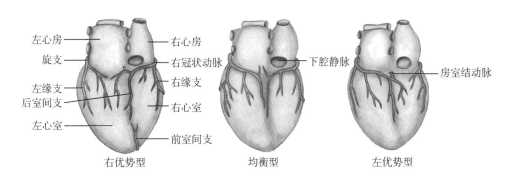

图 1-11　冠状动脉的分布类型

（1）右优势型（65.7%）　右冠状动脉在心室膈面的分布范围，除右室膈面外，还越过房室交点和后室间沟，分布于左室膈面的一部分或全部。后室间支来自右冠状动脉。

（2）均衡型（28.7%）　左、右心室的膈面各由本侧的冠状动脉供血，互不越过房室交点。后室间支为左或右冠状动脉的终末支，或同时来自左、右冠状动脉。

（3）左优势型（5.6%）　左冠状动脉较大，除发分支分布于左室膈面外，还越过房室交点和后室间沟分布于右室膈面的一部分，后室间支和房室结动脉均发自左冠状动脉。

（二）心的静脉

心的静脉主要为冠状窦，长约5cm，位于左心房和左心室之间的冠状沟后部内，经冠状窦口入右心房。冠状窦收集心壁大部分静脉血，其属支如下（图1-4，图1-5，图1-12）。

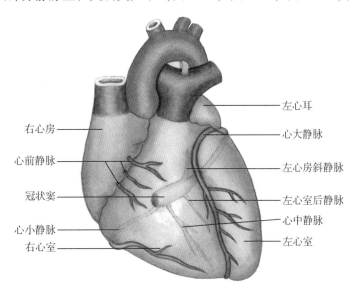

图 1-12　心的静脉模式图（前面观）

1. 心大静脉（great cardiac vein）　起自心尖，在前室间沟中伴随左冠状动脉的前室间支上行，到冠状沟向左，绕过心左缘到心后面，汇入冠状窦。心大静脉收纳左心室前面、小部分右心室前壁、心左缘、左心房前外侧壁、室间隔前部、左心耳及大动脉根部的静脉血。

2. 心中静脉（middle cardiac vein）　起自心尖，沿后室间沟上行汇入冠状窦。心中静脉收纳左、右心室后壁、室间隔后部、心尖和部分心室前壁的静脉血。

3. 心小静脉（small cardiac vein）　位于冠状沟右侧部，向左汇入冠状窦。心小静脉收纳心右缘及部分右心室前、后壁的静脉血。

六、心包

心包（pericardium）是包裹心和出入心的大血管根部的圆锥形纤维浆膜囊，可分为纤维心包和浆膜心包（图1-13）。

1. 纤维心包（fibrous pericardium） 是一纤维结缔组织囊，贴于浆膜心包壁层的外面，向上与出入心的大血管外膜相移行，向下与膈的中心腱紧密相连。纤维心包伸缩性小，较坚韧。

2. 浆膜心包（serous pericardium） 可分为脏层和壁层。脏层覆于心肌的表面，又称为心外膜，壁层在脏层的外围，衬贴于纤维性心包的内面，与纤维心包紧密相贴。脏层与壁层在出入心的大血管根部相互移行，两层之间的腔隙称为心包腔，内含有少量浆液，起润滑作用，可减少心在搏动时的摩擦。

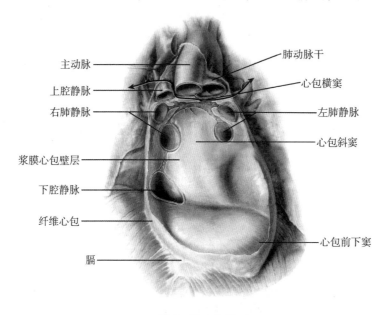

主动脉
上腔静脉
右肺静脉
浆膜心包壁层
下腔静脉
纤维心包
膈

肺动脉干
心包横窦
左肺静脉
心包斜窦
心包前下窦

图1-13 心包

第三节 动 脉

动脉（artery）是将血液从心运送到全身各个器官的血管。自左心室发出的主动脉及各级分支运送动脉血，自右心室发出的肺动脉干及其分支输送静脉血。动脉分支离开主干进入器官前的部分，称为器官外动脉，进入器官内的分支，称为器官内动脉。

器官外动脉的分布具有以下规律：①动脉的分布与人体的结构相适应，左、右对称。②每一个大局部（头颈部、胸部、腹部、上肢和下肢）都有1~2条动脉主干。③躯干部的动脉分为壁支和脏支，其中壁支仍保留其胚胎时的原始分节状态，呈节段性和对称性分布，如肋间后动脉、腰动脉等（图1-14）。④动脉在行程中常有静脉、神经伴行，构成血管神经束。⑤动脉多行走于躯体的屈侧、深部或安全隐蔽处，如骨、肌和筋膜所形成的沟或管内，因此不易受到损伤。⑥动脉常以最短距离到达其所分布的器官，但睾丸（卵巢）动脉例外，行程较长，此种特殊情况与胚胎发生过程中的睾丸和卵巢下降有关。⑦动脉分布的形式与器官的形态有关，容积经常变化的中空性器官如胃、肠等，其动脉在器官外先吻合成动脉弓，再分支进入器官内部；经常活动、容易受压的部位，其动脉相互吻合形成动脉网或动脉弓；位置相对固定的器官如肝、肾等，动脉常从其凹侧的门进入。⑧动脉的管径不仅取决于其供应器官的大小，而且与该器官的功能有关，如肾动脉的管径较粗，这与肾的泌尿功能有关。

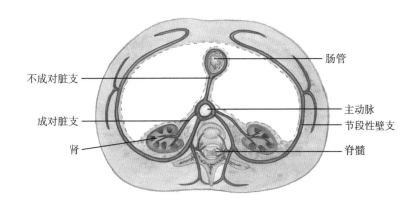

图 1-14　躯干部动脉分布模式图

器官内动脉的分布形式与器官的构造有关，结构相似的器官其动脉分布形式也大致相同。实质性器官内的动脉可呈放射状、纵行或集中分布。分叶状结构的实质性器官如肝、肾等，动脉自门进入器官内，分支呈放射状分布；中空或管状器官，其动脉呈横行、纵行或放射状分布（图 1-15）。

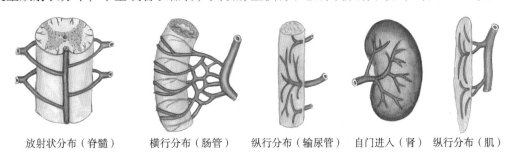

放射状分布（脊髓）　　横行分布（肠管）　　纵行分布（输尿管）　　自门进入（肾）　　纵行分布（肌）

图 1-15　器官内动脉分布模式图

一、肺循环的动脉

肺动脉干（pulmonary trunk） 为一粗、短的动脉干，起自右心室，在主动脉的前方向左后上方斜行，至主动脉弓的下方，分为左、右肺动脉。

左肺动脉（left pulmonary artery） 较短，水平向左，经食管、胸主动脉的前方至左肺门，分上、下 2 支分别进入左肺的上、下叶。

右肺动脉（right pulmonary artery） 较长，水平向右，经升主动脉和上腔静脉的后方，横行至右肺门，分为上、中、下 3 支分别进入右肺的上、中、下叶。

在肺动脉干分叉处稍左侧与主动脉弓下缘之间有一结缔组织索，称**动脉韧带（arterial ligament）**，是胚胎时期动脉导管闭锁的遗迹。动脉导管若在出生后 6 个月仍未闭合，则称为动脉导管未闭，是常见的一种先天性心脏病。

二、体循环的动脉

主动脉（aorta） 是体循环的动脉主干，自左心室发出，其起始段为升主动脉，向右前上方斜行，达右侧第 2 胸肋关节高度移行为主动脉弓，再弯向左后方，到达第 4 胸椎体的下缘处移行为胸主动脉，沿脊柱左前方下行逐渐转至其前方，穿膈的主动脉裂孔处移行为腹主动脉，至第 4 腰椎体下缘处分为左、右髂总动脉。髂总动脉至骶髂关节处分为髂内动脉和髂外动脉（图 1-16，图 1-17）。

自升主动脉根部发出左、右冠状动脉。在主动脉弓壁下部的外膜下有 2~3 个粟粒样小体，称**主动脉小球（aortic glomera）**，属于化学感受器；主动脉弓壁内含有压力感受器，有调节血压的作用。在主动脉弓凸侧自右向左发出头臂干、左颈总动脉和左锁骨下动脉3大分支。头臂干为一粗而短的干，向右上方斜行至右胸锁关节的后方，分为右颈总动脉和右锁骨下动脉。

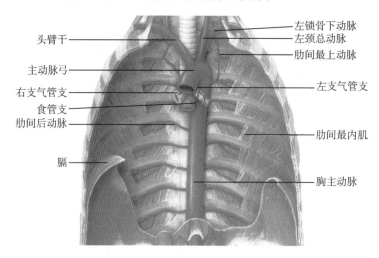

图1-16 胸主动脉及其分支

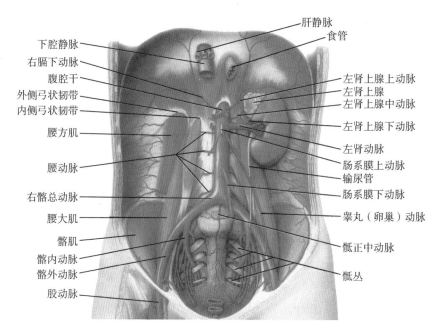

图1-17 腹主动脉及其分支

（一）颈总动脉

颈总动脉（common carotid artery） 是头颈部的动脉主干，左起自主动脉弓，右起自头臂干，两侧的颈总动脉均经胸锁关节的后方，沿食管、气管和喉的两侧上行，至甲状软骨上缘的高度分为颈内动脉和颈外动脉。颈总动脉上段的位置表浅，在活体体表可摸到其搏动。当头面部大出血时，可在胸锁乳突肌的前缘平对环状软骨的高度，向后内侧将该动脉压向第6颈椎的颈动脉结节进行急救止血。

在颈总动脉分叉处有颈动脉窦和颈动脉小球2个重要结构。**颈动脉窦（carotid sinus）** 是颈总动脉末端和颈内动脉起始部的膨大部分，壁内有压力感受器，当血压增高时窦壁扩张刺激压力感受器，可反射性地引起心率减慢、血管扩张，使血压下降。**颈动脉小球（carotid glomus）** 呈扁椭圆形小体，借结缔组织连于颈总动脉分叉处的后方，为化学感受器，可感受血液中二氧化碳分压、氧分压和氢离子浓度的变化。当血中氧分压降低或二氧化碳分压增高时，可反射性地促进呼吸加深加快。

1. 颈外动脉（external carotid artery）　先走行于颈内动脉的前内侧，后经其前方转至外侧，上行穿腮腺至下颌颈处，分为颞浅动脉和上颌动脉 2 条终末支（图 1 – 18）。主要有以下分支。

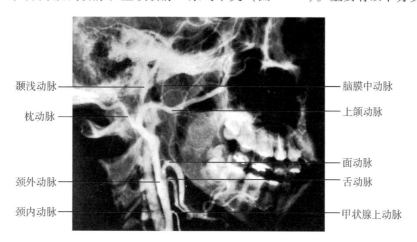

颞浅动脉　脑膜中动脉

枕动脉　上颌动脉

面动脉

颈外动脉　舌动脉

颈内动脉　甲状腺上动脉

图 1 – 18　颈外动脉及其分支（血管造影）

（1）**面动脉（facial artery）**　约平下颌角处起始，向前方穿经下颌下腺的深面，在咬肌前缘绕过下颌骨下缘至面部，沿口角及鼻翼的外侧上行至内眦，改名为**内眦动脉（angular artery）**。面动脉分布于面部软组织、下颌下腺和腭扁桃体等。面动脉在咬肌前缘绕下颌骨下缘处位置表浅，可触摸到动脉搏动，当面部出血时可在该处压迫止血。

（2）**颞浅动脉（superficial temporal artery）**　在外耳门的前方上行，越颧弓根部至颞部，分布于腮腺和额、颞、顶部的软组织。在外耳门前上方的颧弓根部可触及其搏动，可在此处进行压迫止血。

（3）**上颌动脉（maxillary artery）**　经下颌颈的深面入颞下窝，在翼内、外肌之间行向前内至翼腭窝，沿途发出分支分布于外耳道、鼓室、牙及牙龈、鼻腔、腭、咀嚼肌、硬脑膜等处。其中分布于硬脑膜的分支称**脑膜中动脉（middle meningeal artery）**，在下颌颈的深面发出，向上穿棘孔进入颅中窝，分为前、后 2 支，紧贴颅骨内面走行，分布于颅骨和硬脑膜；前支行经颅骨翼点的内面，颞部骨折时易受损伤，可引起硬膜外血肿。

（4）**甲状腺上动脉（superior thyroid artery）**　起自颈外动脉的起始处，向前下方走行，分布于甲状腺的上部和喉。

（5）**舌动脉（lingual artery）**　在甲状腺上动脉的稍上方，平舌骨大角处发自颈外动脉，分布于舌、舌下腺及腭扁桃体。

颈外动脉的分支尚有枕动脉、耳后动脉和咽升动脉，分布于枕部和咽。

2. 颈内动脉（internal carotid artery）　自颈总动脉发出后，垂直上行至颅底，经颈动脉管入颅腔，分支分布于视器和脑。

（二）锁骨下动脉

锁骨下动脉（subclavian artery） 在左侧起自主动脉弓，右侧起自头臂干。锁骨下动脉自胸锁关节的后方斜向外行至颈根部，呈弓状经胸膜顶的前方，向外穿斜角肌间隙，至第 1 肋外侧缘延续为腋动脉（图 1 – 19）。当上肢出血时，可于锁骨中点上方的锁骨上窝处向后下方将该动脉压向第 1 肋骨进行止血。

锁骨下动脉的主要分支如下。

（1）**椎动脉（vertebral artery）**　在前斜角肌的内侧发出，向上穿第 6 至第 1 颈椎横突孔，经枕骨大孔入颅腔，左、右侧椎动脉合成一条基底动脉，分支布于脑与脊髓。

（2）**廓内动脉（internal thoracic artery）** 在椎动脉起点处的相对侧发出，向下进入胸腔，沿第1~6肋软骨的后方下行，分支分布于胸前壁、心包、膈和乳房等处，其终末支分为腹壁上动脉和肌膈动脉，前者穿膈进入腹直肌鞘，在腹直肌的深面下行，并与腹壁下动脉相吻合。

（3）**甲状颈干（thyrocervical artery）** 为一短干，位于椎动脉的外侧，在前斜角肌的内侧缘附近起始，立即分为甲状腺下动脉、肩胛上动脉等数支。其中甲状腺上动脉走行向上，分布于甲状腺、咽、食管、喉和气管；肩胛上动脉走行至冈上、下窝，分布于冈上、下肌。

此外，锁骨下动脉还发出肋颈干，分布于颈深肌和第1、2肋间隙的后部；肩胛背动脉分布于背部。

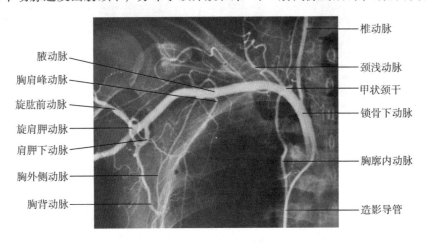

图1-19 锁骨下动脉和腋动脉及其分支（血管造影）

1. 腋动脉（axillary artery）（图1-19） 为上肢的动脉主干，在第1肋的外侧缘续于锁骨下动脉，经腋窝至大圆肌下缘移行为肱动脉（图1-20）。主要有以下分支。

（1）**胸肩峰动脉（thoracoacromial artery）** 在胸小肌上缘处发出，穿出锁胸筋膜立即分支，分布于三角肌、胸大肌、胸小肌和肩关节。

（2）**胸外侧动脉（lateral thoracic artery）** 沿胸小肌下缘走行，分布于前锯肌、胸大肌、胸小肌和乳房。

（3）**肩胛下动脉（subscapular artery）** 在肩胛下肌下缘附近发出，行向后下方，分为胸背动脉和旋肩胛动脉。前者分布于背阔肌和前锯肌；后者穿三边孔至冈下窝，分布至附近诸肌，并与肩胛上动脉吻合。

（4）**旋肱后动脉（posterior humeral circumflex artery）** 伴腋神经穿四边孔，绕肱骨外科颈至三角肌和肩关节等处。

腋动脉尚发出胸上动脉，分布于第1~2肋间隙；旋肱前动脉分布于肩关节及其邻近肌。

2. 肱动脉（brachial artery） 在大圆肌下缘处延续于腋动脉，沿肱二头肌内侧下行至肘窝，在平桡骨颈的高度分为桡动脉和尺动脉（图1-20）。在肘窝的内上方可触摸到肱动脉搏动，为测量血压时听诊常用部位。**肱深动脉（deep brachial artery）** 是肱动脉的最大分支，伴桡神经沿桡神经沟下行，分支分布于肱三头肌和肱骨，其终末支参与形成肘关节动脉网。

3. 桡动脉（radial artery） 先经肱桡肌与旋前圆肌之间，继而在肱桡肌腱与桡侧腕屈肌腱之间下行，在腕关节的上方可触及其搏动，是中医诊脉的常用部位（图1-20），继而绕桡骨茎突至手背，穿第1掌骨间隙至手掌，与尺动脉的掌深支相吻合形成掌深弓。桡动脉的主要分支有：①掌浅支，在桡腕关节上方发出，沿鱼际肌或沿其表面至手掌，与尺动脉的末端吻合，形成掌浅弓；②拇主要动脉，在桡动脉入手掌深部处发出，分为 3 支，分布于拇指掌侧面的两侧缘以及食指桡侧缘。

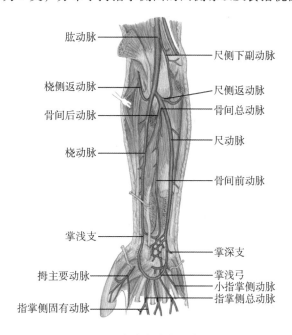

肱动脉

尺侧下副动脉

桡侧返动脉

尺侧返动脉

骨间后动脉

骨间总动脉

尺动脉

桡动脉

骨间前动脉

掌浅支

掌深支

拇主要动脉

掌浅弓

小指掌侧动脉

指掌侧总动脉

指掌侧固有动脉

图 1 - 20　前臂的动脉（掌侧面）

　　4. 尺动脉（ulnar artery）　　在尺侧腕屈肌与指浅屈肌之间下行，经豌豆骨桡侧至手掌，与桡动脉的掌浅支吻合形成掌浅弓。尺动脉的主要分支有：**①骨间总动脉（common interosseous artery）**，自尺动脉上端发出，在前臂骨间膜近侧端分为骨间前动脉和骨间后动脉（图 1 - 20，图 1 - 21），分别经前臂骨间膜的前、后面下行，分布于前臂肌和尺、桡骨；②掌深支，在豌豆骨的桡侧由尺动脉发出，穿小鱼际至掌深部，与桡动脉的末端相吻合形成掌深弓。

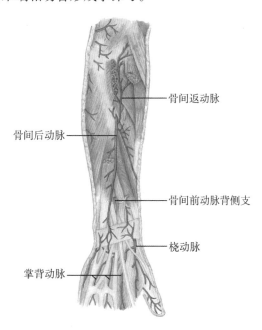

骨间返动脉

骨间后动脉

骨间前动脉背侧支

桡动脉

掌背动脉

图 1 - 21　前臂的动脉（背侧面）

　　5. 掌浅弓（superficial palmar arch）　　由尺动脉末端与桡动脉掌浅支吻合形成，位于掌腱膜和屈指肌腱之间，掌浅弓的凸侧约平对掌骨中部。自掌浅弓发出 3 条指掌侧总动脉和 1 条小指掌侧动脉。前者走行至掌指关节附近，每条再分为 2 条指掌侧固有动脉，分别分布于第 2~5 指相对缘；后者分布于小指尺侧缘（图1-22）。

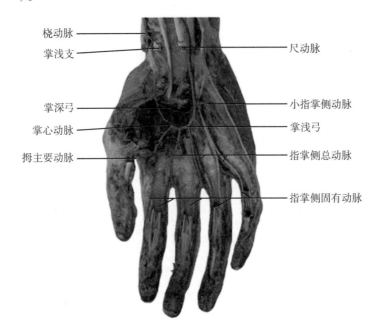

图1-22　手的动脉（掌侧面）

6. 掌深弓（deep palmar arch）　由动桡脉末端与尺动脉的掌深支吻合形成，位于屈指肌腱的深面。动脉弓的凸侧约平对腕掌关节。自动脉弓发出3条掌心动脉，行至掌指关节附近，分别汇入相应的指掌侧总动脉（图1-22）。

（三）胸主动脉

胸主动脉（thoracic aorta）是胸部的动脉主干（图1-16），其分支有壁支和脏支两种。壁支有**肋间后动脉（posterior intercostal arteries）**、肋下动脉和膈上动脉，分布于胸壁、腹壁上部、背部和脊髓等处；脏支有支气管动脉、食管支和心包支，分布于气管、支气管、食管和心包。

（四）腹主动脉

腹主动脉（abdominal aorta）在膈的主动脉裂孔处续于胸主动脉，是腹部的动脉主干，沿脊柱的左前方下行，至第4腰椎体下缘处分为左、右髂总动脉。其分支有壁支和脏支两类。

1. 壁支　主要有腰动脉、膈下动脉和骶正中动脉（图1-17），分布于腹后壁、脊髓、膈下面和盆腔后壁等处，其中膈下动脉尚发出细小的肾上腺上动脉，分布于肾上腺。

2. 脏支　分为成对脏支和不成对脏支两类（图1-17）。成对脏支有肾上腺中动脉、肾动脉、睾丸动脉（男性）或卵巢动脉（女性）；不成对脏支有腹腔干、肠系膜上动脉和肠系膜下动脉。

（1）**肾上腺中动脉（middle suprarenal artery）**　约平对第1腰椎体处起自腹主动脉的侧壁，分布于肾上腺。

（2）**肾动脉（renal artery）**　平对第1~2腰椎体处起自腹主动脉的侧壁，横行向外侧，至肾门附近分为前、后干，经肾门入肾。肾动脉在进入肾门之前尚发出肾上腺下动脉，分布于肾上腺。

（3）**睾丸动脉（testicular artery）**　又称为精索内动脉，细长，在肾动脉起始处的稍下方自腹主动脉前壁发出，斜向外下方，穿入腹股沟管，参与精索的组成。在女性则为**卵巢动脉（ovarian artery）**，经卵巢悬韧带内下行进入盆腔，分布于卵巢和输卵管壶腹部。

（4）**腹腔干（coeliac trunk）**　为一粗而短的动脉干，在膈的主动脉裂孔的稍下方起自腹主动脉的前壁，立即分为胃左动脉、肝总动脉和脾动脉（图1-23，图1-24）。

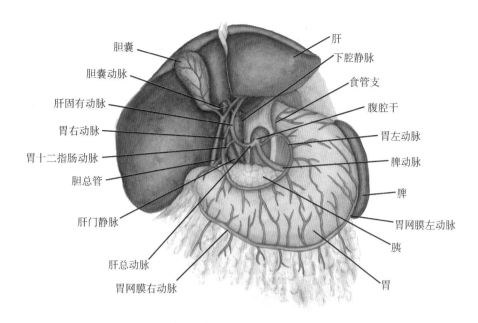

图 1-23　腹腔干及其分支（胃前面）

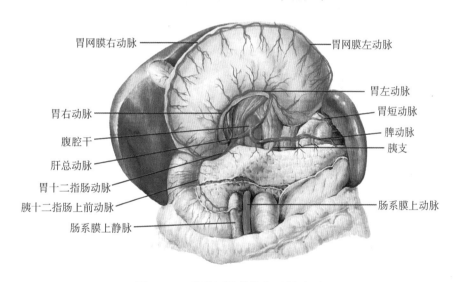

图 1-24　腹腔干及其分支（胃后面）

　　1）**胃左动脉**（left gastric artery）　　向左上方行至胃贲门附近，在小网膜两层之间沿胃小弯向右走行，并与胃右动脉相吻合。沿途发出分支分布于食管腹段、贲门和胃小弯附近的胃壁。

　　2）**肝总动脉**（common hepatic artery）　　向右前方走行，在十二指肠上部的上缘进入肝十二指肠韧带，分为肝固有动脉和胃十二指肠动脉。①**肝固有动脉**（proper hepatic artery）：走行于肝十二指肠韧带内，在肝门静脉的前方和胆总管的左侧上行至肝门，分为左、右支，分别进入肝左、右叶。肝右支在进入肝门之前，在胆囊三角内发出**胆囊动脉**（cyctic artery），分布于胆囊。肝固有动脉尚发出**胃右动脉**（right gastric artery），在小网膜内走行至幽门上缘，沿胃小弯向左行，与胃左动脉吻合，沿途发出分支布于十二指肠上部和胃小弯附近的胃壁。②**胃十二指肠动脉**（gastroduodenal artery）：在胃幽门下缘处分为**胃网膜右动脉**（right gastroepiploic artery）和胰十二指肠上动脉，前者沿胃大弯向左行，发出胃支和网膜支，终末支与胃网膜左动脉相吻合；后者分前、后支，在胰头和十二指肠降部之间的前、后方下行，分布于胰头和十二指肠。

　　3）**脾动脉**（splenic artery）　　沿胰上缘左行至脾门，分为数条脾支进入脾。沿途发出多条分支分布于胰体和胰尾；发出 1 ~ 2 支胃后动脉，分布于胃体后壁的上部；在脾门附近发出 3 ~ 5 支胃短动脉，经胃脾韧带至胃底；发出**胃网膜左动脉（left gastroepiploic artery）**沿胃大弯向右行，与胃网膜右动脉相吻合；发出胃支和网膜支，分布于胃和大网膜。

（5）**肠系膜上动脉（superior mesenteric artery）**   在腹腔干的稍下方，约平第 1 腰椎体处起自腹主动脉的前壁，经胰头和胰体交界处的后方下行，经十二指肠水平部的前面进入肠系膜根，向右髂窝方向走行，主要有以下分支（图 1 - 25）。

1）胰十二指肠下动脉   走行于胰头和十二指肠之间，分为前、后支，与胰十二指肠上动脉的前、后支吻合，分布于胰和十二指肠。

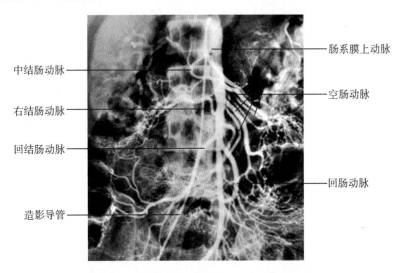

图 1 - 25   肠系膜上动脉及其分支（血管造影）

2）**空肠动脉（jejunal arteries）** 和**回肠动脉（ileal arteries）**   有 13 ~ 18 条，发自肠系膜上动脉的左侧壁，走行于肠系膜内，分支吻合形成多级动脉弓，最后一级弓发出直动脉进入肠壁，分布于空肠和回肠。

3）**回结肠动脉（ileocolic artery）**   为肠系膜上动脉右侧壁发出的最下一条分支，斜向右下方，分布于回肠末端、盲肠、阑尾和升结肠（图 1 - 25，图 1 - 26）。此外，还发出**阑尾动脉（appendicular artery）**，沿阑尾系膜的游离缘至阑尾尖端，分布于阑尾。

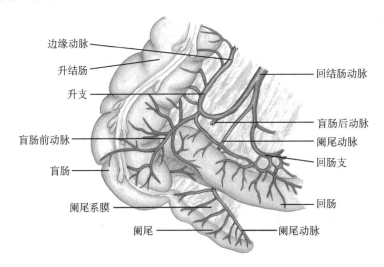

图 1 - 26   回结肠动脉及其分支

4）**右结肠动脉**（right colic artery）　　在回结肠动脉的上方发出，向右侧走行，发出升、降支，与中结肠动脉和回结肠动脉吻合，分支至升结肠。

5）**中结肠动脉**（middle colic artery）　　在胰下缘发出，向前进入横结肠系膜，分为左、右支，分别与左、右结肠动脉相吻合，分支供应横结肠。

（6）**肠系膜下动脉**（inferior mesenteric artery）　　约平对第 3 腰椎体处起自腹主动脉的前壁，行向左下方走行，分布于降结肠、乙状结肠和直肠上部（图 1 - 27）。

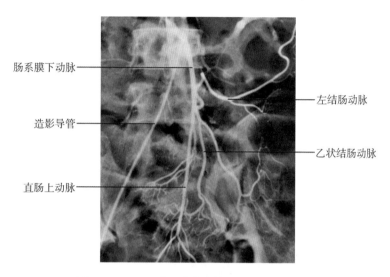

图 1 - 27　肠系膜下动脉及其分支（血管造影）

1）**左结肠动脉**（left colic artery）　　横行向左侧，至降结肠的附近分为升、降支，分别与中结肠动脉和乙状结肠动脉吻合，分支分布于降结肠。

2）**乙状结肠动脉**（sigmoid arteries）　　2 ~ 3 支，进入乙状结肠系膜内，相互吻合成动脉弓，分布于乙状结肠。

3）**直肠上动脉**（superior rectal artery）　　为肠系膜下动脉的直接延续，至第 3 骶椎处分为 2 支，沿直肠两侧分布于直肠上部，与直肠下动脉的分支吻合。

（五）**髂总动脉**

髂总动脉（common iliac artery）左右各一，在第 4 腰椎体下缘处自腹主动脉发出，沿腰大肌向外下方斜行至骶髂关节的前方，分为髂内动脉和髂外动脉（图 1 - 28、图 1 - 29）。

1. 髂内动脉（internal iliac artery）　　为一短干，沿盆腔侧壁下行，发出壁支和脏支（图 1 - 28，图 1 - 29）。

（1）**壁支**　　髂内动脉除发出较细小的髂腰动脉和骶外侧动脉，分布于髂腰肌、盆腔后壁和骶管内结构外，尚发出以下分支。

1）**闭孔动脉**（obturator artery）　　沿盆腔侧壁行向前下方，穿闭孔膜至大腿的内侧，分布于大腿内侧群肌和髋关节。

2）**臀上动脉**（superior gluteal artery）和**臀下动脉**（inferior gluteal artery）（图 1 - 30）　　分别经梨状肌上、下孔穿出至臀部，分布于臀肌和髋关节。

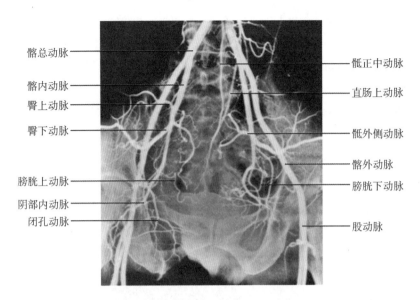

图 1 - 28　男性盆腔的动脉（血管造影）

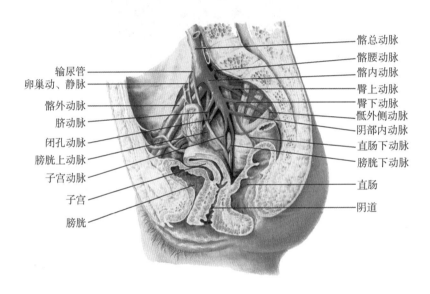

图 1 - 29　女性盆腔的动脉

（2）脏支　有以下 5 条分支。

1）脐动脉（umbilical artery）　是胎儿时期的动脉干，出生后其远侧段闭锁形成脐内侧韧带，近端段保留管腔，发出 2~3 条**膀胱上动脉（superior vesical artery）**，分布于膀胱尖和膀胱体。

2）子宫动脉（uterine artery）　沿盆腔侧壁下行进入子宫阔韧带底部，在子宫颈的外侧约 2cm 处跨越输尿管的前上方，沿子宫侧缘迂曲上升至子宫底（图 1 - 29），分布于子宫、卵巢、输卵管和阴道，并与卵巢动脉吻合。

3）阴部内动脉（internal pudendal artery）　在臀下动脉的前方下行，穿梨状肌下孔出盆腔，经坐骨小孔至坐骨肛门窝，发出肛动脉、会阴动脉和阴茎背动脉（阴蒂背动脉）等分支（图 1 - 31），分布于肛门、会阴部和外生殖器。

4）直肠下动脉（inferior rectal artery）　走行向内下方，分布于直肠下部。与直肠上动脉和肛动脉相吻合。

5）膀胱下动脉（inferior vesical artery）　沿盆腔侧壁下行，男性分布于膀胱底、精囊和前列腺；

女性分布于膀胱和阴道。

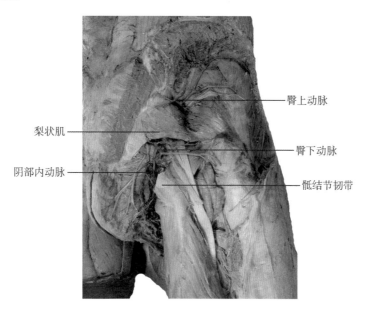

图 1-30 臀部的动脉

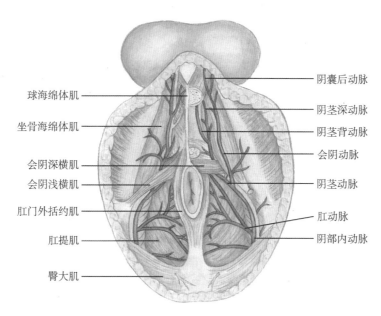

图 1-31 会阴部的动脉（男性）

2. 髂外动脉（external iliac artery）沿腰大肌内侧缘下降，经腹股沟韧带中点的深面至股前部移行为股动脉（图 1-32）。髂外动脉在腹股沟韧带的稍上方发出**腹壁下动脉**（inferior epigastric artery）进入腹直肌鞘，分布于腹直肌，并与腹壁上动脉吻合。此外，髂外动脉尚发出旋髂深动脉，斜向外上方，分布于髂嵴及邻近肌。

3. 股动脉（femoral artery）在股三角内下行，经收肌管，出收肌腱裂孔至腘窝，移行为腘动脉（图 1-32）。在腹股沟韧带稍下方，股动脉位置表浅可触及其搏动，当下肢出血时，可在该处向后方压迫止血。主要有以下分支。

（1）**腹壁浅动脉**（superficial epigastric artery） 在腹股沟韧带的稍下方起始，上行到达腹前壁，分布于浅筋膜和皮肤。

（2）**旋髂浅动脉（superficial circumflex iliac artery）**   细小，沿腹股沟韧带向外上方走行至髂前上棘附近，分布于皮肤和浅筋膜。

（3）**股深动脉（deep femoral artery）**   在腹股沟韧带下方 2～5cm 处起于股动脉，经股动脉的后方走向后内下方，沿途发出旋股内侧动脉、旋股外侧动脉和 3～4 条穿动脉。

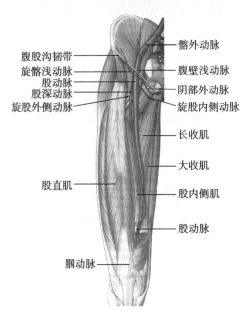

图 1-32   股动脉及其分支

4. 腘动脉（popliteal artery）   在收肌腱裂孔处延续于股动脉，在腘窝深部下行至腘肌下缘，分为胫前动脉和胫后动脉（图 1-33）。腘动脉在腘窝内尚发出数条关节支和肌支，分布于膝关节及邻近肌，并参与形成膝关节动脉网。

5. 胫前动脉（anterior tibial artery）   自腘动脉发出后，穿小腿骨间膜至小腿的前部，在小腿前群肌之间下行，至踝关节的前方移行为足背动脉（图 1-34）。胫前动脉沿途发出分支分布于小腿前群肌，并发出分支参与形成膝关节动脉网。

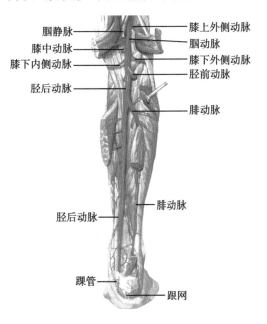

图 1-33   小腿的动脉（后面）

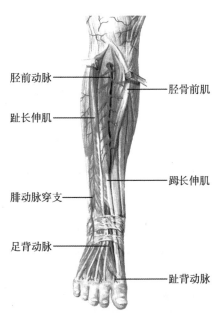

图 1-34   小腿的动脉（前面）

6. 胫后动脉（posterior tibial artery）　沿小腿后部的浅、深层肌之间下行，经内踝的后方转至足底，分为足底内侧动脉和足底外侧动脉2个终末支（图1-33）。主要有以下分支。

（1）腓动脉　自胫后动脉起始部发出，沿腓骨的内侧下行，分布于胫、腓骨及其附近肌。

（2）足底内侧动脉　沿足底的内侧（蹞展肌与趾短屈肌之间）前行，分布于足底的内侧（图1-35）。

（3）足底外侧动脉　沿足底的外侧斜行至第5跖骨底，转向内侧至第1跖骨间隙，与足背动脉的足底深支吻合形成足底弓。由动脉弓上发出4支跖足底总动脉，向前方各发为2条趾足底固有动脉，分布于足趾相对缘（图1-35）。

7. 足背动脉（dorsal artery of foot）　为胫前动脉的直接延续，经蹞长伸肌腱和趾长伸肌腱之间前行，至第1跖骨间隙的近侧端分为第1跖背动脉和足底深支2个终末支（图1-36）。足背动脉的位置表浅，在踝关节的前方，内、外踝前方连线的中点和蹞长伸肌腱的外侧可触及其搏动，足背出血时可在该处压迫足背动脉进行止血。主要有以下分支。

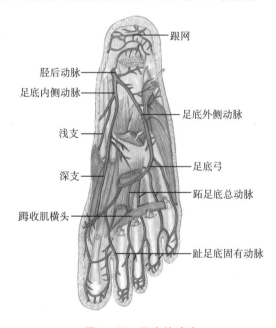

图1-35　足底的动脉

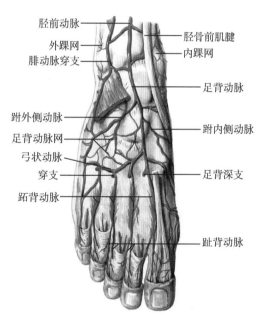

图1-36　足背动脉及其分支

（1）弓状动脉　在第1、2跗跖关节附近自足底动脉发出，沿跖骨底呈弓形走向外侧，自动脉弓的凸侧缘发出3支跖背动脉，前行至趾基底部，又各分为2支细小的趾背动脉，分布于第2~5趾相对缘。

（2）第1跖背动脉　为足底动脉的终末支，沿第1跖骨间隙前行，分布于蹞趾背面的侧缘和第2趾背的内侧缘。

（3）足底深支　为足底动脉的另一终末支，穿第1跖骨间隙至足底，与足底外侧动脉末端吻合形成足底深弓。

第四节　静　脉

静脉（vein）是运送血液回心的血管，起始于毛细血管，止于心房，在向心汇集的过程中，接受各级属支，逐渐增粗。静脉的数量比动脉多，与伴行的动脉相比，静脉管壁薄而柔软，管径较粗，弹性也小，压力较低，血流缓慢。

静脉有下列特点：①静脉壁内有**静脉瓣**（venous valve），静脉瓣有保证血液向心流动和防止血液逆流的作用，受重力影响较大的四肢静脉的瓣膜多（图1-37）。②体循环静脉分为浅、深静脉。浅静脉位于浅筋膜内，不与动脉伴行，最后注入深静脉；深静脉位于深筋膜深面，与动脉和神经伴行。③形成静脉网和静脉丛，静脉的吻合支比较丰富，浅静脉常吻合成静脉网，深静脉环绕容积经常变动的脏器（如膀胱、子宫和直肠等）形成静脉丛。④结构特殊的静脉有硬脑膜窦和板障静脉。硬脑膜窦位于颅内，无平滑肌，无瓣膜，故外伤时出血难以止血。板障静脉位于板障内，无瓣膜，借导血管连接头皮静脉和硬脑膜窦。

全身的静脉分为肺循环的静脉和体循环的静脉。

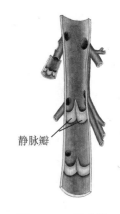

静脉瓣

图1-37 静脉瓣

一、肺循环的静脉

肺静脉（pulmonary vein）左右各有两条，分别为左上、左下肺静脉和右上、右下肺静脉，自肺门处注入左心房。

二、体循环的静脉

体循环的静脉分为上腔静脉系、下腔静脉系和心静脉系（见第一章第二节）。

（一）上腔静脉系

上腔静脉系由上腔静脉及其属支组成，收集头颈部、上肢和胸部（心和肺除外）等上半身的静脉血。

1. 头颈部的静脉　浅静脉包括面静脉、颞浅静脉、颈前静脉和颈外静脉，深静脉包括颅内静脉、颈内静脉和锁骨下静脉等（图1-38，图1-39）。

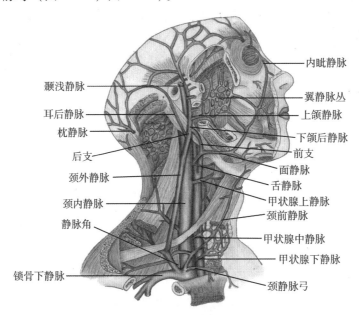

颞浅静脉
耳后静脉
枕静脉
后支
颈外静脉
颈内静脉
静脉角
锁骨下静脉

内眦静脉
翼静脉丛
上颌静脉
下颌后静脉
前支
面静脉
舌静脉
甲状腺上静脉
颈前静脉
甲状腺中静脉
甲状腺下静脉
颈静脉弓

图1-38 头颈部静脉

（1）面静脉（facial vein）　起自内眦静脉（angular vein），在下颌角下方与下颌后静脉的前支会合，下行至舌骨大角附近注入颈内静脉。面静脉通过眼上静脉和眼下静脉与颅内的海绵窦交通，并通过面深静脉与翼静脉丛交通，继而与海绵窦交通。面静脉缺乏静脉瓣，因此面部感染处理不当（如挤压等）可导致颅内感染。故将鼻根至两侧口角的三角形区域称为"危险三角"。

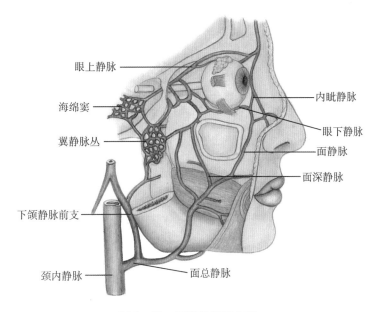

图 1-39　面静脉及其交通

（2）**下颌后静脉（retromandibular vein）**　由颞浅静脉和上颌静脉在腮腺内会合形成。下颌后静脉下行至腮腺下端处分为前、后两支，前支与面静脉会合，后支与耳后静脉和枕静脉会合形成颈外静脉。

（3）**颈外静脉（external jugular vein）**　由下颌后静脉的后支和耳后静脉、枕静脉在下颌角处会合形成，沿胸锁乳突肌表面下行，在锁骨上方穿深筋膜，注入锁骨下静脉或静脉角。颈外静脉主要收集头皮和面部的静脉血。静脉末端有一对瓣膜，但不能防止血液逆流。

（4）**颈前静脉（anterior jugular vein）**　起自颏下方的浅静脉，沿颈前正中线的两侧下行，注入颈外静脉末端或锁骨下静脉。

（5）**颈内静脉（internal jugular vein）**　于颈静脉孔处续于乙状窦，沿颈内动脉和颈总动脉外侧下行，至胸锁关节后方与锁骨下静脉会合形成头臂静脉。

（6）**锁骨下静脉（subclavian vein）**　在第 1 肋外侧缘续于腋静脉，至胸锁关节后方与颈内静脉会合形成头臂静脉。两静脉会合处称**静脉角（venous angle）**，是淋巴导管的注入部位。锁骨下静脉的主要属支是腋静脉和颈外静脉。

2. 上肢的静脉

（1）上肢的浅静脉　包括头静脉、贵要静脉、肘正中静脉及其属支（图 1-40，图 1-41）。

1）**头静脉（cephalic vein）**　起自手背静脉网的桡侧，沿前臂桡侧、前臂上部、肘部的前方和肱二头肌外侧沟上行，经三角肌与胸大肌间沟上行至锁骨下窝，穿深筋膜注入腋静脉或锁骨下静脉。头静脉在肘窝处通过肘正中静脉与贵要静脉交通。头静脉收集手部和前臂桡侧浅层结构的静脉血。

2）**贵要静脉（basilic vein）**　起自手背静脉网的尺侧，沿前臂的尺侧上行，在肘窝处与肘正中静脉会合，再经肱二头肌内侧沟上行至臂中点平面，穿深筋膜注入肱静脉，或伴肱静脉上行，注入腋静脉。贵要静脉收集手部和前臂尺侧浅层结构的静脉血。

3）**肘正中静脉（median cubital vein）**　变异较多，常在肘窝处连接头静脉和贵要静脉。

（2）上肢的深静脉　与同名动脉伴行，多为两条。深、浅静脉之间有广泛的吻合支。两条肱静脉在大圆肌下缘处会合形成腋静脉，在第 1 肋外侧缘延续为锁骨下静脉。腋静脉收集上肢浅和深静脉的全部血液。

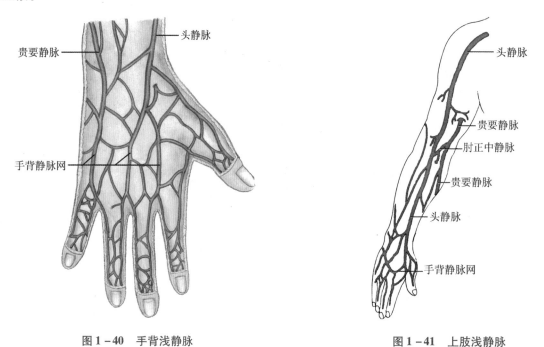

图 1-40　手背浅静脉　　　　　　　　　　　图 1-41　上肢浅静脉

3. 胸部的静脉　主要有头臂静脉、上腔静脉、奇静脉及其属支（图 1-42）。

（1）**头臂静脉（brachiocephalic vein）**　由颈内静脉和锁骨下静脉在胸锁关节后方会合形成。左、右头臂静脉至右侧第 1 胸肋结合处后方会合形成上腔静脉。

（2）**上腔静脉（superior vena cava）**　由左、右头臂静脉在右侧第 1 胸肋结合处后方会合形成。至第 3 胸肋关节下缘处注入右心房。

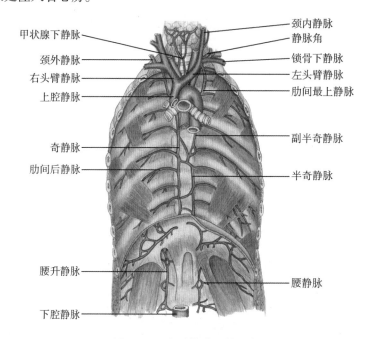

图 1-42　上腔静脉及其属支

（3）**奇静脉（azygos vein）**　起自右腰升静脉，沿食管的后方和胸主动脉的右侧上行，至第 4 胸椎体高度向前勾绕右肺根上面，注入上腔静脉。奇静脉沿途收集右侧肋间后静脉、食管静脉、支气管静脉和半奇静脉的血液。奇静脉向上通上腔静脉，向下借右腰升静脉连于下腔静脉，是沟通上、下腔静脉系的重要交通途径之一。

（4）**半奇静脉**（hemiazygos vein）　　起自左腰升静脉，沿胸椎体左侧上行，约达第 9 胸椎体高度，经胸主动脉和食管后方，向右跨越脊柱注入奇静脉。半奇静脉收集左侧下部肋间后静脉、食管静脉和副半奇静脉的血液。

（5）**副半奇静脉**（accessory hemiazygos vein）　　沿胸椎体左侧下行，注入半奇静脉或向右跨过脊柱的前方注入奇静脉。副半奇静脉收集左侧上部的肋间后静脉的血液。

（6）**椎静脉丛**（vertebral plexus）　　按照部位分为椎外静脉丛和椎内静脉丛（图 1-43）。椎内静脉丛位于椎骨骨膜和硬脊膜之间，收集椎骨、脊髓被膜和脊髓的静脉血；椎外静脉丛位于椎体前方、椎弓及其突起的后方，收集椎体和附近肌肉的静脉血。

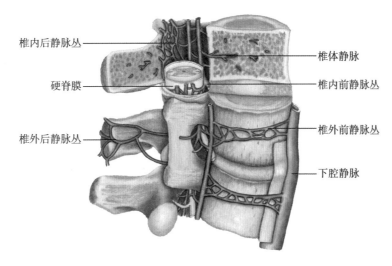

图 1-43　脊柱的静脉

（二）下腔静脉系

下腔静脉系由下腔静脉及其属支组成，收集下半身的静脉血。

1. 下肢的静脉　　下肢的静脉瓣膜比上肢的静脉多，浅静脉与深静脉之间的交通也较丰富。

（1）下肢的浅静脉　　包括小隐静脉和大隐静脉及其属支（图 1-44，图 1-45）。

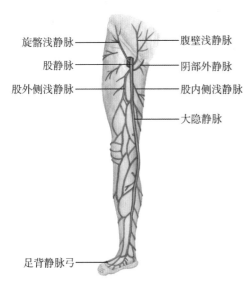

图 1-44　大隐静脉

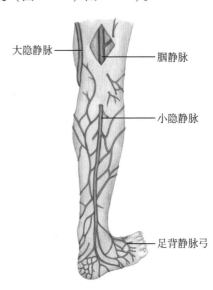

图 1-45　小隐静脉

1）**小隐静脉**（small saphenous vein）　起自足背静脉弓的外侧，经外踝后方沿小腿后面上行，经腓肠肌两头之间上行至腘窝，注入腘静脉。小隐静脉收集足外侧部和小腿后部浅层结构的静脉血。

2）**大隐静脉**（great saphenous vein）　是全身最长的浅静脉。起自足背静脉弓的内侧，经内踝的前方，沿小腿内侧面、膝关节的内后方和大腿内侧上行，至耻骨结节外下方 3～4cm 处穿阔筋膜的隐静脉裂孔，注入股静脉。大隐静脉在注入股静脉之前接受股内侧浅静脉、股外侧浅静脉、阴部外静脉、腹壁浅静脉和旋髂浅静脉 5 条属支。大隐静脉收集足部、小腿和大腿的内侧部和大腿前部浅层结构的静脉血。大隐静脉在内踝前方的位置表浅而恒定，是静脉输液和静脉注射的常用部位。

（2）**下肢的深静脉**　足和小腿的深静脉均为两条，与同名动脉伴行。胫前静脉和胫后静脉会合形成腘静脉。在穿收肌腱裂孔处移行为**股静脉**（femoral vein）。股静脉伴股动脉上行，经腹股沟韧带的后方续为髂外静脉。股静脉接受大隐静脉和与股动脉分支伴行的静脉。股静脉收集下肢、腹前壁下部、会阴等处的静脉血。

2. 腹盆部静脉　主要有髂外静脉、髂内静脉、下腔静脉和肝门静脉及其属支（图 1 - 46）。

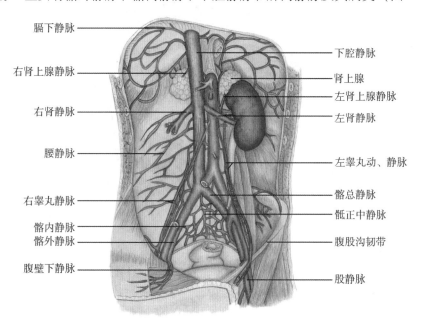

图 1 - 46　下腔静脉及其属支

（1）**髂外静脉**（external iliac vein）　是股静脉的直接延续，在骶髂关节的前方与髂内静脉会合形成髂总静脉。髂外静脉接受腹壁下静脉和旋髂深静脉，与同名动脉相伴行。

（2）**髂内静脉**（internal iliac vein）　沿髂内动脉后内侧上行，在骶髂关节的前方与髂外静脉会合形成髂总静脉。髂内静脉的属支有壁支和脏支，壁支有臀上静脉、臀下静脉、闭孔静脉和骶外侧静脉等；脏支有直肠下静脉、阴部内静脉和子宫静脉等。

（3）**髂总静脉**（common iliac vein）　由髂外静脉和髂内静脉会合形成。两侧髂总静脉伴髂总动脉上行，在第 5 腰椎体右侧会合形成下腔静脉。左髂总静脉长而倾斜，先沿左髂总动脉内侧，后沿右髂总动脉后方上行。右髂总静脉短而垂直，先走行于右髂总动脉后方，后行于动脉外侧。髂总静脉接受髂腰静脉和骶正中静脉。

（4）**下腔静脉**（inferior vena cava）　由左、右髂总静脉在第 4～5 腰椎体右前方会合形成，沿腹主动脉右侧上行，经肝的腔静脉沟，穿膈的腔静脉孔进入胸腔，注入右心房。下腔静脉的属支分为壁支和脏支。

1）**壁支**　包括1对膈下静脉和4对腰静脉，各腰静脉之间的纵支连成腰升静脉。左、右腰升静脉向上分别延续为半奇静脉和奇静脉，向下与髂总静脉和髂腰静脉相交通。

2）**脏支**　包括睾丸（卵巢）静脉、肾静脉、右肾上腺静脉和肝静脉等。

①**睾丸静脉**（testicular vein）：起自睾丸和附睾的蔓状静脉丛，经腹股沟管进入盆腔，会合形成睾丸静脉，左侧睾丸静脉以直角汇入左肾静脉，右侧睾丸静脉以锐角注入下腔静脉。因此，左侧睾丸静脉常因血液回流不畅而造成静脉曲张。**卵巢静脉**（ovarian vein）起自卵巢静脉丛，在卵巢悬韧带内上行会合形成卵巢静脉，注入部位与睾丸静脉相同。

②**肾静脉**（renal vein）：经肾动脉前方向内侧走行注入下腔静脉。左肾静脉比右肾静脉长，跨越腹主动脉的前方。左肾静脉接受左睾丸静脉（卵巢静脉）和左肾上腺静脉。

③**肾上腺静脉**（suprarenal vein）：左侧注入左肾静脉，右侧直接注入下腔静脉。

④**肝静脉**（hepatic vein）：有3条，即肝左静脉、肝中静脉和肝右静脉，收集肝血窦回流的静脉血，在肝后下方的腔静脉沟处注入下腔静脉。

（5）**肝门静脉系**（图1-47）　由肝门静脉及其属支组成，收集腹盆部消化管、胆囊、胰和脾的静脉血。

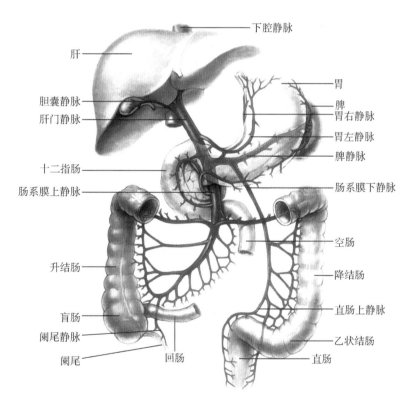

图1-47　肝门静脉及其属支

1）**肝门静脉**（hepatic portal vein）　多由肠系膜上静脉和脾静脉在胰颈后面会合形成，上行进入肝十二指肠韧带，在肝固有动脉和胆总管的后方上行，在肝门处分为两支，分别进入肝左叶和肝右叶。在肝内反复分支，最终注入肝血窦。

2）**肝门静脉的属支**　主要有以下7条：①**肠系膜上静脉**（superior mesenteric vein）：走行于肠系膜内，与脾静脉会合形成肝门静脉；②**脾静脉**（splenic vein）：起自脾门处，经脾动脉下方和胰的后方向右行，与肠系膜上静脉会合形成肝门静脉；③**肠系膜下静脉**（inferior mesenteric vein）：在胰头的后方注入脾静脉或肠系膜上静脉；④**胃左静脉**（left gastric vein）：在贲门处与食管静脉相吻合，食管静脉可注入奇静脉和半奇静脉；**⑤胃右静脉**（**right gastric vein**）：在胃小弯处与胃左静脉相吻合，注入肝门静脉之前接受幽门前静脉；**⑥胆囊静脉**（**cystic vein**）：注入肝门静脉主干或肝门静脉右支；**⑦附脐静脉**（**paraumbilical vein**）：起自脐周静脉网，沿肝圆韧带上行注入肝门静脉。

3）肝门静脉系与上、下腔静脉系之间的吻合途径（图1-48）　**①食管静脉丛**（**esophagus venous plexus**）：肝门静脉系的胃左静脉，通过食管腹段黏膜下的食管静脉丛，与上腔静脉系的奇静脉和半奇静脉的属支相吻合；**②直肠静脉丛**（**rectal venous plexus**）：肝门静脉系的直肠上静脉，通过直肠静脉丛，与下腔静脉系的直肠下静脉和肛静脉之间相吻合；**③脐周静脉网**（**paraumbilical venous plexus**）：肝门静脉系的附脐静脉，通过脐周静脉网，与上腔静脉系的胸腹壁静脉和腹壁上静脉，或与下腔静脉系的腹壁浅静脉和腹壁下静脉之间相吻合；**④椎静脉丛**（**vertebral venous plexus**）：靠近腹后壁的肝门静脉系的小静脉，通过椎内、外静脉丛，与上、下腔静脉系的肋间后静脉和腰静脉之间相吻合。⑤肝门静脉系在肝裸区、胰、十二指肠、升结肠和降结肠等处的小静脉，与上、下腔静脉系的膈下静脉、肋间后静脉、肾静脉和腰静脉等相吻合。

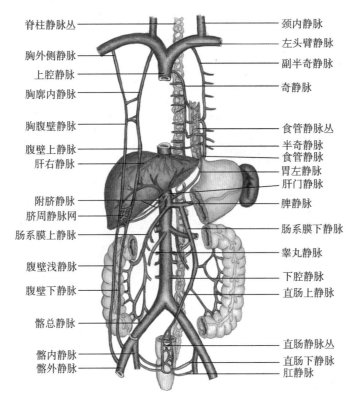

图1-48　肝门静脉系与上、下腔静脉系之间的交通（模式图）

在正常情况下，肝门静脉系与上、下腔静脉系之间的交通支细小，血流量少。肝硬化患者出现肝门静脉回流受阻，此时肝门静脉系的血液经上述交通途径形成侧支循环，通过上、下腔静脉系回流右心房。由于血流量增多，交通支变粗大和弯曲，出现静脉曲张，如食管静脉丛、直肠静脉丛和脐周静脉网曲张。如果食管静脉丛和直肠静脉丛曲张破裂，则引起呕血和便血。当肝门静脉系的侧支循环失代偿时，可引起收集静脉血范围的器官淤血，出现脾肿大和腹水等临床病理表现。

第五节　淋巴系统

淋巴系统（**lymphatic system**）是脉管系统的一个组成部分，由各级淋巴管道、淋巴器官和散在的淋巴组织构成（图1-49）。当血液流经动脉运行至毛细血管时，其中部分液体透过毛细血管壁进入组织间隙，形成组织液。组织液与细胞之间进行物质交换后，大部分经毛细血管静脉端吸收入血液，小部分含有大分子物质的组织液则进入毛细淋巴管成为淋巴液。淋巴液沿各级淋巴管道向心流动，并经过诸多淋巴结的滤过，最后汇入静脉。故淋巴管道可视作静脉的辅助管道。

淋巴系统不仅能协助静脉运送体液回流入心，而且能转运脂肪组织和其他大分子物质。淋巴器官和淋巴组织还可增殖淋巴细胞、过滤淋巴液、参与免疫过程，是人体的重要防护屏障。

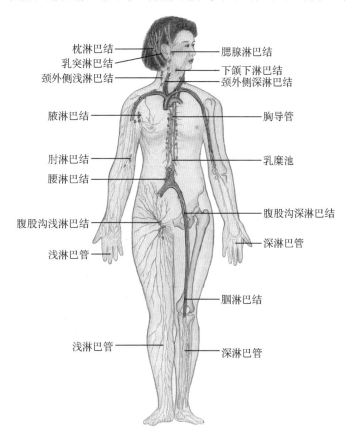

图1-49　全身的淋巴管和淋巴结

一、淋巴管道

（一）毛细淋巴管

毛细淋巴管（lymphatic capillary）是淋巴管道的起始部，位于组织间隙内，以膨大的盲端起始，彼此吻合成毛细淋巴管网。管壁由内皮细胞构成，基膜不完整，较毛细血管有更大的通透性，一些大分子物质如蛋白质、细菌和癌细胞等物质较易进入毛细淋巴管。

（二）淋巴管

淋巴管（lymphatic vessel）由毛细淋巴管丛汇集形成，管壁结构与小静脉相似，内有大量向心方向的瓣膜，可防止淋巴液逆流。由于相邻两对瓣膜之间的淋巴管腔扩张呈窦状，淋巴管外观呈串珠状。淋巴管分浅淋巴管和深淋巴管两类，浅淋巴管位于浅筋膜内，多与浅静脉相伴行；深淋巴管多与深部的血管神经束相伴行。浅、深淋巴管之间存在丰富的吻合支。由于淋巴液回流的速度缓慢，仅为静脉流速的1/10，因此浅、深淋巴管的数量及其瓣膜数目可为静脉的数倍，从而维持淋巴液的正常回流。

（三）淋巴干

全身各部的淋巴管在向心行程中经过一系列的淋巴结，在膈下和颈根部等处会合形成淋巴干（lymphatic trunk）。全身共有 9 条淋巴干，即成对的颈干、支气管纵隔干、锁骨下干、腰干和单一的肠干（图 1 -50）。

（四）淋巴导管（lymphatic duct）

全身 9 条淋巴干会合形成胸导管和右淋巴导管（图 1 -50），分别注入左、右静脉角。

1. 胸导管（thoracic duct）　是全身最大的淋巴管，长 30 ~ 40cm，管腔内瓣膜较少。胸导管的起始部膨大，称**乳糜池（cistema chyli）**，位于第 1 腰椎体的前方，由左、右腰干和肠干会合形成。胸导管自乳糜池上行于脊柱的前方，经膈的主动脉裂孔进入胸腔，在胸主动脉与奇静脉之间沿脊柱的前方上行，至第 5 胸椎高度经食管与脊柱之间向左侧斜行，再沿脊柱左前方上行，出胸廓上口到达颈根部，向前方呈弓状弯曲汇入左静脉角。在汇入左静脉角处收纳左颈干、左锁骨下干和左支气管纵隔干。胸导管主要收纳双侧下肢、盆部、腹部、左侧上肢、左侧胸部和左侧头颈部的淋巴管，即全身 3/4 部位的淋巴。

2. 右淋巴导管（right lymphatic duct）　为一短干，长 1 ~ 1.5cm，管径约 2mm，由右颈干、右锁骨下干和右支气管纵隔干会合形成，其末端注入右静脉角。右淋巴导管主要收纳右侧上肢、右侧胸部和右侧头颈部的淋巴管，即全身 1/4 部位的淋巴。右淋巴导管与胸导管之间存在着交通。

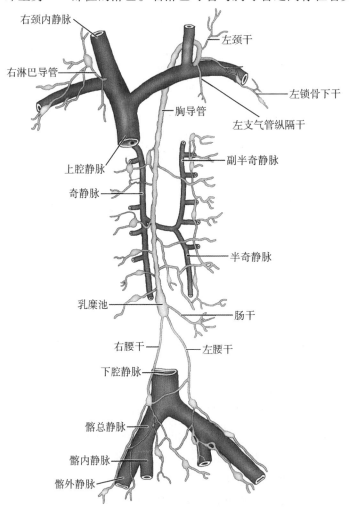

图 1 -50　淋巴干和淋巴导管

二、淋巴器官

淋巴器官包括淋巴结、扁桃体、脾和胸腺。

（一）淋巴结

淋巴结（lymph node）是淋巴管向心行程中的必经器官，为大小不一的圆形或椭圆形灰红色小体，直径5~20mm。淋巴结一侧隆凸，另一侧凹陷，凹陷侧称淋巴结门，是神经和血管的出入处。淋巴结凸侧连有数条输入淋巴管，淋巴结门处连有输出淋巴管。一个淋巴结的输出淋巴管可成为另一个淋巴结的输入淋巴管。淋巴结以深筋膜为界可分为浅、深淋巴结。在活体浅淋巴结常易触及。四肢的淋巴结多位于关节的屈侧或骨骼肌围成的沟、窝内，内脏的淋巴结多位于脏器的门附近或腹、盆部血管分支周围（图1-51）。淋巴结的主要功能是过滤淋巴液、产生淋巴细胞和浆细胞，参与机体的免疫过程。

人体某个器官或某一区域的淋巴引流至一定的淋巴结，该组淋巴结则称为这个区域或器官的**局部淋巴结（regional lymph node）**。当某器官或部位发生病变时，细菌、毒素、寄生虫或肿瘤细胞可沿淋巴管进入相应的局部淋巴结，该淋巴结进行阻截和清除这些有害因子，从而阻止病变扩散。此时，局部淋巴结的细胞增生、功能旺盛、体积增大，致淋巴结肿大。因此，局部淋巴结肿大常反映其引流范围存在病变。

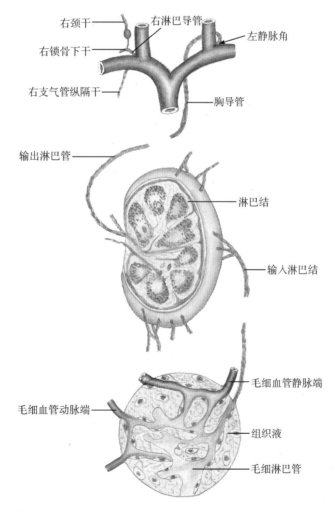

图1-51　淋巴管和淋巴结模式图

（二）胸腺

胸腺（thymus）位于胸骨柄的后方和上纵隔的前部（图1-52），贴近心包上方。胸腺分为不对称的左、右叶，两叶之间借结缔组织相连，质软。新生儿和幼儿的胸腺相对较大，重10~15g；性成熟后胸腺发育至最高峰，重达25~40g，此后逐渐萎缩，退化，成人胸腺多被脂肪组织所替代。

胸腺属于淋巴器官，兼有内分泌功能，可分泌胸腺素和促胸腺生成素，参与机体的免疫反应。

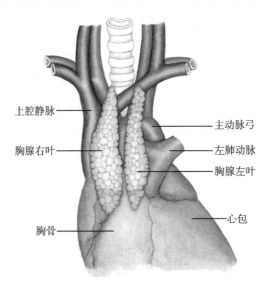

图1-52 胸腺

（三）脾

脾（spleen）是人体最大的淋巴器官，具有储血、造血、清除衰老红细胞和参与免疫反应等功能。

脾位于左季肋部，胃底与膈之间，相当于左侧第9~11肋的深面，其长轴与第10肋基本一致。正常时在左侧肋弓下触不到脾。脾质脆易破，当左季肋区遭受暴力打击时，常导致脾破裂。脾可分为膈、脏两面，前、后两端和上、下两缘。膈面光滑隆凸，对向膈。脏面凹陷，中央处有**脾门（splenic hilum）**，是血管、神经和淋巴管出入之处。在脏面，脾与胃底、左肾、左肾上腺、胰尾和结肠左曲相毗邻。前端较宽，朝向前外侧；后端钝圆，朝向后内侧。上缘较锐，朝向前上方，前部有2~3个脾切迹，是触诊时辨认脾的标志。下缘较钝，朝向后下方（图1-53）。

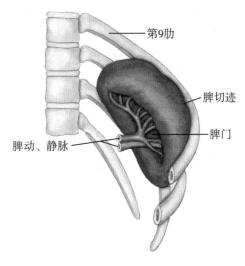

图1-53 脾

目标检测

答案解析

1. 何谓心脏的传导系？其组成和功能是什么？

2. 若由肘正中静脉注射药物治疗肝炎，药物会经何途径到达肝脏发挥作用？

3. 临床肝硬化肝门静脉高压患者常出现呕血、便血和脐周静脉曲张等表现，请根据肝门静脉系的特点及肝门静脉系的交通解释上述表现的解剖学基础。

4. 肝门静脉与上、下腔静脉系之间主要通过哪几处静脉丛形成吻合？

5. 试述由贵要静脉注射药物治疗胆囊炎，药物经何途径到达胆囊？

6. 口服黄连素后，尿液呈现黄色，问黄连素的代谢物经过哪些途径排出体外？

第二章　心血管系统组织结构

学习目标

　　1. 掌握　心及各级血管管壁的结构；毛细血管分类及特征；动脉和静脉管壁形态结构的异同点。

　　2. 熟悉　大动脉与中等动脉管壁的异同点；三种毛细血管的超微结构；心、血管内皮的结构及功能。

　　3. 了解　心脏传导系统的结构与分布；起搏细胞、移行细胞及蒲肯野纤维的结构特点。

　　4. 学会　辨识大动脉管壁弹性膜、中等动脉内皮、内弹性膜、外弹性膜及浦肯野纤维。

案例引导

　　临床案例　患者，男，70岁。主诉：头晕胸闷、乏力思睡、气短懒言、口干欲饮、小便量小。既往史：确诊高血压14年，劳累后血压异常。西医诊断：高血压、冠状动脉硬化、颈动脉硬化。现病史：患者4个月前左肩背刀割样疼痛，急诊住院。经冠状动脉造影后，实施了冠状动脉球囊扩张及支架植入术，患者症状消除出院。7天前，因路人将其撞倒，送往医院检查途中死亡。尸检摘要：颈动脉内膜有大面积斑块。左心室明显增厚。冠状动脉内膜散在黄白色斑块、有多处狭窄区，血管壁增厚，肺部有明显积液。

　　讨论　结合病史，血管壁增厚的可能原因有哪些？

第一节　心脏的组织结构

　　心脏是中空性器官，由心腔、心壁和心传导系统组成。心壁很厚，主要由心肌构成。由于心肌节律性收缩和舒张，血液在血管中环流不息；心壁内尚有由特殊心肌纤维组成的传导系统，其功能是发生冲动并传导到整个心脏，使心肌按一定的节律舒缩。

一、心壁的结构

　　心壁从内向外分为心内膜、心肌膜和心外膜三层（图2-1）。

　　1. 心内膜（endocardium）　由内皮和内皮下层构成。内皮为单层扁平上皮，与出入心脏的血管内皮相连续。内皮下层可分内、外两层。内层薄，为细密结缔组织，含丰富弹性纤维和少量平滑肌纤维；外层靠近心肌膜，称**心内膜下层（subendocardial layer）**，为疏松结缔组织，含小血管和神经。在心室心内膜下层含心脏传导系统的分支即浦肯野纤维。

　　2. 心肌膜（myocardium）　主要由心肌纤维构成。心肌纤维集合成束，呈螺旋状排列，可分为内纵行、中环行和外斜行三层。心肌纤维之间、肌束之间有少量结缔组织和丰富的毛细血管；心肌膜在心房较薄，左心室最厚。在心房肌和心室肌之间，致密结缔组织构成坚实的支架结构，称**心骨骼（cardi-ac skeleton）**。心房肌和心室肌分别附着于心骨骼，两部分心肌并不连续。

心房肌和心室肌的结构有一定差异。心房肌纤维短且细，心室肌纤维粗且长；心房肌纤维无分支，心室肌纤维有分支。电镜下，部分心房肌纤维含电子密度高的分泌颗粒，称**心房特殊颗粒（specific atrial granule）**，颗粒内含心房钠尿肽（atrial natriuretic peptide），具有很强的利尿、排钠、扩张血管和降低血压的作用。心肌纤维还能合成和分泌多种激素和生物活性物质，如脑钠素、抗心律失常肽、内源性洋地黄素、肾素－血管紧张素等。因此，心脏不仅是循环系统的重要器官，而且还具有重要的内分泌功能。

3. 心外膜（epicardium） 即心包的脏层，为**浆膜（serosa）**。其外表面为间皮，间皮深部为疏松结缔组织，与心肌膜相延续。心包的脏、壁两层之间为心包腔，内有少量浆液，可减少摩擦，利于心脏搏动。当罹患心包炎时，心包的脏、壁两层可发生粘连，使心脏搏动受限。

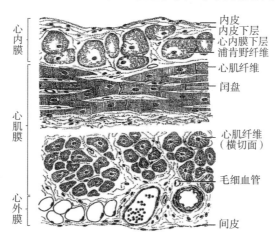

图 2-1 心壁结构模式图

二、心瓣膜

心瓣膜（cardiac valve） 位于房室孔和动脉口处，包括房室瓣（二尖瓣、三尖瓣）和动脉瓣（主动脉瓣和肺动脉瓣），是心内膜向腔内凸起形成的薄片状结构，基部与心骨骼的纤维环相连。心瓣膜表面被覆内皮，内部为致密结缔组织，基部含平滑肌纤维。

心瓣膜的功能是阻止血液逆流。当罹患风湿性心脏病时，心瓣膜内胶原纤维增生，使瓣膜变硬、变短或变形，瓣膜还可发生粘连，使瓣膜不能正常关闭和开放。

三、心脏的传导系统

心脏壁内含有特化的心肌纤维组成的传导系统，包括窦房结、房室结、房室束及其各级分支（图 2-2），其功能为产生节律性兴奋冲动并传到心脏各部，使心房肌和心室肌按一定的节律收缩，组成心脏传导系统的细胞有三种。

1. 起搏细胞（pacemaker cell） 位于窦房结和房室结中央部位的结缔组织中，是心肌兴奋的起搏点。与普通心肌纤维相比，起搏细胞体积小，呈梭形或多边形，有分支连接成网，HE 染色胞质着色淡。电镜下，胞质内细胞器和肌原纤维少、糖原多。

2. 移行细胞（transitional cell） 主要位于窦房结和房室结周边及房室束，具有传导冲动的作用。移行细胞比普通心肌纤维短而细，胞质内含肌原纤维较起搏细胞略多。

3. 浦肯野纤维（Purkinje fiber） 组成房室束及其各级分支，位于心室的心内膜下层和心肌膜。与普通心肌纤维相比，浦肯野纤维短而粗，有 1~2 个细胞核，胞质含丰富的线粒体和糖原，肌原纤维较少。细胞间有发达的闰盘相连。房室束分支末端的浦肯野纤维与普通心室肌纤维相连，通过缝隙连接构成功能合胞体，使所有心室肌纤维实现同步舒缩。

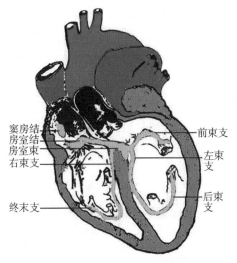

图 2-2　心脏传导系模式图

第二节　血管的组织结构

一、血管的一般组织结构

除毛细血管外，血管壁从内向外可分为内膜、中膜和外膜三层结构（图 2-3）。

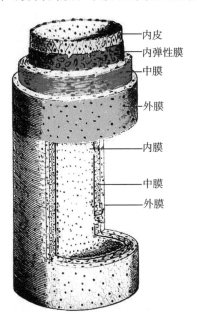

图 2-3　血管壁一般结构模式图

（一）内膜

内膜（tunica intima） 位于管壁最内层，从内向外又分为内皮、内皮下层和内弹性膜三层。

1. 内皮（endothelium）　衬贴于腔面的单层扁平上皮。光镜下，内皮细胞很薄，胞质很少。透射电镜下，内皮细胞的游离面向管腔伸出大小不等的胞质突起；胞质内含质膜小泡和 W - P 小体；相邻内皮细胞之间有紧密连接和缝隙连接；内皮细胞的基底面有基膜。此外，内皮细胞内还有微丝，具有收缩功能，通过改变细胞间隙的宽度和细胞连接的紧密程度，影响和调节血管的通透性。

2. 内皮下层（subendothelial layer） 位于内皮下方，由薄层结缔组织构成，内含少量胶原纤维、弹性纤维等。管径较大的动脉内皮下层深处还有内弹性膜，由弹性蛋白组成，因血管壁收缩而常呈波浪状，通常作为内膜与中膜的分界。

（二）中膜

中膜（tunica media） 由弹性膜、平滑肌纤维和结缔组织构成，其厚度及组成成分比例在不同血管之间的差异较大。如大动脉中膜以弹性膜为主，中动脉中膜主要以平滑肌为主。

（三）外膜

外膜（tunica adventitia） 由疏松结缔组织构成，其成纤维细胞具有修复外膜的能力，弹性纤维和胶原纤维沿血管纵轴呈螺旋状或纵向分布。较大的动脉在中膜与外膜交界处有**外弹性膜（external elastic membrane）**。较大血管的外膜结缔组织中还含有血管、淋巴管和神经，其分支可伸入中膜。

二、动脉的组织结构

根据管径大小和管壁结构特点，动脉分为大动脉、中动脉、小动脉和微动脉四种类型。**大动脉（large artery）** 为靠近心脏的动脉，包括主动脉、肺动脉、无名动脉、颈总动脉、锁骨下动脉、髂总动脉等。除大动脉外，解剖学上有名称的动脉大多属于中动脉。管径为 0.3 ~ 1mm 的动脉是小动脉；管径小于 0.3mm 的是微动脉。随着管径逐渐变小，动脉管壁各层也发生厚度、结构与组织成分的渐变，其中以中膜变化最大。

（一）大动脉

大动脉管壁的中膜含多层弹性膜和大量弹性纤维，而平滑肌纤维较少，故又称**弹性动脉（elastic artery）**（图 2 - 4）。大动脉的管径较大，管壁各层的结构特点如下。

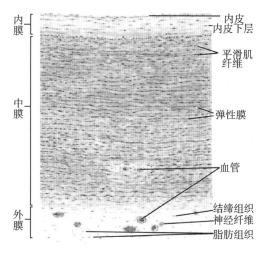

图 2 - 4　大动脉（局部横切面）光镜图

1. 内膜 由内皮、内皮下层和内弹性膜构成，因内弹性膜和中膜的弹性膜相连，因而内膜与中膜无明显界限。内皮细胞的 W - P 小体尤为丰富；内皮下层较厚，为疏松结缔组织，含纵行胶原纤维和少量平滑肌纤维。

2. 中膜 由 40 ~ 70 层呈同心圆排列的弹性膜构成。弹性膜之间有细长的环行平滑肌纤维和少量胶原纤维、弹性纤维。在血管横切片标本上，由于血管的收缩，弹性膜呈波浪状。

3. 外膜 较薄，由疏松结缔组织构成，有营养血管、淋巴管和神经分布。外弹性膜与中膜的弹性膜相连，分界不清。

（二）中动脉

中动脉（medium-sized artery） 又称肌性动脉，管壁具有典型的3层结构（图2-5）。

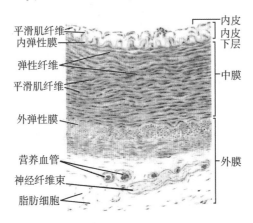

图2-5 中动脉（局部横切面）光镜图

1. 内膜 由内皮、内皮下层和内弹性膜组成。横切面观察，内弹性膜呈明显的波纹状，较薄，在与中膜交界处有1~2层明显的内弹性膜。

2. 中膜 由10~40层环行平滑肌组成，平滑肌纤维间杂有少量弹性纤维和胶原纤维。由于中膜层没有成纤维细胞，弹性纤维和胶原纤维均由平滑肌纤维产生。

3. 外膜 主要由结缔组织构成，多数中动脉的中膜与外膜交界处有外弹性膜。外膜中含有营养血管、淋巴管和神经纤维。

（三）小动脉

小动脉（small artery） 属于肌性动脉。结构典型的小动脉三层结构比较完整，内弹性膜明显，中膜有3~9层环行平滑肌，外膜为结缔组织，厚度与中膜相近，一般无外弹性模（图2-6）。

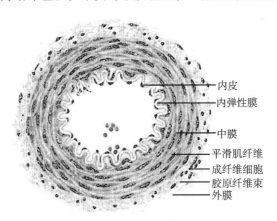

图2-6 小血管光镜图

（四）微动脉

微动脉（arteriole） 无内、外弹性膜，中膜仅有1~2层环形平滑肌。

三、静脉的组织结构

静脉由细至粗逐级汇合并最终汇入心脏。根据管径大小和管壁结构特点，静脉可分为微静脉、小静脉、中静脉和大静脉四级。静脉常与动脉伴行，与其相伴的动脉相比，静脉数量多、管径粗、管壁薄、管腔扁或不规则；无明显的内、外弹性膜，故三层膜的分界不明显；中膜薄、外膜厚，中膜的平滑肌纤维和弹性组织均较少，结缔组织较多，故静脉常呈塌陷状。

1. 微静脉（venule）　管径一般为 50~200μm，内膜是由连续性内皮构成，基膜较薄。随着其管径逐渐增大，中膜出现散在的平滑肌纤维并逐渐增多，外膜薄。紧接毛细血管的微静脉称毛细血管后微静脉（postcapillary venule），其管径一般小于 50μm，管壁结构与毛细血管相似，淋巴结的毛细血管后微静脉的内皮细胞呈特殊的立方形，管径略粗。

2. 小静脉（small vein）　管径一般为 200μm~2mm，中膜的平滑肌纤维较微静脉逐渐增多，外膜逐渐变厚。

3. 中静脉（medium – sized vein）　管径一般为 2 ~10mm，内膜薄，内皮下层含少量平滑肌纤维，内弹性膜不明显，环行平滑肌纤维分布稀疏，外膜一般比中膜厚，无明显的外弹性膜，可见纵行平滑肌纤维束。

4. 大静脉（large vein）　为靠近心脏的静脉，如颈外静脉、无名静脉、奇静脉、肺静脉、门静脉和腔静脉等。大静脉内膜较薄，内皮下层含少量平滑肌纤维，内膜与中膜分界不清；中膜很不发达，为几层排列疏松的环行平滑肌纤维；外膜较厚，含有大量纵行平滑肌纤维束。

四、毛细血管的组织结构

毛细血管（capillary）　为管径最细、分布最广的血管。它们分支并互相吻合成网，是血液与周围组织、细胞进行物质交换的主要部位。通常，在代谢旺盛的组织或器官，如心肌、肺、肾等，毛细血管网密集；在代谢较低的组织或器官，如骨、肌腱、韧带等处，毛细血管网稀疏。

（一）毛细血管的基本结构

毛细血管的管径一般为 5~10μm，可容纳 1~2 个红细胞通过。毛细血管管壁由一层内皮细胞及其基膜和周细胞（pericyte）构成。横断面上，细的毛细血管一般由 1~2 个内皮细胞环绕组成。周细胞位于内皮与基膜之间，散在分布，细胞扁而有突起，纵向包绕在内皮细胞周围，细胞核呈卵圆形或肾形，核一端的胞质内可见高尔基复合体、粗面内质网、线粒体等细胞器，类似于成纤维细胞或间充质细胞，具有收缩功能，可调节毛细血管血流和通透性。当毛细血管受损时，周细胞可增殖分化为内皮细胞、成纤维细胞，参与血管形成和创伤愈合。

（二）毛细血管的分类

光镜下观察，各种组织和器官中的毛细血管结构相似。但在电镜下，根据内皮细胞的结构特征不同，毛细血管可分为三类（图 2-7）。

1. 连续毛细血管（continuous capillary）　内皮细胞间有紧密连接，封闭了细胞间隙，基膜完整，胞质中含大量质膜小泡，质膜小泡是血液和组织间进行物质交换的主要方式。连续毛细血管主要分布于结缔组织、肌组织、肺、神经系统、胸腺等处。

2. 有孔毛细血管（fenestrated capillary）　结构与连续毛细血管相似，但在内皮细胞不含核的部分较薄，有许多贯穿胞质的内皮窗孔，呈圆形或卵圆形，窗孔直径 60~100nm，一般有厚 4~6nm 的隔膜封闭。有孔毛细血管的通透性较大，有利于血管内外的中、小分子物质交换。主要分布于胃肠黏膜、某些内分泌腺和肾小球等。

3. 血窦（Sinusoid）　也称窦状毛细血管（sinusoid capillary）或不连续毛细血管（discontinuous capillary），形状不规则、管腔较大，直径可达 30 ~ 40μm，内皮细胞有窗孔、无隔膜，基膜不完整或缺如，内皮细胞间的间隙较大，有利于大分子物质甚至血细胞出入血管。主要分布于肝、脾、骨髓和某些内分泌腺，不同器官内的血窦结构差别较大。

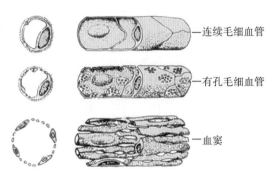

　　　　　　　　　　　　　　　　　　　　　　　　—连续毛细血管

　　　　　　　　　　　　　　　　　　　　　　　　—有孔毛细血管

　　　　　　　　　　　　　　　　　　　　　　　　—血窦

图 2 – 7　毛细血管类型模式图

目标检测

答案解析

1. 试述毛细血管的分型，各型毛细血管的结构、功能特点和分布。
2. 试述与伴行的动脉相比，静脉有哪些特点？
3. 试述中等动脉管壁的组织学结构特点。
4. 试述心壁的组织学结构。
5. 试述心脏的传导系统。

第三章　心血管系统的功能

第一节　心脏的泵血功能

心脏的节律性收缩和舒张对血液的驱动作用称为心脏的**泵功能**（**pump function**）或泵血功能，是心脏的主要功能。

一、心脏的泵血过程与机制

（一）心动周期

心脏的一次收缩和舒张构成的一个机械活动周期，称为**心动周期**（**cardiac cycle**）。在一个心动周期中，心房和心室的机械活动都可分为收缩期（systole）和舒张期（diastole）。由于心室在心脏泵血活动中起主要作用，故心动周期通常是指心室的活动周期。

如果正常成年人心率为 75 次/分，则每个心动周期持续 0.8 秒。如图 3-1 所示，在心房的活动周期中，先是左、右心房收缩，持续约 0.1 秒，继而心房舒张，持续约 0.7 秒。在心室的活动周期中，也是左、右心室先收缩，持续约 0.3 秒，随后心室舒张，持续约 0.5 秒。当心房收缩时，心室仍处于舒张状态；心房收缩结束后不久，心室开始收缩。心室舒张期的前 0.4 秒期间，心房也处于舒张状态，这一时期称为全心舒张期。心房和心室的收缩期都短于各自的舒张期。心率加快时，心动周期缩短，收缩期和舒张期都相应缩短，但舒张期缩短的程度更大，这对心脏的持久活动是不利的。

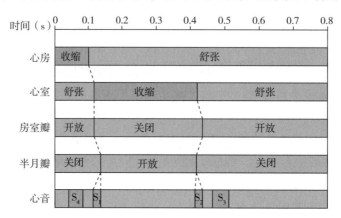

图 3-1　心动周期中心房和心室活动的顺序和时间关系

（二）心脏的泵血过程

左、右心室的泵血过程相似，现以左心室为例，说明一个心动周期中心室射血和充盈的过程（图 3-2），以便了解心脏泵血的机制。

对心室活动周期而言，心房收缩期（period of atrial systole）实际上是前一周期的舒张末期。心房收缩前，心脏处于全心舒张期，此时半月瓣关闭，房室瓣开启，血液从静脉经心房流入心室，使心脏不断充盈。在全心舒张期内，回流入心室的血液量占心室总充盈量的约 75%。全心舒张期之后是心房收缩期，历时 0.1 秒，心房壁较薄、收缩力不强，由心房收缩推动进入心室的血液通常只占心室总充盈量的 25% 左右。心房收缩时，心房内压和心室内压都轻度升高，但由于大静脉进入心房的入口处的环形肌也收缩，再加上血液向前的惯性，所以虽然静脉和心房交接处没有瓣膜，心房内的血液很少会反流入大静脉。

1. 心室收缩期　心室收缩期（period of ventricular systole）可分为等容收缩期和射血期，而射血期又可分为快速射血期和减慢射血期。

（1）等容收缩期　心室开始收缩后，心室内的压力立即升高，当室内压升高到超过房内压时，即推动房室瓣使之关闭，因而血液不会倒流入心房。但此时室内压尚低于主动脉压，因此半月瓣仍处于关闭状态，心室暂时成为一个封闭的腔。从房室瓣关闭到主动脉瓣开启前的这段时期，心室的收缩不能改变心室的容积，故称为**等容收缩期（period of isovolumic contraction）**。此期持续约 0.05 秒。由于此时心室继续收缩，因而室内压急剧升高。在主动脉压升高或心肌收缩力减弱时，等容收缩期将延长。

（2）射血期　当心室收缩使室内压升高至超过主动脉压时，半月瓣开放。这标志着等容收缩期结束，进入**射血期（period of ventricular ejection）**。射血期又可因为射血速度的快慢而分为两期。

1）快速射血期　在射血的早期，由于心室射入主动脉的血液量较多，血液流速也很快，故称为**快速射血期（period of rapid ejection）**。此期持续约 0.1 秒。在快速射血期内，心室射出的血液量约占总射血量的 2/3。由于心室内的血液很快进入主动脉，故心室容积迅速缩小，但由于心室肌强烈收缩，室

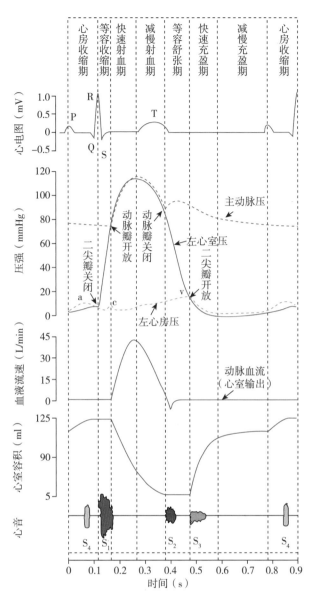

图 3-2　心动周期各时相中左心室压力、容积和瓣膜等变化示意图

内压仍继续上升，并达到峰值，主动脉压也随之进一步升高。

2）减慢射血期　射血的后期，由于心室收缩强度减弱，射血的速度逐渐减慢，故称为**减慢射血期**（**period of reduced ejection**）。此期持续约 0.15 秒。在减慢射血期内，室内压和主动脉压都由峰值逐渐下降。须指出的是，在快速射血期的中期或稍后，乃至整个减慢射血期，室内压已略低于主动脉压，但此时心室内的血液因具有较高的动能，故仍可逆压力梯度继续进入主动脉。

2. 心室舒张期　心室舒张期（**period of ventricular diastole**）可分为等容舒张期和心室充盈期，心室充盈期又可分为快速充盈期和减慢充盈期，也包括心房收缩期在内。

（1）等容舒张期　射血以后，心室开始舒张，室内压下降，主动脉内的血液向心室方向反流，推动半月瓣使之关闭；但此时室内压仍高于房内压，故房室瓣仍处于关闭状态，心室又暂时成为一个封闭的腔。从半月瓣关闭至房室瓣开启前的这一段时间内，心室舒张而心室的容积并不改变，故称为**等容舒张期**（**period of isovolumic relaxation**）。此期持续 0.06~0.08 秒。由于此时心室肌继续舒张，因而室内压急剧下降。

（2）心室充盈期　随着心室肌的舒张，室内压进一步下降，当室内压下降到低于房内压时，心房内的血液冲开房室瓣进入心室，进入**心室充盈期**（period of ventricular filling）。

1）快速充盈期　房室瓣开放初期，由于心室肌很快舒张，室内压明显降低，甚至成为负压，心房和心室之间形成很大的压力梯度，因此心室对心房和大静脉内的血液可产生"抽吸"作用，血液快速流入心室，使心室容积迅速增大，故这一时期称为**快速充盈期**（period of rapid filling），持续约0.11秒。在快速充盈期内，进入心室的血液量约为心室总充盈量的2/3。

2）减慢充盈期　随着心室内血液充盈量的增加，房、室间的压力梯度逐渐减小，血液进入心室的速度也就减慢，故心室舒张期的这段时间称为**减慢充盈期**（period of reduced filling），持续约0.22秒。在心室舒张期的最后0.1秒，心房收缩期开始，使心室进一步充盈。此后心室活动周期便进入新一轮周期。

总之，左心室肌的收缩和舒张是造成左心室内压变化，导致心房和心室之间以及心室和主动脉之间产生压力梯度的根本原因；而压力梯度则是推动血液在心房、心室以及主动脉之间流动的主要动力。在收缩期，心室肌收缩产生的压力增高和血流惯性是心脏射血的动力，而在舒张早期，心室主动舒张是心室充盈的主要动力，在舒张晚期心房肌的收缩可进一步充盈心室。

右心室的泵血过程与左心室基本相同，但由于肺动脉压约为主动脉压的1/6，因此，在心动周期中右心室内压的变化幅度要比左心室内压的变动小得多。

（三）心房在心脏泵血中的作用

1. 心房的初级泵作用　在心室舒张的大部分时间里，心房也处在舒张状态（全心舒张期），只有在心室舒张期的后期心房才收缩。由于心房壁薄，收缩力量不强，收缩时间短，其收缩对心室的充盈仅起辅助作用。心房收缩期间，进入心室的血量约占每个心动周期的心室总回流量的25%。因此，心房的收缩起着初级泵的作用，有利于心脏射血和静脉回流。当心房发生纤维性颤动而不能正常收缩时，初级泵作用丧失，心室充盈量减少。这时，如果机体处于安静状态，则心室的每次射血量不至于受到严重影响；但是，如果心率增快或心室顺应性降低而使心室舒张期的被动充盈量减少时，则可因心室舒张末期容积减少而使心室的射血量减少。

2. 心动周期中心房内压的变化　在心动周期中，从左心房内记录的压力曲线上依次出现a、c、v三个较小的正向波（图3-2）。心房收缩时房内压升高，形成a波的升支；随后心房舒张，房内压回降，形成a波的降支。a波是心房收缩的标志。当心室收缩时，心室内的血液向上推顶已关闭的房室瓣并使之凸入心房，造成房内压略有升高，形成c波的升支；当心室开始射血后，心室容积减小，房室瓣向下移动，使心房容积扩大，房内压降低，遂形成c波的降支。此后，由于血液不断从静脉回流入心房，而此时房室瓣仍处于关闭状态，故随着心房内血液量的增加，房内压也持续升高，形成v波的升支；当心室舒张、充盈时，房室瓣开放，血液迅速由心房进入心室，房内压很快下降，形成v波的降支。在心动周期中，心房压力波的变化幅度较小。

二、心脏泵血功能评价

（一）每搏输出量与每分输出量

1. 每搏输出量和射血分数　一侧心室一次心脏搏动所射出的血液量，称为**每搏输出量**（stroke volume），简称搏出量。正常成年人在安静状态下，左心室舒张末期容积（end-diastolic volume，EDV）约125ml，收缩末期容积（end-systolic volume，ESV）约55ml，两者之差值即为搏出量，约70ml（60~80ml）。可见，心室在每次射血时，并未将心室内充盈的血液全部射出。搏出量占心室舒张末期容积的百分比，称为**射血分数**（ejection fraction）。

健康成年人的射血分数为55%~65%。正常情况下，搏出量与心室舒张末期容积是相适应的，即当心室舒张末期容积增加时，搏出量也相应增加，而射血分数基本保持不变。在心室功能减退、心室异常扩大的患者，其搏出量可能与正常人无明显差异，但心室舒张末期容积增大，射血分数明显降低。因此，与搏出量相比，射血分数能更准确地反映心脏的泵血功能，对早期发现心脏泵血功能异常具有重要意义。

2. 每分输出量和心指数　一侧心室每分钟射出的血液量，称为每分输出量（minute volume），也称心输出量（cardiac output）。左、右两侧心室的心输出量基本相等。心输出量等于心率与搏出量的乘积。心输出量与机体的新陈代谢水平相适应，可因性别、年龄及其他生理情况的不同而不同。如果心率为75次/分，搏出量为70ml，则心输出量约为5L/分。一般健康成年男性在安静状态下的心输出量为4.5～6.0L/min。女性的心输出量比同体重男性低10%左右。青年人的心输出量较老年人高。成年人在剧烈运动时，心输出量可高达25～35L/min。

对不同身材的个体测量心功能时，若用心输出量作为指标进行比较，是不全面的。因为身材矮小和身材高大的机体具有不同的耗氧量和能量代谢水平，心输出量也就不同。调查资料表明，人在安静时的心输出量和基础代谢率一样，并不与体重成正比，而是与体表面积成正比。以单位体表面积（m²）计算的心输出量称为心指数（cardiac index）。安静和空腹情况下测定的心指数称为静息心指数，可作为比较身材不同个体的心功能的评价指标。例如，中等身材的成年人体表面积为1.6～1.7m²，在安静和空腹的情况下心输出量为5～6L/min，故静息心指数为3.0～3.5L/（min·m²）。

在同一个体的不同年龄段或不同生理情况下，心指数也可发生变化。10岁左右的少年静息心指数最高，可达4L/（min·m²）以上。静息心指数随年龄增长而逐渐下降，到80岁时接近于2L/（min·m²）。运动、妊娠、情绪激动和进食时，心指数均有不同程度的增高。

（二）心脏做功量

（1）每搏功　心脏的每搏功（stroke work）简称搏功，是指心室一次收缩射血所做的外功，亦即心室完成一次心搏所做的机械外功。心脏收缩射血所释放的机械能除主要表现为将一定容积的血液提升到一定的压力水平而增加血液的势能外，还包括使一定容积的血液以较快的流速向前流动而增加的血流动能。

人体在安静状态下，血流动能在左心室每搏功的总量中所占的比例很小，约仅1%，故一般可忽略不计。所以，每搏功近似于压力-容积功。可见，心肌收缩射血所释放的机械能主要用于射出具有一定压力增量的一定容积的血液量。

由于射血期左心室内压是不断变化的，精确计算每搏功需将整个心动周期中压力与容积的变化进行积分。但在实际应用中，常以平均动脉压代替射血期左心室内压平均值，而以左心房平均压代替左心室舒张末期压，因此，每搏功的计算可变化为下式

左心室每搏功（J）=搏出量（L）×13.6（kg/L）×9.807×（平均动脉压-左心房平均压）（mm）×0.001

上式中，每搏功单位为焦耳（J），搏出量单位为升（L），汞（Hg）的密度单位为kg/L，乘以9.807将力的单位由kg换算为牛顿（N），乘以0.001将高度单位由mm换算为m，若按搏出量为70ml，平均动脉压为92mmHg，平均心房压为6mmHg，则每搏功为0.803J。

（2）每分功　每分功（minute work）是指心室每分钟内收缩射血所做的功，亦即心室完成每分输出量所做的机械外功。每分功=每搏功×心率。若按心率为75次/分计算，则每分功为60.2J/min。

当动脉血压升高时，为克服加大的射血阻力，心肌必须增加其收缩强度才能使搏出量保持不变，因而心脏做功量必定增加。可见，与单纯的心输出量相比，用心脏做功量来评价心脏泵血功能将更为全面，尤其是在动脉血压水平不同的个体之间，或在同一个体动脉血压发生改变前后，用心脏做功量来比较心脏泵血功能更显其优越性。

在正常情况下，左、右心室的输出量基本相等，但肺动脉平均压仅为主动脉平均压的 1/6 左右，故右心室的做功量也只有左心室的 1/6 左右。

三、心脏泵血功能的储备

剧烈运动时，心输出量可达安静时的 5～6 倍。这说明正常心脏的泵血功能有相当大的储备量。心输出量可随机体代谢需要而增加的能力，称为心泵功能储备或心力储备（cardiac reserve）。心泵功能储备可用心脏每分钟能射出的最大血量，即心脏的最大输出量来表示。训练有素的运动员，心脏的最大输出量远较一般人大，可达 35L 以上，为安静时心输出量的 7 倍或更多。有些心脏病患者，安静时的心输出量与健康人无明显差异，尚能满足安静状态下机体代谢的需要，但在代谢活动增强（如进行肌肉活动）时，心输出量则不能相应增加，也就是说，心脏的最大输出量明显低于正常人，表明此时心泵功能储备已经降低，在安静时已有相当部分的储备量被动用，而剩余的储备量已不能满足代谢活动增强时的需要。

心泵功能储备的大小主要取决于搏出量和心率能够提高的程度，因而心泵功能储备包括**搏出量储备**（**stroke volume reserve**）和**心率储备**（**heart rate reserve**）两部分。

1. 搏出量储备　搏出量是心室舒张末期容积和收缩末期容积之差。所以，搏出量储备可分为收缩期储备和舒张期储备两部分。前者是通过增强心肌收缩能力和提高射血分数来实现的，而后者则是通过增加舒张末期容积而获得的。安静时，左心室舒张末期容积约 125ml，左心室收缩末期容积约为 55ml，搏出量为 70ml。由于正常心室腔不能过分扩大，一般只能达到 140ml 左右，故舒张期储备仅 15ml 左右；而当心肌做最大程度收缩时，心室收缩末期容积可减小到不足 20ml，因而收缩期储备可达 35～40ml。相比之下，收缩期储备要比舒张期储备大得多。

2. 心率储备　正常健康成年人安静时的心率为 60～100 次/分。假如搏出量保持不变，使心率在一定范围内加快，当心率达 160～180 次/分时，心输出量可增加至静息时 2～2.5 倍，称为心率储备。但如果心率过快（大于 180 次/分），由于舒张期过短，心室充盈不足，可导致搏出量和心输出量减少。

在进行强烈的体力活动时，体内交感 – 肾上腺髓质系统的活动增强，机体主要通过动用心率储备和收缩期储备而使心输出量增加。在训练有素的运动员，心肌纤维增粗，心肌收缩能力增强，因此收缩期储备增加；同时，由于心肌收缩能力增强，可使心室收缩和舒张的速度都明显加快，因此心率储备也增加。此时，能使心输出量随心率加快而增多的心率水平将提高到 200～220 次/分，心输出量最大可增加至正常时的 7 倍或更多。

四、影响心输出量的因素

心输出量等于搏出量与心率的乘积，因此凡能影响搏出量和心率的因素均可影响心输出量。而搏出量的多少则取决于心室肌的前负荷、后负荷和心肌收缩能力等因素。

（一）心室肌的前负荷与心肌异长自身调节

1. 心室肌的前负荷　前负荷可使骨骼肌在收缩前处于一定的初长度。对中空、近似球形的心脏来说，心室肌的初长度取决于心室舒张末期的血液充盈量，换言之，心室舒张末期容积相当于心室的前负荷。由于测量心室内压比测定心室容积方便，且心室舒张末期容积与心室舒张末期压力（end – diastolic pressure，EDP）在一定范围内具有良好的相关性，故在实验中常用心室舒张末期压力来反映前负荷。又因正常人心室舒张末期的心房内压力与心室内压力几乎相等，且心房内压力的测定更为方便，故又常用心室舒张末期的心房内压力来反映心室的前负荷。

2. 心肌异长自身调节　与骨骼肌相似，心肌的初长度对心肌的收缩力量具有重要影响。但心肌的初长度和收缩功能之间的关系具有其特殊性。

（1）心功能曲线与心定律 在实验中逐步改变心室舒张末期压力值，并测量相对应的心室搏出量或每搏功，将每个给定的压力值时所获得的相对应的搏出量或每搏功的数据绘制成的曲线，称为**心室功能曲线**（ventricular function curve）（图3-3）。心室功能曲线大致可分三段：①左心室舒张末期压在5~15mmHg的范围内为曲线的上升支，随着心室舒张末期压的增大，心室的每搏功也增大。通常状态下，左心室舒张末期压仅5~6mmHg，而左心室舒张末期压为12~15mmHg是心室最适前负荷，说明心室有较大的初长度储备。与骨骼肌相比，体内骨骼肌的自然长度已经接近最适初长度，故初长度储备很小，即通过改变初长度调节骨骼肌收缩功能的范围很小。②左心室舒张末期压在15~20mmHg的范围内，曲线趋于平坦，说明前负荷在其上限范围变动时，对每搏功和心室泵血功能的影响不大。③左心室舒张末期压高于20mmHg，曲线平坦或甚至轻度下倾，但并不出现明显的降支，说明心室前负荷即使超过20mmHg，每搏功仍不变或仅轻度减少。只有在发生严重病理变化的心室，心功能曲线才出现降支。

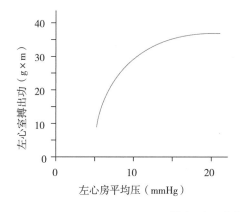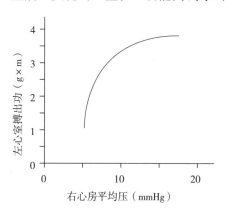

图3-3 犬左、右心室功能曲线
实验中分别以左、右心房平均压代替左、右心室舒张期末压

从心室功能曲线看，在增加前负荷（初长度）时，心肌收缩力加强，搏出量增多，每搏功增大。这种通过改变心肌初长度而引起心肌收缩力改变的调节，称为异长自身调节（heterometric autoregulation）。早在1895年，德国生理学家奥托-富兰克（Otto Frank）在离体蛙心实验中就已观察到，这种心肌收缩力随心肌初长度增加而增强的现象。1914年，英国生理学家欧内斯特-斯塔林（Ernest Starling）在狗的心-肺制备标本上也观察到，在一定范围内增加静脉回心血量，心室收缩力随之增强；而当静脉回心血量增大到一定限度时，则心室收缩力不再增强而室内压开始下降。斯塔林将心室舒张末期容积在一定范围内增大可增强心室收缩力的现象称为心定律（law of the heart），后人称之为"富兰克-斯塔林定律"（Frank-Starling law），而把心室功能曲线称为Frank-Starling曲线。

（2）正常心室肌的抗过度延伸特性 初长度对心肌收缩力影响的机制与骨骼肌相似，即不同的初长度可改变心肌细胞肌节中粗、细肌丝的有效重叠程度。当肌节的初长度为2.00~2.20μm时，粗、细肌丝处于最佳重叠状态，横桥活化时可与肌动蛋白形成连接的数目最多，肌节收缩产生的张力最大。此时的初长度即为最适初长度。在肌节长度达到最适初长度之前，随着前负荷和肌节初长度的增加，粗、细肌丝的有效重叠程度增加，活化时形成的横桥连接的数目增多，因而肌节乃至整个心室的收缩力加强，搏出量增多，每搏功增大。可见，心室功能曲线是心肌初长度与主动张力间的关系在整个心室功能上的反映。

与骨骼肌不同的是，正常心室肌具有较强的抗过度延伸的特性，肌节一般不会超过2.25~2.30μm，如果强行将肌节拉伸至2.60μm或更长，心肌将会断裂。因此，心功能曲线不会出现明显的下降趋势（图3-4）。心脏的可伸展性较小，主要是由于肌节内连接蛋白的存在。连接蛋白是一种大分子蛋白质，可将肌球蛋白固定在肌节的 Z 盘上；且又有很强的黏弹性，可限制肌节的被动拉长。当心肌收缩后发生舒张时，由连接蛋白产生的弹性回缩力是心室舒张初期具有抽吸力的细胞学基础，此外，心肌细胞外的间质内含大量胶原纤维，且心室壁多层肌纤维呈交权方向排列；当心肌肌节处于最适初长度时，产生的静息张力已经很大，这也使心肌不易被伸展。

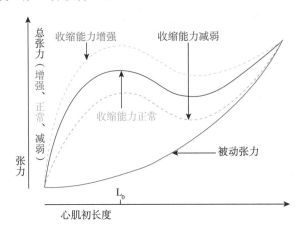

图 3-4　心肌长度-张力关系曲线及其变化

上述心肌能抵抗被过度延伸的特性对心脏泵血功能具有重要的生理意义。它使心脏在前负荷明显增加时一般不会发生搏出量和做功能力的下降。心室功能曲线不出现明显下降的趋势，并非表示心肌初长度在超过最适初长后不再对心肌收缩功能发生影响，而是初长度在这种情况下不再与室内压呈平行关系，也就是说，此时初长度不再随室内压的增加而增加。但在有些慢性心脏病患者，当心脏被过度扩张时，心室功能曲线可出现降支，表明此时心肌的收缩功能已严重受损。

（3）异长自身调节的生理学意义　异长自身调节的主要生理学意义是对搏出量的微小变化进行精细的调节，使心室射血量与静脉回心血量之间保持平衡，从而使心室舒张末期容积和压力保持在正常范围内。例如，在体位改变或动脉血压突然升高时，以及在左、右心室搏出量不平衡等情况下，心室的充盈量可发生微小的变化。这种变化可立即通过异长自身调节来改变搏出量，使搏出量与回心血量之间重新达到平衡状态。

（二）心室收缩的后负荷

心室收缩时，必须克服大动脉血压，才能将血液射入动脉内。因此，大动脉血压是心室收缩时所遇到的后负荷。

在心肌初长度、收缩能力和心率都不变的情况下，如果大动脉血压增高，等容收缩期室内压的峰值将增高，结果使等容收缩期延长而射血期缩短，射血期心室肌缩短的程度和速度都减小，射血速度减慢，搏出量减少；反之，大动脉血压降低，则有利于心室射血。

大动脉血压的改变在影响搏出量的同时，还能继发性地引起心脏内的一些调节活动。当大动脉压突然升高而使搏出量暂时减少时，射血后心室内的剩余血量将增多，即心室收缩末期容积增多，若舒张期静脉回心血量不变或无明显减少，则心室舒张末期容积将增大。此时可通过异长自身调节加强心肌的收缩力量，使搏出量回升，从而使心室舒张末期容积逐渐恢复到原先水平。尽管此时大动脉血压仍处于高水平，但心脏的搏出量不再减少。

在整体条件下，正常人主动脉压在 80～170mmHg 范围内变动时，心输出量一般并不发生明显的改变。这是因为除通过上述异长自身调节机制增加心肌初长度外，机体还可通过神经-体液调节机制以等长调节的方式改变心肌收缩的能力，使搏出量能适应于后负荷的改变。这种调节的生理意义在于当大动脉血压在一定范围内改变时心搏出量可维持在接近正常的水平。但当大动脉血压升高超过一定的范围并长期持续时，心室肌因长期加强收缩活动，心脏做功量增加而心脏效率降低，久之心肌逐渐发生肥厚，最终可能导致泵血功能的减退。如在高血压病引起心脏病变时，可先后出现左心室肥厚、扩张以至左心衰竭。

（三）心肌收缩能力

前负荷和后负荷是影响心脏泵血的外在因素，而肌肉本身的功能状态也是决定肌肉收缩效果的重要因素。心肌不依赖于前负荷和后负荷而能改变其力学活动（包括收缩的强度和速度）的内在特性，称为心肌收缩能力（myocardial contractility），又称心肌的变力状态（inotropic state）。在完整的心室，心肌收缩能力增强可使心室功能曲线向左上方移位，表明在同样的前负荷条件下，每搏功增加，心脏泵血功能增强。这种通过改变心肌收缩能力的心脏泵血功能调节，称为等长调节（homometric regulation）。

心肌收缩能力受多种因素的影响。凡能影响心肌细胞兴奋－收缩耦联过程中各个环节的因素都可影响收缩能力，其中活化的横桥数目和肌球蛋白头部 ATP 酶的活性是影响心肌收缩能力的主要环节。在一定的初长度下，粗、细肌丝的重叠程度是两者结合形成横桥数量的先决条件，但并非所有这些横桥都能被激活成为活化的横桥。因此，在同一初长度下，心肌可通过增加活化的横桥数目来增强心肌收缩力。活化的横桥在全部横桥中所占的比例取决于兴奋时胞质内 Ca^{2+} 的浓度和（或）肌钙蛋白对 Ca^{2+} 的亲和力。儿茶酚胺（去甲肾上腺素和肾上腺素）在激动心肌细胞的 β 肾上腺素能受体后，可通过 cAMP 信号通路，激活细胞膜上的 L 型钙通道，增加 Ca^{2+} 内流，再通过钙触发钙释放机制促进胞质内 Ca^{2+} 浓度升高，从而使心肌收缩能力增强。钙增敏剂（如茶碱）可增加肌钙蛋白对 Ca^{2+} 的亲和力，使肌钙蛋白对胞质中 Ca^{2+} 的利用率增加，因而活化的横桥数目增多，心肌收缩能力增强。甲状腺激素可提高肌球蛋白 ATP 酶的活性，因而也能增强心肌收缩能力。老年人和甲状腺功能低下的患者，因为肌球蛋白分子亚型的表达发生改变，ATP 酶活性降低，故心肌收缩能力减弱。

（四）心率

正常成年人在安静状态下，**心率（heart rate）** 为 60 ~ 100 次/分，平均约 75 次/分。心率可随年龄、性别和不同生理状态而发生较大的变动。新生儿的心率较快，随着年龄的增长，心率逐渐减慢，至青春期接近成年人水平。在成年人，女性的心率稍快于男性。在经常进行体力劳动或体育运动的人，平时心率较慢。

在一定范围内，心率加快可使心输出量增加。当心率增快但尚未超过一定限度时，尽管此时心室充盈时间有所缩短，但由于静脉回心血量大部分在快速充盈期内进入心室，因此心室充盈量和搏出量不会明显减少，因而心率的增加可使每分输出量明显增加。但是，如果心率过快，当超过 160 ~ 180 次/分，将使心室舒张期明显缩短，心舒期充盈量明显减少，因此搏出量也明显减少，从而导致心输出量下降。如果心率过慢，当低于 40 次/分，将使心室舒张期过长，此时心室充盈早已接近最大限度，心舒期的延长已不能进一步增加充盈量和搏出量，因此心输出量也减少。

五、心音

在心动周期中，心肌收缩、瓣膜启闭、血液流速改变形成的湍流和血流撞击心室壁和大动脉壁引起的振动都可通过周围组织传递到胸壁，用听诊器便可在胸部某些部位听到相应的声音，即为**心音**（heart sound）。

心音发生在心动周期的一些特定时期，其音调和持续时间也有一定的特征。正常人在一次心搏过程中可产生四个心音，即第一、第二、第三和第四心音。通常用听诊的方法只能听到第一和第二心音。

（一）第一心音

第一心音标志着心室收缩的开始，在心尖搏动处（左第5肋间锁骨中线）听诊最为清楚，其特点是音调较低，持续时间较长。第一心音是由于房室瓣突然关闭引起心室内血液和室壁的振动，以及心室射血引起的大血管壁和血液湍流所发生的振动而产生的。

（二）第二心音

第二心音标志着心室舒张期的开始，在胸骨右、左两旁第2肋间（即主动脉瓣和肺动脉瓣听诊区）听诊最为清楚，其特点是频率较高，持续时间较短。第二心音主要因主动脉瓣和肺动脉瓣关闭，血流冲击大动脉根部引起血液、管壁及心室壁的振动而引起。

（三）第三心音

在部分健康儿童和青年人，偶尔可听到第三心音。第三心音出现在心室快速充盈期之末，是一种低频、低幅的振动，是由于快速充盈期之末室壁和乳头肌突然伸展及充盈血流突然减速引起的振动而产生的。

（四）第四心音

第四心音出现在心室舒张的晚期，是与心房收缩有关的一组发生在心室收缩期前的振动，也称心房音。正常心房收缩时一般不产生声音，但异常强烈的心房收缩和在左心室壁顺应性下降时，可产生第四心音。

心脏的某些异常活动可以产生杂音或其他异常的心音。因此，听取心音或记录心音图对于心脏疾病的诊断具有重要意义。

第二节　心脏的电生理学及生理特性

由心和血管组成的心血管系统是机体实现血液循环的主要系统。在心脏搏动的作用下，血液在心血管系统中按一定方向周而复始地流动，称为血液循环。血液循环是维持生命活动必需的基本生理过程。血液循环一旦发生障碍，新陈代谢不能正常进行，机体一些重要器官将受到损害，甚至危及生命。心房和心室协调有序的收缩和舒张交替活动，是心脏实现泵血功能、推动血液循环的必要条件。心肌细胞膜的兴奋过程则是触发收缩反应的始动因素，心肌的兴奋和传导是以心肌细胞膜的生物电活动为基础的。

心肌细胞（cardiac muscle cell）跨膜电位的波形和形成机制非常复杂，不同类型的心肌细胞跨膜电位幅度和持续时间各不相同，形成的离子基础也有一定的差别（图3-5），这种不同的组织学和生理学特点正是心脏兴奋产生以及兴奋传播过程中表现出特殊规律的原因。

依据组织学特点和生理特性的区别，心肌细胞可分为两类。

1. 工作心肌细胞（working cardiac cell）　包括心房肌和心室肌。其结构特点是具有丰富的肌原纤维，肌原纤维排列成明暗交替的横纹。工作细胞具有兴奋性、传导性和较强的收缩性，主要执行收缩功能。在正常情况下工作细胞具有稳定的静息电位，不能自动产生节律性的兴奋，属于非自律细胞。

2. 特殊分化的心肌细胞　其结构特点是肌原纤维稀少，故收缩功能基本丧失。但其胞质丰富，分化为特殊心肌细胞，它们共同构成心的**特殊传导系统**（specific conduction system），包括窦房结、房室交界、房室束和浦肯野纤维网。此类心肌细胞另一个显著的特点是具有自动产生节律性兴奋的特性（简称自律性），故称为**自律细胞**（autorhythmic cell）。

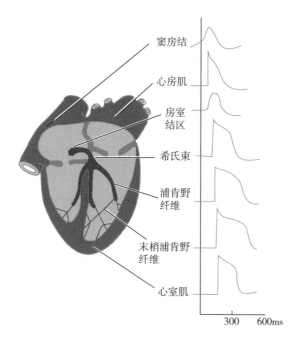

图 3-5　心各部心肌细胞的跨膜电位

一、心肌细胞的跨膜电位及其形成原理

（一）工作心肌细胞的静息电位

人和哺乳动物的心房肌和心室肌，静息电位为 -80 ~ -90mV。在无外来刺激时，静息电位能维持于稳定的电位水平。其机制与神经和骨骼肌细胞基本相同，即在静息状态下，细胞膜对 K^+ 的通透性较高，但对其他离子通透性很低，因此细胞内 K^+ 顺着浓度差（化学梯度）外流，而细胞内带负电的大分子物质不能透出细胞膜，于是 K^+ 的外流形成了膜外带正电而膜内带负电的膜内外电位差（电位梯度）。

（二）工作心肌细胞的动作电位

心室肌细胞动作电位由去极化和复极化两个过程组成（图 3-6），分为 5 个时期。通常按发生的先后顺序用 0 期、1 期、2 期、3 期、4 期来表示。其中 0 期为去极化过程，而复极化过程包括 1 期、2 期、3 期、4 期。

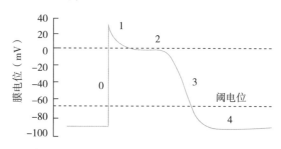

图 3-6　工作心肌细胞动作电位分期

1. 去极期（0 期）　当心肌细胞兴奋时，膜内电位从静息时的 -90mV 快速去极至 +20 ~ +30mV，细胞膜的极化状态消除而呈反极化状态，形成动作电位上升支，即为 0 期。0 期用时很短，约 1 ~ 2 毫秒，去极化速度很快。0 期膜电位变化的幅度称为**动作电位振幅**（action potential amplitude，APA），心室肌细胞动作电位振幅可达 120mV。

0 期形成的机制是由于 Na^+ 快速内流所致。与 0 期去极化相关的 Na^+ 通道是一种快通道，其特征是激活快、失活也快，开放时间短暂。快钠通道具有电压依赖性，可被河豚毒选择性阻断。与神经纤维相似，心肌细胞受到有效刺激，使膜电位减小达阈电位水平时，Na^+通道呈正反馈式开放，产生再生性Na^+内流，这是产生 0 期快速去极化的根本原因。

当心肌细胞动作电位 0 期达超射顶点后，随即进入复极化过程。心肌细胞复极化过程持续时间较长，历时 200～300 毫秒。

2. 快速复极初期（1 期） 当心肌细胞动作电位 0 期达峰值后，膜内电位由 +30～+20mV 迅速下降至 0mV 左右，形成 1 期，占时约 10 毫秒。由于 0 期和 1 期膜电位变化迅速，在记录的动作电位图形上呈尖峰状，称之为锋电位（spike potential）。

1 期时 Na^+通道已失活，Na^+内流已停止。此时有一种**一过性外向电流**（transient outward current，I_{to}）产生，使膜电位迅速向负值转化。I_{to}可被四乙胺阻断，因此，K^+是 I_{to}的主要离子成分，K^+外流是形成 1 期的离子基础。

3. 缓慢复极期（2 期、平台期） 当 1 期复极接近 0mV 左右时，进入动作电位的 2 期。此期内复极过程极为缓慢，几乎停滞在同一膜电位水平而形成平台，故又称平台期（plateau）。心室肌细胞平台期占 100～150 毫秒，是心室肌细胞动作电位时程显著长于神经、骨骼肌动作电位的主要原因，为心肌细胞动作电位所特有。2 期缓慢复极化是造成心肌细胞动作电位时程较长的主要原因，而且与心肌兴奋 - 收缩耦联、心室肌不应期较长以及不会产生强直收缩等特点有密切关系。

平台期的形成是同时存在的**内向离子流**（inward current）和**外向离子流**（outward current）综合作用的结果。内向离子流为 Ca^{2+}内流，外向离子流为 K^+外流。2 期复极化之初，两种离子流处于相对平衡。随着时间推移，内向离子流逐渐减弱，而外向离子流逐渐增强，因而复极化速度较为缓慢。

Ca^{2+}通过 L 型 Ca^{2+}通道顺浓度梯度向细胞膜内扩散。L 型 Ca^{2+}通道的开放也是电压依赖性的（膜电位水平为 -40～-50mV），其激活、失活过程均较缓慢，因而属于**慢通道**（slow channel）。L 型 Ca^{2+}通道可被多种钙通道阻断剂阻断，如维拉帕米、Mn^{2+}等。

4. 快速复极末期（3 期） 平台期末，复极化速度加快，膜内电位由 0mV 左右较快地恢复到 -90mV，从而完成复极化过程，历时 100～150 毫秒。

3 期的出现是由于 L 型 Ca^{2+}通道失活，Ca^{2+}内流停止，而 K^+外流进行性增强所致。3 期复极化的 K^+外流是再生性的，即 K^+外流使膜内电位更负，而膜内电位越负，膜对 K^+通透性就越大，使 K^+外流加快，这一正反馈过程导致膜的复极化更加迅速，直到复极化完成。

从动作电位 0 期开始至 3 期复极化完毕的这段时间称为**动作电位时程**（action potential duration，APD），心室肌细胞的 APD 为 200～300 毫秒。APD 的长短与复极化速度、特别是平台期有密切关系，复极化速度减慢则 APD 延长。心率的变化可使 APD 发生相应的变化，心率加快则 APD 缩短。

5. 静息期（4 期、恢复期） 4 期是动作电位复极完毕即膜电位恢复后的时期。心室肌动作电位的 4 期保持于稳定的静息电位水平。

4 期膜电位虽已恢复到静息水平，但并不意味着各种离子流的停息。由于在动作电位期间发生了各种离子流，只有将动作电位期间进入细胞内的 Na^+ 和 Ca^{2+} 排出细胞，而使流出细胞的 K^+ 回到胞内后才能恢复细胞内外离子的正常水平，保持心肌细胞的正常兴奋性。于是在 4 期内钠泵活动加强，以完成 Na^+ 的外运和 K^+ 的内运；膜中 Na^+ - Ca^{2+} 交换体的活动也加强，它可将 3 个 Na^+ 转入胞内，并将 1 个 Ca^{2+} 移出胞外，由此进入细胞的 Na^+ 再由钠泵将它泵出；此外，有少量 Ca^{2+} 可直接由钙泵主动排出细胞。实际上，Na^+ - Ca^{2+} 交换体和钠泵的活动是持续进行的，在动作电位的不同时相中，其活动强度可有所不同，这对维持细胞膜内外离子分布的稳态具有重要意义。

与工作细胞相比，自律细胞 4 期没有稳定的静息电位，膜电位可发生自动去极化。构成房室束、束支等的浦肯野细胞属于快反应细胞，兴奋时产生快反应动作电位。窦房结和房室结细胞属于慢反应细胞，兴奋时产生慢反应动作电位。自律细胞动作电位 3 期复极化末达到最大极化状态时的电位值称为最大复极电位（maximal repolarization potential，MRP），此后的 4 期的膜电位并不稳定于这一水平，而是立即开始自动去极化，这种 4 期自动去极化（phase 4 spontaneous depolarization）具有随时间而递增的特点。因此自律细胞与工作细胞的最大区别在于没有稳定的静息电位，在自律细胞中通常用 MRP 值来代表静息电位值。4 期自动化去极是自律细胞产生自动节律性兴奋的基础。不同类型的自律细胞其 4 期自动去极化的速度和机制不尽相同。

（三）浦肯野细胞的跨膜电位

浦肯野细胞的动作电位与心室肌细胞动作电位相似，可分为去极化过程的 0 期和复极过程的 1 期、2 期、3 期、4 期共 5 个时期。其动作电位的形态和各期形成的离子基础与心室肌细胞基本相同。所不同的是浦肯野细胞 4 期膜电位不稳定，可自动去极化，这是其自律性产生的根本原因。浦肯野细胞的最大舒张电位为 -90mV。当自动去极化达到阈电位（-70mV）时，膜上的 Na^+ 通道便被激活，Na^+ 快速内流，再次产生新的动作电位。浦肯野细胞 4 期自动去极化的形成是两种离子流综合作用的结果。

1. I_f 电流　通常称这种 4 期内向电流为**起搏电流**（pacemaker current），I_f 是浦肯野细胞 4 期自动去极化最主要的离子基础。I_f 通道在浦肯野细胞动作电位复极化电位达 -60mV 时开始被激活，并随着复极化的增加而激活程度增加，至 -100mV（超极化）达最大激活，通道充分开放，因而 I_f 被称为超极化激活的非特异性内向离子流。I_f 通道被激活开放时的膜电位水平，正好在浦肯野细胞自动去极化的范围内，所以具有"起搏"作用。I_f 是一个非选择的正离子通道，Na^+ 和 K^+ 均可通过 I_f 通道，因此产生的是 Na^+ 内流和 K^+ 外流的混合离子流，但以内向的 Na^+ 电流为主，导致 4 期自动去极化。I_f 通道可被**铯**（Cs）阻断，而河豚毒却不能阻断它，表明这是一种不同的 Na^+ 通道。

2. 延迟整流钾电流（delay rectifier K^+ current，I_k）　I_k 通道在膜复极化达 -50mV 时便开始逐渐失活，K^+ 外流逐渐减少，导致膜内正电荷逐渐增加而形成 4 期自动去极化。这种进行性衰减的 K^+ 外流，是浦肯野细胞 4 期自动去极化的次要离子基础。

（四）窦房结 P 细胞的跨膜电位

窦房结 P 细胞是窦房结内唯一具有自律性的细胞，故又称为**起搏细胞**（pacemaker cell）。窦房结 P 细胞的跨膜电位可分为 0 期、3 期、4 期（图 3-7）。

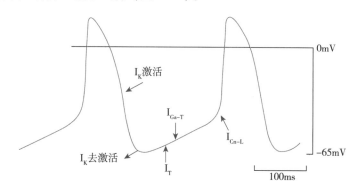

图 3-7　窦房结 P 细胞动作电位和 4 期自动去极化的离子机制

与浦肯野细胞相比，窦房结 P 细胞的动作电位有以下特点。

1. 去极期（0 期）　窦房结 P 细胞去极化速度慢（约 10V/s），幅度低（仅 70mV），时程长（7 毫秒左右）。0 期去极化一般无反极化过程，动作电位升支不如浦肯野细胞那样陡峭。0 期是 L 型 Ca^{2+} 内流形成，可被维拉帕米阻断。

2. 复极期（3 期） 窦房结 P 细胞复极化过程无明显的 1 期和 2 期。随着 L 型钙通道逐渐失活，而 I_k 通道被激活，K^+ 外流导致复极化。3 期复极化末达最大舒张电位，通常为 $-60 \sim -65mV$，移行为 4 期。

3. 舒张期（4 期） 与浦肯野细胞相似，窦房结 P 细胞 3 期膜电位不稳定，产生 4 期自动去极化。一旦去极化达阈电位（$-40mV$）时，便激活膜上 L 型 Ca^{2+} 通道，引起 Ca^{2+} 内流，再次产生新的动作电位。

窦房结 P 细胞的 4 期自动去极化是多种跨膜离子流综合作用的结果，比较复杂，其中主要有以下 3 种电流。

（1）I_k I_k 通道激活，K^+ 外流，引起窦房结 P 细胞 3 期复极化，I_k 通道在膜复极化达 $-40mV$ 时便开始逐渐失活，当复极化达最大舒张电位水平（$-60mV$）时 I_k 通道关闭。具有时间依从性的进行性衰减的 K^+ 外流衰减速率很快，而且与窦房结 P 细胞 4 期自动去极化速率正好同步，这种 K^+ 外流是窦房结 P 细胞的主要起搏离子流。

（2）I_f 窦房结 P 细胞的最大舒张电位较小，只有 $-70mV$，而 I_f 通道的最大激活电位为 $-100mV$，因而在窦房结 P 细胞 4 期自动去极化中，I_f 对起搏活动所起的作用不如 I_k 衰减。但是，若窦房结 P 细胞发生超极化时，则 I_f 可能成为起搏电流的主要成分。

（3）I_{Ca-T} 为短暂的内向电流。在膜电位达 $-50mV$ 时 I_{Ca-T} 通道激活，产生短暂而微弱的内向电流，主要在自动去极化过程的后期起作用。

（五）心肌细胞的电生理类型

根据动作电位 0 期特征及形成原理，可将心肌动作电位分为快反应动作电位和慢反应动作电位。根据心肌细胞所具有的动作电位类型将其分为快反应细胞和慢反应细胞。

1. 快反应细胞 快反应细胞是具有**快反应动作电位**（fast response action potential）的心肌细胞，包括工作细胞（心房肌和心室肌）、自律细胞中的房室束、束支和浦肯野细胞。快反应电位的特点是静息电位或最大舒张电位较大（$-85 \sim -95mV$），0 期去极化速度较快（$200 \sim 1000V/s$），动作电位振幅较高（$100 \sim 130mV$）。0 期去极化主要与 Na^+ 内流有关。快反应细胞兴奋传导速度较快，为 $0.5 \sim 3.0m/s$。

2. 慢反应细胞 慢反应细胞是具有**慢反应动作电位**（slow response action potential）的心肌细胞，包括窦房结 P 细胞和房室交界的细胞。慢反应电位的特点是最大舒张电位较小（$-60 \sim -70mV$），0 期去极化速度较慢（$1 \sim 10V/s$），动作电位振幅较低（$35 \sim 75mV$）。0 期去极化主要与 Ca^{2+} 内流有关。慢反应细胞兴奋传导速度较慢，为 $0.01 \sim 0.1m/s$。

根据快、慢反应细胞的分类，再结合有无自律性，又可将心肌细胞分为：①快反应非自律细胞，即工作心肌细胞（心房肌细胞和心室肌细胞）；②快反应自律细胞，即浦肯野细胞；③慢反应自律细胞，有窦房结 P 细胞、房室交界自律细胞。在某些实验条件或病理情况下，快反应细胞和慢反应细胞可发生转化。如临床上心肌供血严重不足时，可使原快反应细胞呈现慢反应细胞特点，甚至非自律细胞也可获得自律性，变为自律细胞。

二、心肌细胞的生理特性

心肌细胞的四大生理特性包括兴奋性、自律性、传导性和收缩性等。其中前三者是以心肌细胞的跨膜生物电活动为基础，属于心肌的电生理学特性；而后者是以细胞内收缩蛋白的功能活动为基础，属于心肌细胞的机械特性。心肌的收缩功能是心脏泵血功能的重要基础保障，并在很大程度上受到心肌细胞电生理特性的影响。心肌细胞的四大生理特性之间关系密切，对心脏有序而协调的舒缩活动起着十分重要的作用。

（一）自动节律性

心肌细胞在没有任何外来刺激的情况下，能自动地按一定的节律产生兴奋的能力和特性，称为**自动节律性**（autorhythmicity），简称**自律性**。单位时间内自动产生兴奋的次数的多少是衡量自律性高低的指标。

1. 心的正常起搏点与窦性心律　心脏的起搏点心内特殊传导系统中的绝大部分都具有自律性，但自律性高低有较大差异。其中窦房结的自律性最高，由它控制着整个心脏的节律性兴奋和收缩。在无神经、体液因素影响的情况下，窦房结 P 细胞的自动自律性约为 100 次/分，房室交界和房室束的自律性分别为 50 次/分和 40 次/分左右，末梢浦肯野纤维网的自律性约为 25 次/分。生理情况下，整个心脏总是按照当时自律性频率最高的部位所发出的节律性兴奋来进行的。由此可见，正常情况下，窦房结是引领整个心脏兴奋和搏动的部位，故称为**正常起搏点**（normal pacemaker）。窦房结控制产生的心脏节律称为**窦性心律**（sinus rhythm）。

2. 潜在起搏点与异位节律　由于窦房结自律性最高，心脏其他部位自律组织的自律性较低，在正常情况仅起传导兴奋的作用，而不表现出其自身的自律性，称为**潜在起搏点**（latent pacemaker）。异常情况下，如窦房结的自律性下降，或兴奋下传受阻（传导阻滞），此时潜在起搏点可取代窦房结的功能而表现自律性，维持心的兴奋和搏动，这时潜在起搏点就称为**异位起搏点**（ectopic pacemaker），其心搏节律称为**异位节律**（ectopic rhythm）。

通常窦房结对潜在起搏点的控制有两种方式：①**抢先占领**（capture），也称**夺获**。由于窦房结的自律性最高，所以在潜在起搏点 4 期自动去极尚未达到阈电位水平之前，来自窦房结的兴奋已抢先激动它，使之产生动作电位，从而使潜在起搏点自身的节律兴奋不能出现。②**超速驱动压抑**（overdrive suppression）是指窦房结 P 细胞的快速节律活动对潜在起搏点较低频率的兴奋产生直接抑制。这种抑制作用具有频率依从性，即频率差别越大，抑制作用越强。因此，当窦房结对潜在起搏点的控制突然中断后，潜在起搏点不能立即按其自身的节律启动心搏动，而是需要一定时间才能从被阻抑状态下恢复过来。窦房结功能障碍、冲动发放停止或下传受阻后，先由房室交界的自律活动来替代，产生**房室交界性心律**（atrioventricular junctional rhythm）；若窦房结和房室交界自律功能均发生障碍时（双结病变），则由心室自身的自律活动来替代，产生心室自身心律。因此，在安置心脏人工起搏器的情况下，若要终止起搏器的工作时，要逐渐降低起搏器的频率，然后再行终止，避免患者心搏骤停危及生命。

3. 决定和影响自律性的因素　自律细胞产生自律性的原因是 4 期自动去极化，使膜电位从最大舒张电位去极到达阈电位水平引起的。因此，影响自律性的因素包括 4 期自动去极化速度、最大舒张电位水平和阈电位水平（图 3-8）。

（1）4 期自动去极化速度　4 期自动去极速度直接影响膜电位从最大舒张电位水平达到阈电位水平所需的时间。若 4 期自动去极速度加快，到阈电位水平所需时间就短，则单位时间内产生自动兴奋的次数增多，自律性增高。

（2）最大舒张电位与阈电位之间的差距　最大舒张电位水平上移（膜电位绝对值减小）和（或）阈电位水平下移（膜电位绝对值增大），均使二者之间的差距减小，自动去极化到达阈电位水平所需时间缩短，自律性增高；若二者之间差距增大，则自律性降低。

（二）兴奋性

所有心肌细胞都具有兴奋性，即具有接受刺激产生动作电位的能力。阈值是衡量心肌兴奋性的指标，二者成反变关系，阈值大表示兴奋性低，阈值小则表示兴奋性高。心肌细胞每产生一次兴奋，其膜电位将发生一系列规律性变化，兴奋性也产生相应的周期性变化。这种周期性变化，使心肌细胞在不同时期内对重复刺激表现出不同的反应特性，从而对心肌兴奋的产生和传导，甚至对收缩反应产生重要

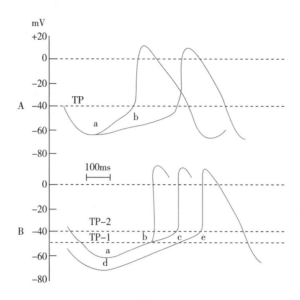

图 3 - 8　影响自律性的因素

A：4 期自动去极化速率由 a 变为 b 时，自律性降低；TP：阈电位

B：最大复极电位由 a 变为 b 时，或阈电位由 TP - 1 变为 TP - 2 时，自律性降低

影响。

1. 决定和影响兴奋性的因素　心肌细胞兴奋产生的过程包括从静息电位去极化到阈电位水平以及 Na^+ 通道（快反应细胞）激活两个环节；当这两方面的因素发生变化时，兴奋性将随之改变。

（1）**静息电位（或最大舒张电位）与阈电位之间的差距**　静息电位（或最大舒张电位）水平上移（膜电位绝对值减小）和（或）阈电位水平下移（膜电位绝对值增大）时，可使二者之间的差距减小，引起兴奋所需的刺激阈值减小，兴奋性升高；若二者之间差距增大，则兴奋性降低。

静息电位水平和阈电位水平的改变，都能影响心肌兴奋性，但以静息电位水平改变多见。

（2）**Na^+（或 Ca^{2+}）通道状态**　以快反应细胞心室肌为例，Na^+ 通道可表现为激活、失活和备用三种功能状态。Na^+ 通道的活动是电压依从性和时间依从性的。当膜电位处于正常静息电位水平 -90mV 时，Na^+ 通道处于备用状态，Na^+ 通道关闭；当心肌细胞受到有效刺激使膜电位由静息水平去极化到阈电位水平（-70mV）时，Na^+ 通道被激活开放，Na^+ 得以快速跨膜内流。Na^+ 通道激活后即迅速失活，Na^+ 通道关闭，Na^+ 内流迅速终止。处于失活状态的 Na^+ 通道不仅限制了 Na^+ 的跨膜扩散，并且不能很快被再次激活；只有在膜电位恢复到静息电位水平时，Na^+ 通道才重新恢复到备用状态，即心室肌恢复再次兴奋的能力。因此，Na^+ 通道是否处于备用状态，是该心肌细胞是否具有兴奋性的前提；而正常的静息电位水平又是决定 Na^+ 通道能否处于或复活到备用状态的关键。

2. 心肌的兴奋性在动作电位发生过程中的周期性变化　心肌细胞每产生一次兴奋，其膜电位将发生一系列有规律的变化，膜通道经历备用、激活、失活和复活等过程，兴奋性出现周期性变化。心室肌细胞兴奋性的周期性变化如下（图 3 - 9）。

（1）**绝对不应期**　心肌细胞兴奋后，从动作电位的去极化开始到复极化 3 期膜电位达 -55mV 的时期内，无论给予细胞多么强大的刺激，细胞膜都不会发生任何程度的去极化，称为**绝对不应期**（absolute refractory period，ARP）。

（2）**局部反应期**　当复极膜电位 -55mV 至 -60mV 的时期内，如果给予强刺激，细胞膜发生部分去极化（局部反应），但不能引起扩布性兴奋（动作电位），因此实际上也不能引起心肌收缩，称为**局部反应期**（local response period），也称**局部兴奋期**。

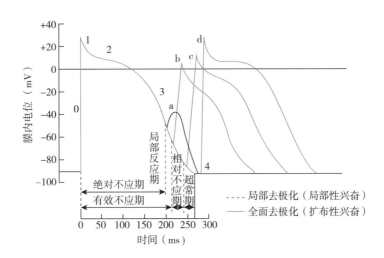

图 3-9　心室肌细胞兴奋性的周期性变化

有效不应期（effective refractory period，ERP）为绝对不应期和局部反应期的时间总和，是指心肌细胞一次兴奋过程中，由 0 期开始到 3 期膜电位恢复到 -60mV 的时期，该时段不能再次接受刺激产生动作电位。其原因是 Na^+ 通道完全失活后仅有少量复活，不足以引起有效的兴奋。

（3）**相对不应期**　有效不应期结束后，膜内电位由 -60mV 至 -80mV 的时期，称为**相对不应期**（relative refractory period，RRP）。这一时期内，如给予心肌细胞较强大的刺激，可产生动作电位，引起扩布性兴奋。出现相对不应期的原因是，此期 Na^+ 通道虽已逐渐复活，但其开放效率（Na^+ 通道开放的速度和程度）尚未恢复正常，故引起兴奋所需的刺激阈值仍高于正常。相对不应期所产生的动作电位 0 期去极化的幅度和速度都较正常要小，兴奋的传导速度也比较缓慢。

（4）**超常期**　相对不应期至复极完毕，即膜内电位由 -80mV 至 -90mV 的时期内，给予心肌细胞阈下刺激即可引起兴奋产生，兴奋性高于正常，称为**超常期**（supranormal period，SNP）。此时 Na^+ 通道已基本恢复到备用状态，同时膜电位的绝对值略小于静息电位，与阈电位之间的差距小，故兴奋性高于正常；但此时 Na^+ 通道复活的过程尚未完全完成，因此超常期产生的动作电位，其 0 期去极化的幅度、速度和传导的速度都仍然低于正常。

超常期以后复极完毕，Na^+ 通道复活过程完成，处于正常备用状态。膜电位恢复正常静息水平，兴奋性也恢复正常，阈刺激引起的动作电位也恢复正常。

心室肌细胞有效不应期较长（200～300 毫秒），相当于心肌整个收缩期和舒张早期；而心肌慢反应细胞的有效不应期比快反应细胞更长，常超出复极化 3 期，甚至达至 4 期，因此其兴奋性完全恢复所需时间更长。

3. 期前收缩与代偿间歇　正常情况下，窦房结产生的每一次兴奋传播到心房肌或心室肌时，都是在它们前一次兴奋的不应期结束之后，因此整个心能够按照窦房结的节律而兴奋。若心室或心房在窦性心律兴奋的有效不应期之后，受到一次额外刺激时，则可产生一次提前的兴奋和收缩，称为**期前兴奋**（premature excitation）和**期前收缩**（premature systole）（图 3-10）。

期前兴奋也有它自己的有效不应期，当紧接期前兴奋之后的又一次窦房结兴奋传到心室时，常常恰好落在期前兴奋的有效不应期内，因而不能引起心室兴奋和收缩，导致一次兴奋和收缩脱失，必须等到再下一次窦房结的兴奋传到心室时才能引起心室收缩。这样，在一次期前收缩之后往往出现一段较长的心室舒张期，称为**代偿性间歇**（compensatory pause），随后才恢复窦性节律。

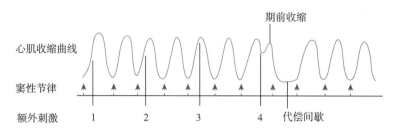

图 3 - 10　期前收缩与代偿间歇

（三）传导性

心肌的传导性是指心肌细胞具有传导兴奋的能力或特性。兴奋传导不仅发生在同一心肌细胞上，而且能在心肌细胞之间进行。相邻心肌细胞之间以闰盘相连接，而闰盘处的肌膜中存在较多的缝隙连接（gap junction），形成沟通相邻细胞间的亲水性通道，使动作电位能从一个心肌细胞传给与之相邻的另一个心肌细胞，从而实现细胞间的兴奋传导。

1. 心内兴奋传播的途径和特点　由于心肌细胞间的联系（闰盘和缝隙连接）是低电阻结构，传导速度很快，因此心肌细胞在结构上虽互相隔开，但在功能上却如同一个细胞，即**功能性合胞体**（functional syncytium）。心肌细胞膜任何部位产生的兴奋都可以局部电流的方式沿细胞膜传导，也可以使相邻的心肌细胞兴奋，从而引起整块心肌的兴奋和收缩。

心的特殊传导系统是心内发生兴奋和传播兴奋的组织，控制着心的节律性活动。该系统由窦房结、房室交界、房室束和浦肯野纤维网组成。

（1）**窦房结**　位于右心房和上腔静脉连接处，窦房结内含有特殊分化心肌细胞和普通心肌细胞。前者包括 P 细胞（结细胞）和移行细胞（T 细胞）。P 细胞是起搏细胞，位于窦房结中心部分，常聚集成群、成束，平行排列。移行细胞无自律性，通过中间形式细胞（即一个细胞部分结构类似 P 细胞，另一部分结构类似移行细胞）与 P 细胞相接。窦房结的普通心肌细胞，即位于窦房结周边部的心房肌细胞。通常窦房结内 P 细胞 - 移行细胞 - 心房肌细胞连接成一个功能单元，因此移行细胞的作用是将 P 细胞产生的自动节律性兴奋向外传播到心房肌。

（2）**心房内传导组织**　目前认为在右心房的某些部位（如卵圆窝前方和界嵴处）心房肌纤维排列方向一致，结构整齐，因而其传导速度较其他部位的心房肌快（这些心房肌被右心房壁上腔静脉开口和卵圆窝等形成的孔穴分割，形成断续状），从而在功能上构成了将窦房结兴奋快速传播到房室交界的所谓**优势传导通路**（preferential pathway）。与此同时，心房肌细胞的兴奋，通过细胞间连接，自右心房传向左心房。

（3）**房室交界**　包括房结区、结区、结希区三个功能区域，是兴奋由心房传入心室的唯一通道。房室交界有少量圆形细胞，具有自律性，类似窦房结 P 细胞。在窦房结功能不全时，房室交界自律细胞发挥替代作用，产生自动节律性兴奋，激动心室，以免发生窦性停搏。房室交界大部分细胞为纤细的移行细胞，具有传递兴奋的作用。

（4）**心室内传导系统**　即由房室束（又称希氏束）及其分支以及末端浦肯野纤维网构成的希 - 浦氏系统，希 - 浦氏系统的作用是将由心房传来的兴奋迅速传播到整个心室。与房室交界（结希区）相连的房室束行走于室间隔内，在室间隔膜部开始分为左右两支。左右束支分别于左右心室内膜深部下降，逐渐分为细小的分支。浦肯野纤维网是左右束支的最后分支，分支很多，并成网状密布于左右心室的心内膜下，而后垂直向心外膜侧延伸，沿途与普通心室肌细胞相连接。

正常情况下窦房结发出的兴奋通过心房肌传播到整个右心房和左心房，沿着优势传导通路传导到房室交界区，进而经希 - 浦氏系统，引起心室肌兴奋。

由于各种心肌细胞的传导性高低不等，兴奋在心各个部分传播的速度也不相同。一般心房肌的传导速度较慢（约为0.4m/s），而优势传导通路传导速度较快（1.0～1.2m/s），窦房结的兴奋可以沿着该通路很快传播到房室交界区。房室交界区细胞的传导性很低（0.05m/s），其中以结区尤低，传导速度仅为0.02m/s。心室肌的传导速度约为1m/s，而心室内传导组织的传导性却高得多，房室束及左右束支的传导速度可达2m/s，浦肯野纤维传导速度可高达4m/s（图3-11），而且呈网状分布于心室壁，使传入心室的兴奋沿着浦肯野纤维网迅速而广泛地向左右两侧心室壁传导，保证所有心室肌细胞能够几乎同时兴奋而同步收缩。

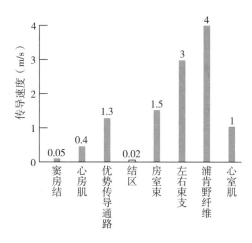

图3-11　各种心肌细胞传导速度示意图

兴奋从窦房结开始传导到心室外表面为止，整个心内传导时间约为0.22秒，其中兴奋从窦房结经心房传导到接近房室交界边缘需0.06秒，心室内传导约需0.06秒，而房室交界处传导占时约0.1秒。房室交界传导速度缓慢，兴奋在这里延搁一段时间，称为**房室延搁**（atrioventricular delay）。房室延搁可使心室在心房收缩完毕之后才开始收缩，当心房收缩时，心室处于舒张状态，故心房收缩可将其中的血液进一步挤入心室，使心室获得最大的充盈，有利于心室射血。

2. 影响传导性的因素　心肌细胞的传导性与心肌细胞的结构特点和电生理特性有关，因此，凡是可以改变此两项的因素，均可影响心肌细胞的传导性。

（1）**心肌细胞结构因素**　心肌细胞直径与细胞内电阻呈反变关系，直径小的细胞电阻大，产生的局部电流小，兴奋传导速度较缓慢。心房肌、心室肌和浦肯野细胞的直径大于窦房结和房室交界的细胞，其中浦肯野细胞的直径最大（如羊的浦肯野细胞直径可达70μm），兴奋传导速度最快；房室交界细胞直径只有3μm，结区细胞直径更小，传导速度最慢。通常心肌细胞直径不会突然发生明显的变化，因此它不是生理和病理情况下影响心肌传导性的重要因素。

（2）**心肌细胞电生理特性的改变**

1）0期去极化的速度和幅度　心肌细胞兴奋的传导是通过局部电流而实现的。局部电流是兴奋部位膜0期去极化所引起的，0期去极化的速度愈快，局部电流的形成也就愈快，很快就促使邻近未兴奋部位膜去极化达到阈电位水平，故兴奋传导愈快；另一方面，0期去极化幅度愈大，兴奋和未兴奋部位之间的电位差愈大，形成的局部电流愈强，扩布的距离愈大，兴奋传导也愈快。快反应细胞0期去极化速度和幅度明显高于慢反应细胞，故快反应细胞传导速度明显快于慢反应细胞。

离子通道的性状和离子内流的速度，决定着快、慢反应心肌细胞的0期去极化速度和幅度。在快反应细胞，通常以0期去极化的最大速率反映Na^+通道开放的速度，以0期去极化幅度反映Na^+通道开放和Na^+内流的数量。因此，实际上心肌细胞兴奋的传导速度的快慢取决于Na^+（或Ca^{2+}）通道效率

（可利用率）的高低。

2）静息电位（或最大舒张电位）水平 Na$^+$通道的效率是电压依从性的，它取决于受刺激前的静息电位值。正常静息电位时，Na$^+$通道处于备用状态，在此基础上所触发的 0 期去极化时，Na$^+$通道不但开放速度快，而且开放数量也多，动作电位 0 期去极化的速度快，幅度也高；若静息电位值（绝对值）减小，则产生升支缓慢、幅度低的动作电位。

3）邻近未兴奋部位膜的兴奋性 兴奋的传导是心肌细胞膜依次产生兴奋的过程，因此膜的兴奋性必然影响兴奋的传导。当邻近未兴奋部位的心肌细胞静息电位（或最大舒张电位）下移，或阈电位水平上移时，二者的差距增大，兴奋性降低，膜去极达阈电位水平所需时间延长，相邻细胞膜兴奋传导速度因此减慢；在邻近部位产生期前兴奋的情况下，如果兴奋部位形成的局部电流刺激恰好落在期前兴奋的有效不应期内，则不能引起兴奋，导致传导受阻；如落在期前兴奋的相对不应期或超常期内，则引起的动作电位上升支去极速度缓慢，而且振幅小，兴奋传导速度减慢。

（四）收缩性

心肌和骨骼肌同属横纹肌，心肌细胞的收缩也由动作电位触发，也通过兴奋 - 收缩耦联使肌丝滑行，从而使心肌细胞收缩。除此之外，心肌收缩还有其自身的特点。

1. 心肌收缩的特点

（1）**对细胞外 Ca^{2+}有明显的依赖性** 心肌细胞的收缩与骨骼肌细胞一样，需要 Ca^{2+}作为兴奋收缩耦联的媒介。心肌细胞与骨骼肌细胞的结构有差别：①心肌横管与肌质网形成二联管，而非三联管（骨骼肌细胞）。心肌的肌质不如骨骼肌的发达，Ca^{2+}贮量较少。②心肌细胞的横管系统发达，其横管的直径是骨骼肌的 5 倍，横管的容积为骨骼肌的 25 倍，为 Ca^{2+}内流提供了更大的面积。因此，心肌细胞的收缩对细胞外液 Ca^{2+}有明显的依赖性。当细胞外液 Ca^{2+}浓度很低时，虽然心肌细胞能产生动作电位，却不能引起收缩，这一现象称为**兴奋 - 收缩脱耦联**（excitation - contraction decoupling）。经 L 型 Ca^{2+}通道内流的 Ca^{2+}主要起触发肌质网释放 Ca^{2+}的作用，在心肌 [Ca^{2+}]$_i$升高的贡献中，肌质网释放的 Ca^{2+}占 80% ~ 90%，经 L 型 Ca^{2+}通道内流的 Ca^{2+}仅占 10% ~ 20%。

（2）**同步收缩（全或无式收缩）** 心内特殊传导组织的传导速度非常快，因此兴奋在心房或心室内传导很快，几乎同时到达所有的心房肌细胞或心室肌细胞。心肌是功能合胞体，可使全部心房肌或全部心室肌同时收缩，称为同步收缩。由于这种特性，心肌或不发生收缩，一旦产生收缩，则全部心房肌或心室肌都参与收缩。同步收缩效能高、力量大，有利于心脏射血。

（3）**不发生强直收缩** 心房肌和心室肌一次兴奋后，其有效不应期长，相当于整个收缩期和舒张早期。在此时期内，任何刺激都不能使心肌再次发生兴奋而收缩。因此，心肌不会像骨骼肌那样连续接受刺激而发生强直收缩，始终保持收缩与舒张交替的节律性活动，从而保证心脏的射血和充盈正常进行。

2. 影响心肌收缩性的因素

（1）**血浆中 Ca^{2+}的浓度** 由于心肌收缩对细胞外液 Ca^{2+}有明显的依赖性，因此，血 Ca^{2+}浓度改变对心肌收缩有较大的影响。在一定范围内，血 Ca^{2+}浓度升高则心肌收缩增强；血 Ca^{2+}浓度降低时，心肌收缩减弱。

（2）**低氧和酸中毒** 低氧可使酸性代谢产物增多，因此低氧和酸中毒均可使 H$^+$浓度增高。H$^+$与 Ca^{2+}二者均可与肌钙蛋白结合，呈现竞争性抑制作用。当 H$^+$增加时，Ca^{2+}与肌钙蛋白的结合减少，心肌收缩力减弱。另外，低氧还将导致 ATP 生成量减少，也导致心肌收缩能力减弱。

（3）**交感神经和儿茶酚胺** 交感神经兴奋或血中儿茶酚胺浓度增高时，能改善心肌细胞膜对 Ca^{2+}通透性，促进 Ca^{2+}内流，并能促进肌质网系统释放 Ca^{2+}，升高心肌细胞膜内 Ca^{2+}浓度，增强心肌收缩力。

3. 心肌收缩与心力衰竭　心力衰竭主要表现为严重的收缩功能不全和（或）舒张功能不全。在代偿期至最终发展为心力衰竭的过程中，血流动力学超负荷除了可发生心肌细胞的绝对数量减少外，还可因个体细胞自身固有的收缩力下降引起。在左心衰竭的患者心脏中，含肌原纤维的细胞容积明显减少，提示心肌细胞发挥收缩功能的成分减少，这在心脏功能失代偿的进展中起重要作用。另外，心力衰竭时引发收缩或舒张功能不全的原因还包括兴奋 – 收缩耦联功能失常、胚胎基因表达、钙应用蛋白改变和心肌细胞死亡等。

三、心电图基本知识

在正常人体，由窦房结发出的兴奋按照一定的传导途径和时程依次传到心房和心室，进而引起整个心脏的兴奋。人体是一个大的容积导体，心脏各部分在兴奋过程中出现的生物电活动，可以通过周围的导电组织和体液传到体表。将测量电极置于体表的一定部位记录出来的心脏兴奋过程中所发生的有规律的电变化曲线，称为心电图（electrocardiogram，ECG）或体表心电图（surface ECG）心电图反映的是每个心动周期整个心脏兴奋的产生、传播和恢复过程中的生物电变化，而与心脏的机械收缩活动无直接关系。心电图作为一种无创记录方法，在临床上被广泛用于心律失常和心肌损害等多种心脏疾病的诊断（图 3 – 12）。

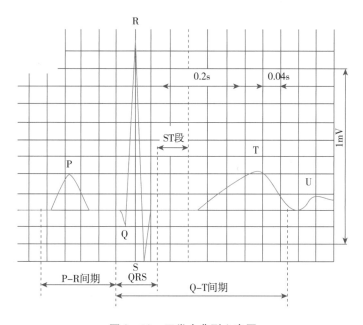

图 3 – 12　正常人典型心电图

（一）心电图产生的基本原理

静息状态的心肌细胞保持在极化状态（polarization），膜外排列一定数量的阳离子带正电荷，膜外排列相同数量的阴离子带负电荷，两侧保持动态平衡，不产生电位变化。当极化的细胞膜某一部分受到一定程度的机械、电流或化学性刺激时，该出相应的离子通道开放，引起膜内外阴、阳离子流动（主要是 Na^+ 内流），使细胞膜内外正、负离子分布发生逆转，即磨外侧具负电荷而膜内侧具正电荷，此过程成为除极（depolarization）过程。细胞膜外已除极的部分，电位较低，称为电穴；尚未除极的部分，电位较高，称为电源。电源和电穴构成一对电偶（dipole），其电穴在后，电源在前。电流由电源流向电穴，并且沿着细胞膜向前推进，产生动作电流，直至整个细胞完成除极。利用电流计可以记录到除极的电流曲线，称为除极波。如将探查电极放在细胞的中央，则可记录到一个正向波；探查电极放在电穴的一侧，则可记录到一个负向波；探查电极放在细胞的中央，则可记录到一个先正后负的双向波形。除极完毕后细胞处于除极状态，此时细胞膜外均变为负电荷，无电势差，电流曲线回到等电位线上。除极进行速度快，除极波陡直而窄。

除极结束后，心肌细胞耗能将大量阳离子转移至细胞外（主要是 K^+ 外流），膜外侧具有正电荷，膜内侧具有负电荷，此时开始复极（repolarization）过程。对于单个细胞而言，复极自先除极端开始。由此而产生的电偶，其电穴在前，电源在后。如将探查电极放在电穴的一侧，可记录到一个负向波；探查电极置于电源的一侧，可记录到一个正向波；探查电极放在细胞的中央，则可记录到以各先负后正的双向波。复极完毕后，细胞恢复到极化状态，此时细胞膜外均变成正电位，无电位变化，电流曲线回到等电位线上。复极进行速度慢，波圆钝而宽（图 3 - 13）。

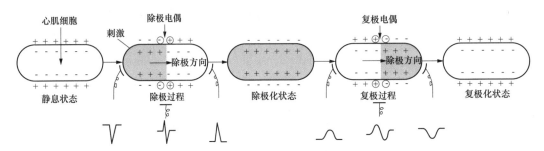

图 3 - 13　单个心肌细胞的除极和复极过程及检测电极与除极、复极波形方向的关系

心脏是由很多细胞构成的复杂器官，正常人心室的除极从心内膜向心外膜方向进行，而复极则从心外膜面向心内膜面进行。因此体表所记录的心电图的复极波方向常常与除极波方向一致，与单个心肌细胞不同。其产生机制尚不十分清楚，可能与心外膜面温度高、所受压力小、血供好等有关。

每一个心肌细胞产生的电有其强度大小，又具有方向性，称为心电向量（vector）。通常用箭头表示其方向，而用长度表示其电位强度。箭头所指前方代表正电位，箭尾后方代表负电位。由于心脏在同一时间有许多心肌细胞产生电活动，形成不同的心电向量，其总和称为"心电综合向量"（resultant vector）。如两个心电向量的方向相同，则幅度相加；方向相反，则相减。如构成一定角度，则遵从平行四边形法则，二者按角度及幅度构成一个平行四边形，取其对角线为综合向量（图 3 - 14）。心脏在每个瞬间都产生一个心电综合向量，将整个激动过程中产生的每一个瞬间综合向量的顶端连起来形成环形轨迹，称为空间心电向量环（图 3 - 15）。将它在空间的某一个平面上进行投影型号才能心电向量图，在实际工作中常投影在横面、侧面和额面，形成三个面的心电向量图（图 3 - 16）。再将其在每个面的相应的导联轴上投影，便形成了心电图（图 3 - 17）。因此心电图的形成可以概括为有关平面的心电向量图在相应导联轴上的投影（"二次投影"学说）。

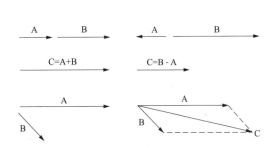

图 3 - 14　心电综合向量的形成原则

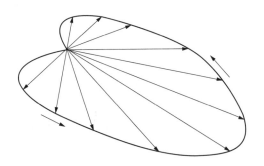

图 3 - 15　空间心电向量环模式图

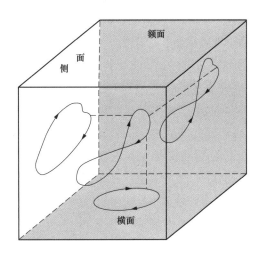

图 3 - 16　空间心电向量环在额面、横面和侧面的投影模式图

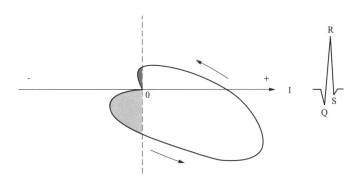

图 3 - 17　QRS 向量环在 I 导联轴上投影后形成 I 导联心电图模式图

（二）心电图各波段的形成

正常的心脏电激动先由窦房结启动，经由心脏的特殊传导系统按固定顺序进行：窦房结→结间束（前、中、后）→心房（先右后左）→房室交界区→房室束（希氏束）→左、右束支→浦肯野纤维→心室肌（图 3 - 18）。

心电图是由一系列"波""段"构成的，这些波和段出现的顺序与心脏各部分的激动顺序一一对应。按照心动周期顺序，心电图各波段依次被命名为 P 波、PR 段、QRS 波群、ST 段、T 波、TP 段、U 波等（图 3 - 19）。

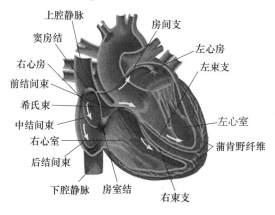

图 3 - 18　心脏特殊传导系统

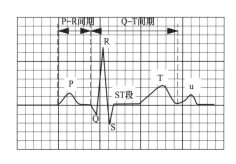

图 3 - 19　心电图各波、段的组成

1. P 波　为心房除极波，反映左、右两心房除极过程。

2. P－R 段　反映心房复极过程及房室结、希氏束、束支的电活动；P 波与 P－R 段合计为 P－R 间期，反映自心房开始除极至心室开始除极前的时间。

3. QRS 波群　心室除极波，反映心室除极全过程。正常的心室除极开始于室间隔中部，自左向右方向除极；随后左、右心室游离壁从心内膜朝向心外膜方向除极；左心室基底部与右心室肺动脉圆锥部是心室最后除极部位。典型的QRS 波群包括 3 个紧密相连的波，也可出现 4 个或 5 个紧密相连的波。QRS 波群因检测电极的位置不同而呈现多种形态，其命名规则如下：①首先出现在位于参考水平线以上的正向波称为 R 波，R 波前的负向波为 Q 波，R 波后的负向波为 S 波；②S 波之后如果有正向波称为 R′波，R′波之后再出现负向波为 S′波；③如果 QRS 波只有负向波，则称为 QS 波；④依据波的幅度大小，用 Q、R、S 表示较大的波，用 q、r、s 表示较小的波（图 3－20）。

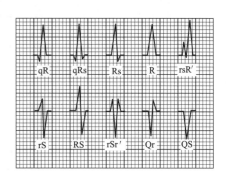

图 3－20　QRS 波群命名示意图

4. ST 段与 T 波　ST 段反映心室的缓慢复极过车行，T 波反映心室的快速复极过程。从心室开始除极至心室复极完毕全过程的时间称为 Q－T 间期。

5. U 波　是在 T 波后出现的一个低而宽的波形，至今其确切的形成机制尚不清楚，临床意义也有待进一步确定。

心电图与单个心肌细胞的动作电位图形有明显的区别，主要原因是：①记录方法不同，单个心肌细胞的电变化采用细胞内记录法，而心电图是采用细胞外记录法；②心肌细胞的生物电活动反映的是单个心肌细胞在静息或兴奋时膜电位的变化，而心电图反映的是一次心动周期中整个心的生物电变化，因此，心电图上每一瞬间的电位数值，都是很多心肌细胞电活动的综合效应在体表的反映。

（三）体表心电图常用导联

体表心电图是临床重要诊断手段之一，特别是对于急性心肌梗死等疾病的诊断，具有快速、特异性高、定位及分期准确等优点。体表心电图的检测方法规范，电极的安置部位和导联方式都有统一的规定。

测量电极在体表放置的部位，以及电极与心电图机连接的方式，称为心电图的导联。导联不同，则记录到的心电图波形也有差别。常用体表心电图导联有三种，即标准导联、加压肢体导联和胸导联。

1. 标准导联　标准导联是一种双极肢体导联，将心电图机的两个测量电极按下述规定放在受检者的肢体上，共有 3 个标准肢体导联（图 3－21）。

Ⅰ导联：左臂→右臂，将心电图机的正极接左上肢，负极接右上肢。

Ⅱ导联：左腿→右臂，将心电图机的正极接左下肢，负极接右上肢。

Ⅲ导联：左腿→左臂，将心电图机的正极接左下肢，负极接左上肢。

以上导联记录的是正极和负极之间的电位差，当正极电位高于负极电位时波形向上；反之向下。

2. 胸导联　放置在左、右上肢和左下肢的 3 个电极分别串联一个 5000Ω 的电阻，然后连在一起，此连接处称为"中心电站"，其电位在心动周期内基本不变，经常接近于零。将中心电站与心电图机的负极相连，作为无关电极，而将心电图机的正极放在胸壁上，作为测量电极。这种连接方式称为（单极）胸导联（图 3－22），因测量电极在胸壁上放置部位不同，可分为 6 个导联（图 3－23）。

V_1：探查电极安放在胸骨右缘第 4 肋间，反映右心室面的电位改变。

V_2：探查电极安放在胸骨左缘第 4 肋间，也反映右心室面的电位改变。

V_3：探查电极安放在 V_2 和 V_4 连线的中点，反映左、右心室近室间隔处和左室心尖部的电位改变。

V_4：探查电极安放在左锁骨中线与第 5 肋间相交处，反映的部位同 V_3。

V_5：探查电极安放在从 V_4 所作的水平线与左腋前线相交处，反映左心室前侧壁的电位改变。

V_6：探查电极安放在从 V_4 所作的水平线与左腋中线相交处，反映左心室侧壁的电位改变。

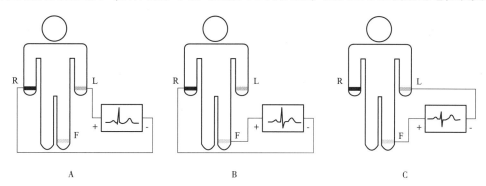

图 3-21 标准导联的电极位置及其正、负连接方式

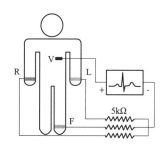

图 3-22 胸导联的电极位置及其正、负连接方式

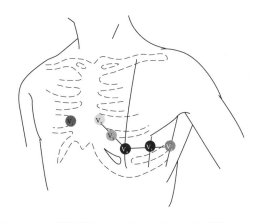

图 3-23 胸导联连接方式（v 表示胸导联检测电极）

3. 加压肢体导联 由单极肢体导联演变而来，单极肢体导联也是采用中心电站的导联设计，只是将上述单极胸导联的测量电极改放在肢体上。这样记录到的波形幅度较小，影响图形分析。后来将中心电站的连接线路略加改变，可使波幅增大 50%，而且波形无畸变，形成 3 种加压肢体导联（图 3-24，图 3-25）。

aVR：测量电极接右上肢，而负极通过中心电端与左上肢和左下肢相接，反映右肩部电位改变。

aVL：测量电极接左上肢，而负极通过中心电端与右上肢和左下肢相接，反映左肩部电位改变。

aVF：测量电极接左下肢，而负极通过中心电端与右上肢和左上肢相接，反映心膈面的电位改变。

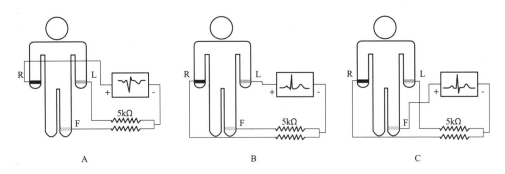

图 3-24　加压肢体导联的电极位置及正、负连接方式

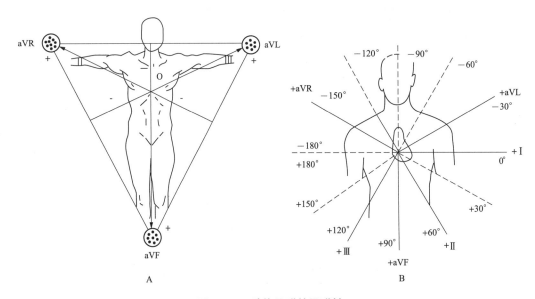

图 3-25　肢体导联的导联轴

四、心电图的测量与正常数据

心电图多描记在特殊的记录纸上（图 3-26）。心电图记录纸由间隔为 1mm 的纵线、横线交织的小方格组成。当走纸速度为 25mm/s 时，每两条纵线间表示 0.04 秒，当标准电压 1mV＝10mm 时，两条横线间表示 0.1mV。特殊情况下，可调整走纸速度或标准电压。

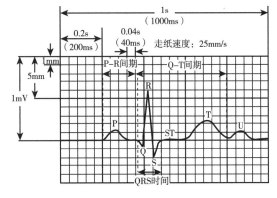

图 3-26　记录纸

（一）心率的测量

测量相邻的两个 P 波之间的间隔（P－P 间期）或者相邻的两个 R 波之间的间隔（R－R 间期）时间（秒），它代表一个心动周期的时间，然后被 60 除，即可求出心率。在明显心律失常时（如房颤），为避免个周期的误差，可测量数个心动周期，取其平均数来计算平均心率。还可采用查表法或使用专门的心率尺直接读出相应的心率数值。

（二）各波段振幅的测量

国际规定 P 波振幅以 P 波起始部为参考水平，QRS 波群、J 点、ST 段、T 波和 u 波振幅统一采用

QRS 起始部作为参考水平。如果 QRS 起始部为一斜段（如受心房复极波影响、预激综合征等情况），应以 QRS 波起点作为参考测量点。测量正向波性的高度时，应以参考水平线上缘垂直测量到波的顶端；测量为负向波形的深度时，应以参考水平线下缘垂直测量到波的底端。

（三）各波段时间的测量

1. 单导联心电图仪 ①P 波及 QRS 波时间应选择 12 导联中最宽的 P 波及 QRS 波进行测量；②P－R 间期应选择 12 导联中 P 波宽大且有 Q 波的导联进行测量；③QT 间期测量应取 12 导联中最长的 QT 间期。

2. 12 导联同步心电图仪 ①P 波时间为 12 导联中最早的 P 波起点到最晚的 P 波终点；②P－R 间期为 12 导联中最早的 P 波起点到最早的 QRS 波群起点；③QRS 波群为 12 导联中最早的 QRS 起点到最晚的 QRS 终点；④Q－T 间期为 12 导联中最早的 QRS 起点到最晚的 T 波终点。

一般规定，测量各波时间应自波形起点的内侧缘测量至波形终点的内侧缘。

（四）心电轴的测量

心电轴（electrical axis）是指参与心脏电学活动的全部瞬间向量的综合（平均向量）。由于心脏是一个立体结构，所以在额面、横面、侧脸，其平均向量均不同。心房除极平均向量称为 P 电轴，心室除极平均向量称为 QRS 电轴。临床一般所称的心电轴，是指心室除极活动在额面的平均向量，故称为平均 QRS 点钟，以说明心室在除极过程这一总时间内的平均电势方向和强度。心电轴与 I 导联正侧端夹角的度数表示该心电轴偏移的方向。

1. 测定法

（1）**目测法** 根据 I、III 导联 QRS 波主波方向，粗略判定心电轴有无偏移。若 I 和 III 导联的 QRS 主波均向上，则电轴不偏；若 I 导联主波向下，为较深的负向波，III 导联主波向上，则电轴右偏；若 I 导联主波向上，III 导联主波向下，为较深的负向波，则电轴左偏（图 3-27）。

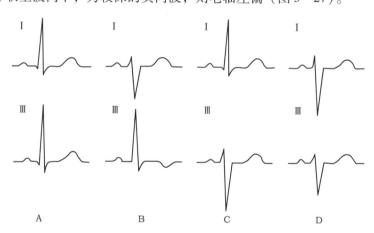

图 3-27 平均 QRS 心电轴简单目测法
A、电轴正常；B、电轴右偏；C、电轴左偏；D、不确定电轴

（2）**振幅法** 分别测算 I 导联和 III 导联的 QRS 波群振幅的代数和，然后将这两个数值分别在 I、III 导联上画出垂直线，求得两个垂直线焦点。电偶中心 O 点与改交叉点相连即为心电轴。该轴与 I 导联轴正侧的夹角即为心电轴的角度（图 3-28）。也可将 I 导联和 III 导联的 QRS 波群振幅的代数和通过查专用的心电轴表，直接查得相应的额面心电轴。

2. 心电轴偏移及其临床意义 正常心电轴范围为 −30°～ +90°；若电轴位于 −30°～ −90°为心电轴左偏，位于 +90°～ +180°为心电轴右偏，位于 −90°～ −180°为心电轴极度右偏，近年来被称为不确定电轴（图3-29）。心电轴的偏移可见于正常人，亦可由不同的生理或病理状况引起。如心电轴左偏可见于肥胖体型、左前分支阻滞、左心室肥大等。心电轴右偏可见于瘦长体型、左后分支阻滞、右心室肥大等。不确定电轴见于某些病理情况，如肺源性心脏病、冠状动脉粥样硬化性心脏病、高血压等。

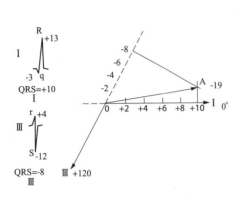

图3-28　振幅法测量心电轴

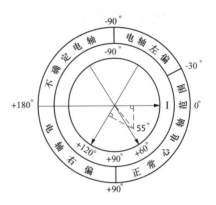

图3-29　正常心电轴及其偏移

（五）心电图图形循长轴转位

自心尖向心底部观察，设想心脏依长轴转动，有顺钟向转位和逆钟向转位，表现为 $V_1 \sim V_6$ 导联 QRS 波群形态改变（图3-30）。正常时 V_3 导联 QRS 波群呈 RS 型，振幅 R≈S；若 V_3 导联呈现 rS 型，则表现的波形与 V_1 导联相似，称为顺钟向转位（clockwise rotation，CW），若 V_3 导联呈现 Rs 型，即表现的波形与 V_5 导联相似，则为逆钟向转位（counter clockwise rotation，CCW）。正常人可有轻度顺钟向或逆钟向转位。明显的顺钟向转位见于右心室肥大，逆钟向转位见于横位心或左心室肥大。

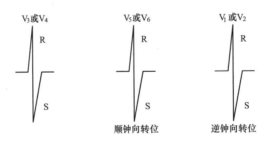

图3-30　心电图图形转为判断方法示意图

五、正常典型心电图的波形及其生理意义

心电图记录纸上有横线和纵线划出长和宽均为1mm的小方格。记录心电图时，首先调节仪器放大倍数，使输入1mV电压信号时，描笔在纵向上产生10mm偏移，即纵线上每一小格相当于0.1mV的电位差。横向小格表示时间，每一小格相当于0.04秒（即走纸速度为25mm/s）。因此，在记录纸上测量出心电图各波的电位数值和间隔时间。各导联所记录到的心电图波形各有不同，但基本上都包括一个 P 波，P-R 间期，一个 QRS 波群和一个 T 波，有时在 T 波后，还出现一个小的 U 波（图3-31）。

1. P 波　代表心房肌除极的电位变化，其前半部分代表右心房除极，后半部分代表左心房除极，中间部分代表间隔及其两侧部分心房的除极。大部分导联上 P 波呈钝圆形，有时可出现小的切迹或粗钝。正常 P 波方向在 I、II、aVF、$V_4 \sim V_6$ 导联向上，在 aVR 导联向下，其余导联呈低平、双向、倒置均可。正常 P 波时间 <0.12 秒；振幅在肢体导联 <0.25mV，胸导联 <0.20mV。

2. P-R 间期　代表心房开始除极至心室开始除极的时间。其成人正常值为 0.12～0.20 秒，且随

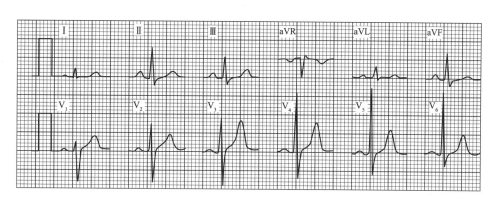

图 3-31 正常人典型心电图的波形

心率快慢及年龄可有轻度变化。在婴幼儿及心动过速时可略缩短，在老年人及心动过缓时可略延长，但一般不超过 0.22 秒。

3. QRS 波群 代表心室除极的电位变化。正常人 QRS 波群的时间为 0.06～0.10 秒。

肢体导联上 QRS 波群的形态，取决于 QRS 额面平均向量在该导联上的投影。Ⅰ导联：成人以 R 波为主；Ⅱ导联：R 波总大于 S 波；Ⅲ导联：主波方向多变；aVR：总是以负向波为主，可呈 QS、rS、rSr'或 Qr 型；aVL：一般直立，倘若 QRS 电轴超过 90°，则可以负向波为主；aVF：常为直立。正常人 aVR 导联的 R 波 < 0.5mV，Ⅰ导联的 R 波 < 1.5mV，aVL 导联的 R 波 < 1.2mV，aVF 导联的 R 波 < 2.0mV。

胸导联上，QRS 波群的形态与 QRS 向量在胸导联的投影有关。V_1、V_2为右胸导联，以负向波为主，呈 rS 型；V_5、V_6为左胸导联，以 R 波为主，可呈 qR、qRs、Rs 或 R 型；V_3～V_4为左、右心室过渡区导联，其形态介于两者之间，R/S≈1。正常人 V_1导联 R 波 < 1.0mV，V_5导联 R 波 < 2.5mV。

QRS 波群振幅（正向波 + 负向波的绝对值）至少一个肢体导联≥0.5mV 或至少一个胸导联≥0.8mV，否则为肢体导联或胸导联低电压，可见于肺气肿、心包积液等，偶见正常人。

正常人的 Q 波时限≤0.03 秒（Ⅲ导联和 aVR 导联除外）。Ⅲ导联 Q 波时限可达 0.04 秒，aVR 导联出现较宽的 Q 波或呈 QS 波均属正常。正常情况下，Q 波≤同导联 R 波的1/4。正常人 V_1、V_2导联可呈 QS 波，但不应出现 Q 波。

4. J 点 QRS 波群终末部分与 ST 段起始的交接点称为 J 点。大多在等电位线上，通常随 ST 段的偏移而发生移位。有时可因除极尚未完全结束，部分心肌已开始复极致使 J 点上移。还可由于心动过速等原因，使心室除极与心房复极并存，从而发生 J 点下移。

5. ST 段 代表心室缓慢复极的过程。大多数正常成人 ST 段呈一等电位线，有时亦可有轻微的偏移。但在任一导联上，ST 段压低应≤0.05mV。肢体导联和 V_4～V_6导联 ST 段抬高一般≤0.1mV，V_1～V_3导联 ST 段抬高最高可达 0.3mV，且上抬的幅度男性明显高于女性。年轻人 ST 段上移幅度较大，可能与迷走神经张力增加有关。部分正常个体，尤其是年轻人，可因局部心外膜区心肌纤维提前复极化，导致 ST 段明显上移，通常称为早期复极综合征。

6. T 波 代表心室快速复极时的电位变化。正常 T 波呈平滑的半圆形，双支不对称，其前半部（升支）较平缓，后半部（降支）较陡峭。正常 T 波方向与 QRS 主波方向一致，在Ⅰ、Ⅱ、aVF、V_4～V_6导联向上，在 aVR 导联向下，在Ⅲ、aVL、aVF、V_1～V_3导联可以低平、双向、倒置。若 V_1的 T 波方向向上，则 V_2～V_6导联就不应该再向下。

T 波振幅除Ⅲ、aVL、aVF、V_1～V_3导联外，一般不应低于同导联 R 波的1/10，否则 T 波低平。在胸导联 T 波可明显增高，甚至超过 R 波，一般无临床意义。

7. Q-T 间期   自 QRS 波群起始至 T 波结束的时间，代表心室肌除极和复极的全过程所需的时间，与心室收缩时间大致相当。Q-T 间期的长短与心率的快慢密切相关，所以常用校正的 Q-T 间期（QTc）。一般计算 QTc 是根据 Bazett 公式：$QTc = QT/\sqrt{RR}$。临床实践中，常根据心率查表，以求得正常的 Q-T 间期。正常值上限为 0.44 秒。

8. u 波   在 T 波后 0.02~0.04 秒出现的一个低而宽的波形，代表心室后电位，其产生机制目前还不清楚。可见于胸导联，以 V$_3$ 导联较多见，其方向与 T 波一致。u 波振幅大小与心率快慢有关，心率加快时 u 波振幅降低或消失，心率减慢时 u 波振幅增高。低钾血症时 u 波常明显增高。

第三节   血管生理

血管是一个连续且相对密闭的管道系统，包括动脉、毛细血管和静脉，它们与心脏一起构成心血管系统。血液由心房进入心室，再从心室泵出，依次流经动脉、毛细血管和静脉，然后返回心房，如此循环往复。体循环中的血量约为总血量的 84%，其中约 64% 位于静脉系统内，约 13% 位于大、中动脉内，约 7% 位于小动脉和毛细血管内；心腔的血量仅占其 7% 左右，肺循环中的血量约占其 9%（图 3-32）。

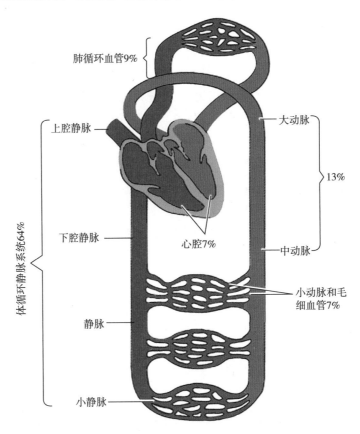

图 3-32   心血管系统中的血液分布

淋巴系统参与组织液的回流，并将其内的淋巴液从外周流向心脏，最后汇入静脉，因而对血液循环起辅助作用。

一、血管的功能性分类

血管系统中动脉、毛细血管和静脉三者依次串联，以实现血液运输和物质交换的生理功能。血管按照组织学结构可分为大动脉、中动脉、小动脉、微动脉、毛细血管、微静脉、小静脉、中静脉和大静脉，而按生理功能的不同则分为以下几类。

（一）弹性贮器血管

弹性贮器血管（windkessel vessel）是指主动脉、肺动脉主干及其发出的最大分支，其管壁坚厚，富含弹性纤维，有明显的弹性和可扩张性。当左心室收缩射血时，从心室射出的血液一部分向前流入外周，另一部分则暂时储存于大动脉中，使其管壁扩张，动脉压升高，同时也将心脏收缩产生的部分动能转化为血管壁的弹性势能。在心室舒张期，主动脉瓣关闭，大动脉管壁的弹性回缩使得储存的弹性势能转变为动能，推动射血期多容纳的那部分血液继续流向外周。大动脉的弹性贮器作用使心室的间断射血转化为血液在血管中的连续流动，同时使心动周期中血压的波动幅度减小。

（二）分配血管

分配血管（distribution vessel）是指中动脉，即从弹性贮器血管以后到分支为小动脉前的动脉管道。分配血管的功能主要是将血液运输至各器官组织。

（三）毛细血管前阻力血管

毛细血管前阻力血管（precapillary resistance vessel）包括小动脉和微动脉（arteriole），其管径较细，对血流的阻力较大。微动脉是最小的动脉分支，其直径仅为几十微米。微动脉管壁血管平滑肌含量丰富，在生理状态下保持一定的紧张性收缩，它们的舒缩活动可明显改变血管口径，从而改变对血流的阻力及其所在器官、组织的血流量，对动脉血压的维持有重要意义。

（四）毛细血管前括约肌

毛细血管前括约肌（precapillary sphincter）是指环绕在真毛细血管起始部的平滑肌，属于阻力血管的一部分。它的舒缩活动可控制毛细血管的开放或关闭，因此可以控制某一时间内毛细血管开放的数量。

（五）交换血管

毛细血管（capillary）位于动静脉之间，分布广泛，相互连通，形成毛细血管网。毛细血管口径较小，管壁仅由单层内皮细胞组成，其外包绕一薄层基膜，故其通透性很高，是血管内、外进行物质交换的主要场所，故又**称交换血管**（exchange vessel）。

（六）毛细血管后阻力血管

毛细血管后阻力血管（postcapillary resistance vessel）是指微静脉（venules），其管径较小，可对血流产生一定的阻力，但其阻力仅占血管系统总阻力的一小部分。微静脉的舒缩活动可影响毛细血管前、后阻力的比值，继而改变毛细血管血压、血容量及滤过作用，影响体液在血管内、外的分配情况。

（七）容量血管

容量血管（capacitance vessel）即为静脉系统。与同级动脉相比，静脉数量多、管壁薄、口径大、可扩张性大，故其容量大。在安静状态下，静脉系统可容纳60%～70%的循环血量。当静脉口径发生较小改变时，其容积可发生较大变化，明显影响回心血量，而此时静脉内压力改变不大。因此，静脉系统具有血液储存库的作用。

（八）短路血管

短路血管（shunt vessel）是指血管床中小动脉和小静脉之间的直接吻合支。它们主要分布在手指、足趾、耳郭等处的皮肤中，当短路血管开放时，小动脉内的血液可不经毛细血管直接进入小静脉，在功能上与体温调节有关。

二、血流动力学

血流动力学（hemodynamics）是流体力学的一个分支，是指血液在心血管系统中流动的力学，主要研究血流量、血流阻力、血压以及它们之间的相互关系。由于血液中含有血细胞和胶体物质等多种成分，故血液不是理想液体；而血管是较复杂的弹性管道，也不是刚性管道，因此血流动力学既具有一般流体力学的共性，又具备其自身的特点。

（一）血流量和血流速度

血流量（blood flow） 是指在单位时间内流经血管某一横截面的血量，也称为容积速度（volume velocity），其单位通常为 ml/min 或 L/min。**血流速度（blood velocity）** 指血液中某一质点在管内移动的线速度。当血液在血管内流动时，血流速度与血流量成正比，而与血管的横截面积成反比。

1. 泊肃叶定律 Poiseuille 研究了管道系统中液体流动的规律，用**泊肃叶定律（Poiseuille law）** 可计算出液体流量，该定律表示为：

$$Q = \frac{\pi \delta P\, r^4}{8 \eta L}$$

也可表示为：

$$Q = K \frac{r^4}{L}(P_1 - P_2)$$

上两式中，Q 表示液体流量，ΔP 或（$P_1 - P_2$）是管道两端的压力差，r 是管道半径，L 是管道长度，η 是液体黏度，π 是圆周率，K 为常数，与液体黏度叫有关。由该式可知单位时间内的血流量与血管两端的压力差 ΔP 或（P_1-P_2）以及血管半径的 4 次方成正比，而与血管的长度成反比。在其他因素相同的情况之下，如果甲血管的 r 是乙血管的两倍，那么，甲血管中 Q 是乙血管中 Q 的 16 倍，所以血流量的多少主要取决于血管的直径。

泊肃叶定律适用于黏滞性液体在刚性管道内的稳定流动。当应用于血液循环时，应注意 Q 与 ΔP 实际并不成线性关系。这是因为血管具有弹性和可扩张性，r 可因 ΔP 的改变而改变。

2. 层流和湍流 **层流（laminar flow）** 和**湍流（turbulence）** 是血液在血管内流动的两种方式（图 3–33）。层流时，液体中每个质点的流动方向一致，与管道长轴平行，但各质点的流速不同，管道轴心处流速最快，越靠近管壁流速越慢，在血管的纵剖面上各轴层流速矢量的顶端连线为一抛物线。图中的箭头方向指示血流的方向，箭头的长度表示流速矢量。泊肃叶定律仅适用于层流状态。

在正常情况下，人体的血液流动方式以层流为主。然而，当血流速度加速到一定程度之后，层流情况即被破坏，此时血液中各个质点的流动方向不再一致，出现漩涡，称为湍流或涡流。发生湍流时，泊肃叶定律已不再适用。

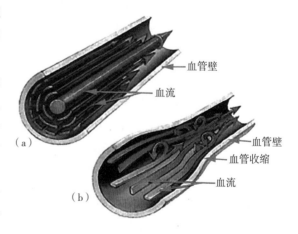

图 3–33 层流与湍流示意图

在管流中，用于判断层流和湍流的参数称为雷诺数（Reynold number, Re）。这一参数定义为：

$$Re = \frac{VD\rho}{\eta}$$

式中，Re 为无量纲数（无单位），V 为血液的平均流速（单位为 cm/s），D 代表管腔直径（单位为

cm），ρ为血液密度（单位为 g/cm^3），η代表血液黏度（单位为泊）。通常当 Re 值大于 2000 时即可发生湍流。由此式可知，在血流速度快、血管口径大、血液黏度低的情况下，较易发生湍流。

在生理情况下，心室腔和主动脉内的血流方式是湍流，一般认为这有利于血液的充分混合，其余血管系统中的血流方式为层流。但在病理情况下，如房室瓣狭窄、主动脉瓣狭窄以及动脉导管未闭等，均可因湍流形成而产生杂音。

（二）血流阻力

血流阻力（blood resistance）指血液流经血管时所遇到的阻力，主要由流动的血液与血管壁以及血液内部分子之间的相互摩擦产生。摩擦消耗一部分能量并将其转化为热能，因此血液流动时能量逐渐消耗，使血压逐渐降低。发生湍流时，血液中各个质点流动方向不断变化，阻力加大，能量消耗增多。生理情况下，体循环中血流阻力的大致分配为：主动脉及大动脉约占 9%，小动脉及其分支约占 16%，微动脉约占 41%，毛细血管约占 27%，静脉系统约占 7%，可见产生阻力的主要部位是小血管（小动脉及微动脉）。血流阻力一般不能直接测量，需通过下式计算得出：

$$Q = \frac{\Delta P}{R}$$

由该式可知，血流阻力（R）与血管两端的压力差（ΔP）成正比，与血流量（Q）成反比。结合泊肃叶定律，可得到计算血流阻力的公式

$$R = \frac{8\eta L}{\pi r^4}$$

式中，R 为血流阻力 5 为血液黏度，L 为血管长度，r 为血管半径。该式表明血流阻力与血液黏度以及血管长度成正比，与血管半径的 4 次方成反比。当血管长度相同时，血液黏度越大，血管直径越小，则血流阻力越大。由于在同一血管床内，L 与 η 在一段时间内变化不大，影响血流阻力的最主要因素为 r，故产生阻力的主要部位是微动脉。机体就是通过控制各器官阻力血管的口径对血流量进行分配调节的。

在某些生理和病理情况下，**血液黏度**（blood viscosity）也是可变的。影响血液黏度的因素主要有以下几个方面。

1. 血细胞比容 血细胞比容是决定血液黏度最重要的因素。血细胞比容越大，血液的黏度就越高。

2. 血流的切率 血流的切率（shear rate）是指在层流情况下，相邻两层血液流速之差和液层厚度的比值。匀质液体的黏度不随切率的变化而变化，这种液体称为牛顿液，如血浆。全血为非匀质液体，其黏度随切率的减小而增大，属于非牛顿液。切率越高，层流现象越明显，即红细胞集中在血流的中轴，其长轴与血管纵轴平行，红细胞移动时发生的旋转以及血细胞之间相互撞击摩擦的机会较少，故血液黏度较低。反之，当切率较低时，红细胞发生聚集趋势，血液黏度便增高。

3. 血管口径 血管口径较大时，对血液黏度的影响较小，而当血液流经直径小于 0.2 ~ 0.3mm 的微动脉时，只要切率足够高，血液黏度将随血管口径的变小而降低。这一现象称为 Fahraeus – Lindqvist 效应。这使血液在流经小血管时的血流阻力显著降低，对机体显然是有益的。产生这一效应的机制可能与小血管内的血细胞比容较低有关。

4. 温度 血液的黏度可随温度的降低而升高。人的体表温度比深部温度低，故血液流经体表部分时黏度会升高。如果将手指浸在冰水中，局部血液的黏度可增加 2 倍。

（三）血压

血管内流动的血液对血管侧壁的压强，即单位面积上的压力，称为**血压**（blood pressure）。按照国际标准计量单位规定，血压的单位是帕（Pa）或千帕（kPa），习惯上常以毫米汞柱（mmHg）表示，

1mmHg = 0.1333kPa。各段血管的血压并不相同,从左心室射出的血液流经外周血管时,由于不断克服血管对血流的阻力而消耗能量,血压将逐渐降低。通常所说的血压是指动脉血压。大静脉压和心房压较低,常以厘米水柱（cmH_2O）为单位,$1cmH_2O = 0.098kPa$。

血压在各段血管中的下降幅度与该段血管对血流阻力的大小成正比。在主动脉和大动脉段,血压降幅较小。如主动脉的平均压约 100mmHg,到直径为 3mm 的动脉处,平均压仍可维持在 95mmHg 左右;到小动脉时,血流阻力增大,血压降落的幅度也变大。在体循环中,微动脉段的血流阻力最大,血压降幅也最显著。如微动脉起始端的压力约 85mmHg,而毛细血管起始端血压仅约 30mmHg,说明血液流经微动脉时压力下降约 55mmHg。当血液经毛细血管到达微静脉时,血压下降至 15~20mm,而血液经静脉回流至腔静脉汇入右心房时,压力接近 0mmHg。

三、动脉血压与动脉脉搏

（一）动脉血压

1. 动脉血压的形成　　动脉血压（arterial blood pressure）通常是指主动脉血压。动脉血压的形成条件主要包括以下四个方面。

（1）**心血管系统有足够的血液充盈**　这是动脉血压形成的前提条件。循环系统中血液的充盈程度可用**循环系统平均充盈压（mean circulatory filling pressure）**来表示。在动物实验中,用电刺激造成心室颤动使心脏暂停射血,血流也就暂停,此时在循环系统中各部位所测得的压力都是相同的,这一压力数值即为循环系统平均充盈压。用苯巴比妥麻醉的狗,其循环系统平均充盈压约为 7mmHg,人的循环系统平均充盈压估计接近这一数值。循环系统平均充盈压的高低取决于血量和循环系统容积之间的相对关系。若血量增多或循环系统容积变小,则循环系统平均充盈压就增高;相反,若血量减少或循环系统容积增大,则循环系统平均充盈压就降低。

（2）**心脏射血**　这是动脉血压形成的必要条件。心室收缩时所释放的能量一部分作为血液流动的动能,推动血液向前流动;另一部分则转化为大动脉扩张所储存的势能,即压强能。在心室舒张时,大动脉发生弹性回缩,将储存的势能再转换为动能,继续推动血液向前流动。由于心脏射血是间断的,因此在心动周期中动脉血压将发生周期性变化,心室收缩时动脉血压升高,舒张时血压则降低。

（3）**外周阻力**　外周阻力主要是指小动脉和微动脉对血流的阻力。外周阻力使得心室每次收缩射出的血液只有大约 1/3 在心室收缩期流到外周,其余的暂时储存于主动脉和大动脉中,因而使得动脉血压升高。如果没有外周阻力,那么在心室收缩时射入大动脉的血液将全部迅速地流到外周,此时大动脉内的血压将不能维持在正常水平。

（4）**主动脉和大动脉的弹性贮器作用**　这对减小动脉血压在心动周期中的波动幅度具有重要意义。心脏收缩射血时,主动脉和大动脉被扩张,可多容纳一部分血液,使得射血期动脉压不会升得过高。当进入舒张期后,扩张的主动脉和大动脉依其弹性回缩,推动射血期多容纳的那部分血液流入外周,这一方面可将心室的间断射血转变为动脉内持续流动的血液,另一方面又可维持舒张期血压,使之不会过度降低。

2. 动脉血压的测量与正常值

（1）**动脉血压的测量方法**　动脉血压测量的方法主要有两种:直接测量法和间接测量法。目前临床上常用的是无创、简便的间接测量法（Korotkoff 音听诊法）。由于大动脉中的血压落差很小,故通常将上臂测得的肱动脉血压代表动脉血压。

直接测量法这是生理学实验中测量动物血压的经典方法。将导管的一端插入动脉,另一端连接一个装有水银的 U 形管,其两边水银面的高度差即为该测定部位的血压值。由于水银柱的惯性较大,不能很好反映动脉血压的动态变化，故目前多采用压力换能器连接导管，将压强能的变化转变为电能的变化。此法能精确测出心动周期中每一瞬间的血压数值，但因具有一定创伤性，且操作技术要求也较高，故在临床上难以普及推广。

　　间接测量法测量时被测者一般取坐位或平卧位，上臂的中点与心脏保持同一水平位。测量者通过扪诊（触及动脉搏动）定位肱动脉，将血压计袖带以适当松紧度缠绕于被测者上臂，袖带下缘位于肘弯横纹上方 2~3cm 处。听诊器膜型体件置于肘窝部、肱二头肌腱内侧的肱动脉搏动处。然后，向袖带的气囊内充气加压，当所加压力高于收缩压时，该处的肱动脉血流被完全阻断，肱动脉搏动消失，此时在听诊器上听不到任何声音。继续充气使汞柱再升高 20~30mmHg，随后以每秒 2~3mmHg 的速度缓慢放气，当袖带内压力稍低于收缩压的瞬间，血流突入被压迫阻塞的血管段，形成湍流撞击血管壁，此时听到的第一次声响（Korotkoff 音）的血压计汞柱读数即为收缩压。当袖带内压力降到等于或稍低于舒张压时，血流完全恢复畅通，听诊音消失，此时的汞柱读数为舒张压（图 3-34）。用 Korotkoff 音听诊法测得的动脉收缩压和舒张压与直接测量法相比，相差不足 10%。

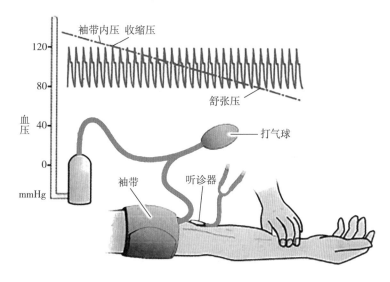

图 3-34　Korotkoff 音听诊法间接测量肱动脉血压的示意图

　　（2）动脉血压的正常值　动脉血压可用收缩压、舒张压、脉压和平均动脉压等数值来表示。**收缩压（systolic pressure）**是指心室收缩期中期达到最高值时的血压。**舒张压（diastolic pressure）**是指心室舒张末期动脉血压达最低值时的血压。**脉搏压（pulse pressure）**，简称脉压，是指收缩压和舒张压的差值。**平均动脉压（mean arterial pressure）**则为一个心动周期中每一瞬间动脉血压的平均值。由于心动周期中舒张期较长，所以平均动脉压更接近舒张压，其精确数值可通过血压曲线面积的积分来计算，而粗略估算则约等于舒张压加 1/3 脉压（图 3-35）。在安静状态下，我国健康青年人的收缩压为100~120mmHg，舒张压为 60~80mmHg，脉压为 30~40mmHg。

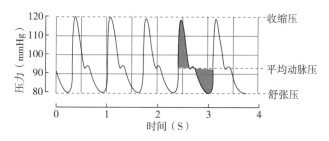

图 3-35　正常年轻人肱动脉压曲线

随着年龄的增长，血压呈逐渐升高的趋势，且收缩压升高比舒张压升高更为显著。通常情况下，正常人双侧上臂的动脉血压也存在左高右低的特点，其差异可达 5 ~ 10mmHg。

此外，正常人血压还存在昼夜波动的日节律。大多数人的血压在凌晨 2 ~ 3 时最低，上午 6 ~ 10 时及下午 4 ~ 8 时各有一个高峰，从晚上 8 时起呈缓慢下降趋势，表现为"双峰双谷"的现象。这种现象在老年人和高血压患者中更为显著。根据血压的昼夜波动规律，临床上偶测血压应选择高峰时为宜，这对于制订高血压患者的给药方案有一定的指导意义。但在发病时间较长的高血压患者，这种血压的日节律减弱甚至消失，这可能与血管平滑肌的增生有关，并对高血压患者并发症的发生及其预后产生影响。

3. 高血压与高血压前期   高血压（hypertension）是以体循环动脉压增高为主要表现的临床综合征，为最常见的心血管疾病，可分为原发性高血压和继发性高血压（又称高血压病）。

随着流行病学调查结果的更新和循证医学证据的不断完善，高血压的诊断标准也在不断修订。1979年世界卫生组织（WHO）制定的高血压诊断标准为：收缩压≥160mmHg 或舒张压≥95mmHg。1998 年WHO 和世界高血压联盟（ISH）重新修订的高血压诊断标准为：收缩压 ≥140mmHg 或舒张压 ≥90mmHg。我国高血压诊断标准目前与 1998 年的国际标准一致。2003 年 5 月，美国预防、检测、评估与治疗高血压全国联合委员会在第七次报告（JNC 7）中对健康血压的规定更为严格。当收缩压在 120 ~ 139mmHg 之间或舒张压在 80 ~ 89mmHg 之间，被视为高血压前期（pre - hypertension）。另外，欧洲高血压学会/欧洲心脏病学会（ESH/ESC）分别在 2007 年、2013 年的高血压诊疗指南中提出了对于血压分类标准的修订（表 3 - 1）。2017 年美国心脏协会/美国心脏病学会（AHA/ACC）共同指导编写并发布了新的高血压指南，将高血压定义更改为收缩压≥130mmHg 或舒张压≥80mmHg，并删除了高血压前期的分类，把收缩压在 120 ~ 129mmHg 且舒张压 <80mmHg 的范围定义为血压升高（表 3 - 2）。

表 3 - 1   血压的分类（2013 ESH/ESC 标准）

血压分类	收缩压（mmHg）		舒张压（mmHg）
理想血压	<120	和	<80
正常	120 ~ 129	和（或）	80 ~ 84
正常高值	130 ~ 139	和（或）	85 ~ 89
1 期高血压	140 ~ 159	和（或）	90 ~ 99
2 期高血压	160 ~ 179	和（或）	100 ~ 109
3 期高血压	≥180	和（或）	>110
单纯收缩期高血压	≥140	和	<90

注：ESH，European Society of Hypertension，欧洲高血压学会；ESC，European Society of Cardiology，欧洲心脏病学会

表 3 - 2   血压的分类（2017 ACC/AHA 标准）

	收缩压（mmHg）		舒张（mmHg）
正常血压	<120	和	<80
血压升高	120 ~ 129	和	<80
1 期高血压	130 ~ 139	或	80 ~ 89
2 期高血压	≥140	或	≥90

注：ACC，American College of Cardiology，美国心脏病学学会；AHA，American Heart Association，美国心脏协会

而目前对低血压的定义尚无统一标准，一般把收缩压低于 90mmHg 或舒张压低于 60mmHg 划定为低血压。

当血压增高时，外周血管阻力升高，心室压力负荷（后负荷）加重。长期高血压将导致心肌肥厚和动脉硬化，最终可发展为心力衰竭，而脑动脉硬化时则易引发脑血管意外，如脑栓塞、脑出血等。

4. 影响动脉血压的因素   在生理情况下，动脉血压的变化是多种因素综合作用的结果。为了便于

理解和讨论，在下面单独分析某一影响因素时，都假定其他因素恒定不变。

（1）心脏每搏输出量　每搏输出量的改变主要影响收缩压。搏出量增加时，心缩期射入主动脉的血量增多，动脉管壁所承受的压强也增大，故收缩压明显升高。由于动脉血压升高，血流速度随之加快，在心舒期末存留在大动脉中的血量增加不多，舒张压的升高相对较小，故脉压增大；反之，当搏出量减少时，收缩压的降低比舒张压的降低更显著，故脉压减小。通常情况下，收缩压的高低主要反映每搏输出量的多少。

（2）心率　心率的变化主要影响舒张压。心率加快时，心室舒张期明显缩短，因此在心舒期从大动脉流向外周的血量减少，存留在主动脉内的血量增多，致使舒张压明显升高。由于舒张期末主动脉内存留的血量增多，致使心缩期主动脉内血量增多，收缩压也相应升高，但由于血压升高使血流速度加快，在心缩期有较多的血液流向外周，使收缩压升高程度较小，故脉压减小。同理，当心率减慢时，舒张压下降较收缩压下降更显著，因而脉压增大。

（3）外周阻力　外周阻力以影响舒张压为主。外周阻力增大时，心舒期内血液外流的速度减慢，因而舒张压明显升高。在心缩期，动脉血压升高使得血流速度加快，因而收缩压升高不如舒张压升高明显，故脉压减小。当外周阻力减小时，舒张压和收缩压都减小，但舒张压降低更显著，故脉压加大。通常情况下，舒张压的高低主要反映外周阻力的大小。

（4）主动脉和大动脉的弹性贮器作用　弹性贮器作用主要使心动周期中动脉血压的波动幅度减小。老年人由于动脉管壁硬化，管壁弹性纤维减少而胶原纤维增多，导致血管可扩张性降低，大动脉的弹性贮器作用减弱，对血压的缓冲作用减弱，因而收缩压增高而舒张压降低，结果使脉压明显加大。

（5）循环血量与血管系统容量的匹配情况　生理情况下，循环血量与血管系统容量是相匹配的，即循环血量略多于血管系统容量，使之产生一定的循环系统平均充盈压，这是血压形成的重要前提。大失血后，循环血量减少，此时如果血管系统容量变化不大，则体循环平均充盈压将降低，动脉血压便下降。如果血管系统容量明显增大而循环血量不变，也将导致动脉血压下降。

（二）动脉脉搏

动脉脉搏（arterial pulse）是指在每个心动周期中，因动脉内压力和容积发生周期性变化而引起的动脉管壁周期性波动。

1. 动脉脉搏的波形　用脉搏描记仪记录到的浅表动脉脉搏的波形图称为脉搏图。典型的动脉脉搏图形由上升支和下降支组成。

（1）上升支　正常脉搏上升支较陡，由心室快速射血，动脉血压迅速上升，血管壁被扩张而形成。其斜率和幅度受射血速度、心输出量和射血所遇的阻力等因素影响。射血速度慢、心输出量小及射血所遇的阻力大，则上升支的斜率和幅度都小；反之则都大。

（2）下降支　下降支分前后两段。心室射血后期，射血速度减慢，进入主动脉的血量少于流向外周的血量，被扩张的大动脉开始回缩，动脉血压逐渐降低，构成脉搏曲线下降支的前段。随后，心室舒张，动脉血压继续下降，形成脉搏曲线下降支的后段。其中在心室舒张、主动脉瓣关闭的瞬间，主动脉内的血液向心室方向反流，反流的血液受阻于关闭的主动脉瓣而使主动脉根部的容积增大，并引起的一个折返波，使下降支中段出现一个小波，称为**降中波**（dicrotic wave），而在降中波之前的一个切迹，称为**降中峡**（dicrotic notch）。下降支的形状可大致反映外周阻力的大小。外周阻力大，则脉搏下降支的下降速率慢，降中峡的位置较高；反之，则下降速度快、降中峡位置较低。降中波以后的下降支坡度小，较为平坦。

在某些病理情况下，动脉脉搏将出现异常。如主动脉狭窄时，射血阻力大，上升支的斜率和幅度均较小；主动脉瓣关闭不全时，由于心舒期主动脉内血液反流，主动脉内血压急剧降低，下降支陡峭（图

3 - 36）。

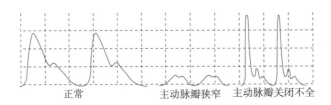

正常　　　　主动脉瓣狭窄　主动脉瓣关闭不全

图3－36　正常及病理情况下的动脉脉搏图

2. 动脉脉搏波向外周动脉的传播速度　动脉脉搏可沿动脉管壁传向末梢血管，其传播速度远比血流速度要快。动脉管壁的可扩张性越大，脉搏传播速度就越慢。由于主动脉的可扩张性最大，故脉搏波在主动脉的传播速度最慢，为 3～5m/s，大动脉脉搏波的传播速度为 7～10m/s，小动脉为 15～35m/s。由于小动脉和微动脉的血流阻力最大，所以微动脉之后脉搏搏动大大减弱，到毛细血管段，脉搏基本消失。老年人因动脉硬化，可扩张性降低，其主动脉脉搏传播速度可增高到 10m/s。

四、静脉血压和静脉回心血量

静脉是血液回流入心脏的通道，因其易被扩张、容量大，故称为容量血管，起着血液储存库的作用。

（一）静脉血压

当血液经动脉、毛细血管到达微静脉时，血压已降低到 15～20mmHg。微静脉血压无收缩压和舒张压之分，且几乎不受心脏活动的影响。血液最后进入右心房，此时血压已接近于零。通常将右心房和胸腔内大静脉血压称为**中心静脉压**（central venous pressure），而将各器官静脉的血压称为**外周静脉压**（peripheral venous pressure）。中心静脉压较低，正常波动范围是 4～12cmH_2O，其高低取决于心脏射血能力和静脉回心血量之间的相互关系。若心脏射血能力减弱（如心力衰竭），右心房和腔静脉淤血，中心静脉压就升高。另一方面，如果静脉回心血量增多或回流速度过快（如输液、输血过多或过快），中心静脉压也会升高。在血量增加、全身静脉收缩或因微动脉舒张而使外周静脉压升高等情况下，中心静脉压都可能升高。因此，中心静脉压可反映心脏功能状态和静脉回心血量，在临床上常作为判断心血管功能的重要指标，也可作为控制补液速度和补液量的监测指标。如以输液治疗休克患者时，中心静脉压高于正常或有升高趋势，提示输液过多过快或心脏射血功能不全；而中心静脉压偏低或有下降趋势，则提示输液量不足。

（二）重力对静脉压的影响

血管内血液由于受地球重力场的影响，可对血管壁产生一定的静水压（hydrostatic pressure）。各部分血管静水压的高低取决于人体的体位。人体平卧时由于身体各部分的位置和心脏多处于相同的水平，因而静水压也大致相同。当人体由平卧位转为直立位时，足部血管内的血压比平卧时高，增高的部分约为 80mmHg，相当于从足到心脏这一段血柱所产生的静水压（图 3－37）。而心脏水平以上的血管内压力则比平卧时低，如颅顶矢状窦内压力可降至 -10mmHg 左右。对位

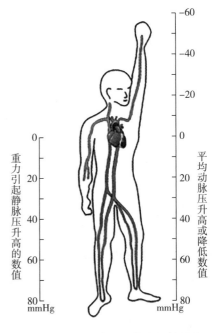

图3－37　直立体位对静脉压的影响

于同一水平的动脉和静脉而言，重力对静水压的影响是相同的，但静脉壁薄，其充盈程度受到跨壁压的影响较大，所以重力对静脉的影响远大于对动脉的影响。跨壁压（transmural pressure）是指血液对管壁的压力与血管外组织对管壁的压力之差。具有一定的跨壁压是保持血管充盈扩张的必要条件。静脉壁较薄，管壁中弹性纤维和平滑肌较少，因此当跨壁压降低时易发生塌陷，静脉容积也减少；反之，跨壁压增高时静脉充盈扩张，容积增大。在失重状态下，静脉跨壁压也将降低。

（三）静脉回心血量

1. 静脉对血流的阻力　静脉对血流的阻力很小，因此血液从微静脉回流到右心房，压力仅降低约15mmHg，这与保证静脉回心血量的功能是相适应的。

微静脉作为毛细血管后阻力血管，其舒缩活动可影响毛细血管前、后阻力的比值，进而改变毛细血管血压。微静脉收缩可使毛细血管后阻力升高，若毛细血管前阻力不变，则毛细血管前、后阻力的比值减小，可致毛细血管血压升高，组织液生成增多。因此，微静脉的舒缩活动可调控体液在血管和组织间隙的分布情况，并间接地调节静脉回心血量。

跨壁压可影响静脉的扩张状态，使静脉血流阻力发生改变。大静脉处于扩张状态时对血流的阻力很小；但当血管塌陷时，其管腔横截面积减少，血流阻力增大。此外，血管周围组织对静脉的压迫也可增加静脉血流阻力。例如，颈部皮下的颈外静脉直接受到外界大气压的压迫；锁骨下静脉在跨越第1肋骨时受肋骨的压迫等。

2. 影响静脉回心血量的因素　静脉回心血量在单位时间内等于心输出量，其取决于外周静脉压与中心静脉压之差，以及静脉血流阻力。

（1）体循环平均充盈压　这是反映血管系统充盈程度的指标。实验表明，血管系统内充盈程度愈高，静脉回心血量就愈多。当血量增加或者容量血管收缩时，体循环平均充盈压升高，静脉回心血量增多；反之，大出血使血量减少时，静脉回心血量则降低。

（2）心肌收缩力　心肌收缩力增强时，由于射血量增多，心室内剩余血量减少，心舒期室内压就较低，从而对心房和静脉内血液的抽吸力量增强，故回心血量增多；反之，则回心血量减少。例如，右心衰竭时，右心室射血能力显著减弱，心舒期血液淤积于右心房和大静脉内，致使右心室内压较高，回心血量显著减少，患者可出现颈静脉怒张、肝充血肿大、下肢水肿等体征；如左心衰竭时，左心房压和肺静脉压升高，以至于血液淤积在肺部，可引起患者肺淤血和肺水肿。

（3）骨骼肌的挤压作用　骨骼肌收缩时可对肌肉内和肌肉间的静脉产生挤压作用，因而静脉回流加快；同时静脉内的瓣膜使血液只能向心脏方向流动而不能倒流。因此，骨骼肌和静脉瓣膜对静脉回流起着"泵"的作用，称为"静脉泵"或"肌肉泵"。当下肢肌肉进行节律性舒缩活动（如跑步）时，下肢肌肉泵每分钟挤出的血液可达数升。这时肌肉泵的做功可一定程度地加速全身血液循环，对心脏泵血起辅助作用。但若肌肉持续紧张性收缩而非节律性舒缩，则静脉将持续受压，静脉回心血量反而减少。正常人长时间站立或处于坐位，将可能出现下肢水肿，这是由于下肢静脉缺乏肌肉挤压，血液淤积于下肢的缘故。因此，肌肉泵对降低下肢静脉压和减少血液在下肢静脉内淤积具有十分重要的意义。

（4）体位改变　体位改变主要影响静脉的跨壁压，进而改变回心血量。当体位由平卧位转为直立位时，身体低垂部分的静脉因跨壁压增大而扩张，可容纳更多的血液，因而回心血量减少。如长期卧床的患者，由于静脉管壁的紧张性较低、可扩张性较大，同时腹壁和下肢肌肉的收缩力减弱，对静脉的挤压作用减小，因而由平卧突然站立时，可因大量的血液淤滞于下肢，回心血量过少而发生晕厥。

（5）呼吸运动　胸膜腔内压通常低于大气压，是为负压，故胸腔内大静脉的跨壁压较大，常处于充盈扩张状态。吸气时，胸腔容积加大，胸膜腔负压增大，使胸腔内的大静脉和右心房更加扩张，从而有利于外周静脉血液回流至右心房；呼气时，胸膜腔负压减小，则静脉回心血量相应减少。因此，呼吸运动对静脉回流也起着"泵"的作用，称为"呼吸泵"。

（四）静脉脉搏

静脉脉搏是与心房相连的大静脉受到右心房的血压波动逆行传播，使它们的压力和容积发生周期性的波动而产生。动脉虽有明显的脉搏波，但在抵达毛细血管时脉搏波已经消失，故外周静脉通常没有脉搏波动。但在心力衰竭患者，可出现静脉压升高，右心房压波动较易逆行传到大静脉，引起较明显的颈静脉搏动。

五、微循环

微动脉和微静脉之间的血液循环称为**微循环**（microcirculation）。

（一）微循环的组成

典型的微循环结构包括微动脉、后微动脉、毛细血管前括约肌、真毛细血管、通血毛细血管、动 - 静脉吻合支和微静脉等（图 3 - 38）。机体各器官、组织的结构和功能不同，微循环的组成也不同。如人手指甲皱皮肤的微循环组成较简单，微动脉与微静脉之间仅由呈袢状的毛细血管相连，而骨骼肌和肠系膜的微循环结构则相当复杂。

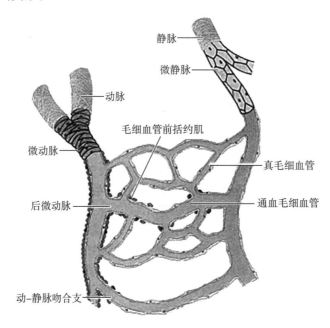

图 3 - 38　微循环的组成模式图

微循环的起点是微动脉，其管壁有完整的平滑肌层，当管壁外层的环行肌收缩或舒张时可使管腔内径显著缩小或扩大，起着控制微循环血流量"总闸门"的作用。微动脉分支成为管径更细的**后微动脉**（metarteriole），其管壁只有一层平滑肌细胞。每根后微动脉供血给一根至数根真毛细血管。在真毛细血管起始端通常有 1 ~ 2 个平滑肌细胞，形成环状的毛细血管前括约肌，其收缩状态决定进入真毛细血管的血流量，在微循环中起"分闸门"的作用。

真毛细血管壁没有平滑肌，由单层内皮细胞构成，外面包被一薄层基膜，总厚度仅约 0.5μm。内皮细胞间的相互连接处有微细裂隙，成为沟通毛细血管内外的孔道，因此毛细血管壁的通透性较大。毛细血管的数量多，与组织液进行物质交换的面积大。不同器官组织的毛细血管壁厚度不一，总有效交换面积可达 1000m² 左右。毛细血管的血液经微静脉进入静脉，最细的微静脉口径不超过 20 ~ 30μm，管壁没有平滑肌，属于交换血管。较大的微静脉有平滑肌，属于毛细血管后阻力血管，起"后闸门"的作用，其活动还受神经体液因素的影响。微静脉通过其舒缩活动可影响毛细血管血压，从而影响体液交换和静脉回心血量。

（二）微循环的血流通路

1. 迂回通路 迂回通路（circuitous channel） 是指血液从微动脉流经后微动脉、毛细血管前括约肌进入真毛细血管网，最后汇入微静脉的微循环通路。该通路因真毛细血管数量多且迂回曲折而得名，加上管壁薄，通透性大，血流缓慢，因而是血液和组织液之间进行交换的主要场所，又称营养通路。同一器官、组织中不同部位的真毛细血管是轮流开放的，而同一毛细血管也是开放和关闭交替进行的，由毛细血管前括约肌的收缩和舒张控制。在安静状态下，同一时间内约有20%的毛细血管开放，与器官、组织当时的代谢相适应。

2. 直捷通路 直捷通路（thoroughfare channel） 是指血液从微动脉经后微动脉和通血毛细血管进入微静脉的通路。通血毛细血管即为后微动脉的移行部分，其管壁平滑肌逐渐减少至消失。直捷通路多见于骨骼肌中，相对短而直，血流阻力较小，流速较快，经常处于开放状态。其主要功能是使一部分血液经此通路快速进入静脉，以保证静脉回心血量；另外，血液在此通路中也可与组织液进行少量的物质交换。

3. 动－静脉短路 动－静脉短路（arterio－venous shunt） 是指血液从微动脉直接经动－静脉吻合支而流入微静脉的通路。该通路的血管壁较厚，有较发达的纵行平滑肌层和丰富的血管运动神经末梢，血流速度快，无物质交换功能，故又称为非营养通路，其功能是参与体温调节。此通路主要分布于指、趾、唇和鼻等处的皮肤及某些器官内，经常处于关闭状态，有利于保存体内的热量；当环境温度升高时，动－静脉吻合支开放，使皮肤血流量增加，有利于散热。

（三）微循环的血流动力学

1. 微循环血流阻力 微循环中血流形式一般为层流，其血流量与微动脉、微静脉之间的血压差成正比，与微循环中总血流阻力成反比。在直径为 8~40μm 的微动脉处，血流阻力最大，血压降幅也最大。毛细血管血压取决于毛细血管前、后阻力的比值。一般而言，当这一比例为5:1时，毛细血管的平均血压约为20mmHg；当这一比值增大时，毛细血管血压降低，比值变小时则毛细血管血压升高。由于微动脉占总血流阻力的比例较高，因此，微动脉阻力对控制微循环血流量起主要作用。

2. 微循环血流量的调节 在一定时间内器官的血流量是相对稳定的，但同一时间内不同微血管中的流速有很大差别，其原因是后微动脉和毛细血管前括约肌不断发生每分钟 5~10 次的交替性、间歇性的收缩和舒张活动，称为**血管运动（vasomotion）**，它们控制着毛细血管的开放和关闭。当它们收缩时，毛细血管关闭，导致毛细血管周围组织代谢产物积聚、O_2分压降低。而积聚的代谢产物和低氧状态，尤其是后者可反过来引起局部后微动脉和毛细血管前括约肌舒张，于是毛细血管开放，局部组织积聚的代谢产物被血流清除。接着后微动脉和毛细血管前括约肌又收缩，使毛细血管关闭，如此周而复始。可见，血管舒缩活动主要与局部组织的代谢活动有关。安静状态下，骨骼肌组织同一时间内仅有20% ~ 35%的毛细血管处于开放状态。而组织代谢活动增强时，将有更多的毛细血管开放，使血液和组织之间的交换面积增大，交换距离缩短，微循环血流量增加以满足组织的代谢需求。

（四）微循环的物质交换方式

组织、细胞通过细胞膜与组织液发生物质交换，而组织液和血液之间则通过毛细血管壁进行物质交换。扩散是血液和组织液之间进行物质交换最重要的方式。

1. 扩散 溶质分子在单位时间内扩散的速率与其在血浆和组织液中的浓度差、毛细血管壁对该分子的通透性、毛细血管壁的有效交换面积等因素成正比，与毛细血管壁的厚度（即扩散距离）成反比。

脂溶性物质（如 O_2 和 CO_2）可直接通过毛细血管的细胞膜扩散，故扩散速率极快。非脂溶性物质不能直接通过细胞膜，需要通过毛细血管壁孔隙，因此毛细血管壁对这些溶质的通透性则与其分子大小有关。分子愈小、通透性愈大。此外，有些能溶解于水且直径小于毛细血管壁裂隙的溶质分子也能随水分子转运而一起交换（溶剂拖曳）。尽管毛细血管壁孔隙的总面积不超过毛细血管壁总面积的千分之一，但由于分子热运动的速度非常快，高于毛细血管血流速度数十倍，因此血液在流经毛细血管时，血浆和组织液中的溶质分子仍有足够的时间进行物质交换。

2. 滤过和重吸收　在毛细血管壁两侧静水压差和胶体渗透压差的作用下，液体由毛细血管从内向外的移动称为**滤过**（**filtration**），而液体的反向移动则称为**重吸收**（**reabsorption**）。当毛细血管壁两侧的静水压不等时，水分子可从压力高的一侧向压力低的一侧移动，如果水中的溶质分子直径小于毛细血管壁的孔隙，也可随水分子一起滤过。由于血浆蛋白等胶体物质难以通过毛细血管壁的孔隙，因此血浆蛋白形成的胶体渗透压能限制血浆的水分子向毛细血管外移动。当胶体渗透压不等时，水分子可由渗透压低的一侧向渗透压高的一侧移动。

3. 吞饮　吞饮（**pinocytosis**）发生概率较小。在毛细血管内皮细胞外侧的液体（血浆或组织液）和较大分子可被内皮细胞膜包围并吞饮入细胞，形成吞饮囊泡，继而被运送至细胞的另一侧，并被排至细胞外。如血浆蛋白就是以这种方式通过毛细血管壁进行交换的。

六、组织液

组织液（**interstitial fluid** 或 **tissue fluid**）是由血浆经毛细血管壁滤过到组织间隙而形成的，是细胞赖以生存的内环境。组织液绝大部分呈胶冻状，不能自由流动，因而不会因重力作用而流到身体的低垂部分。凝胶中的水及溶解于水的各种溶质分子的弥散运动并不受凝胶的阻碍，仍可与血液和细胞内液进行物质交换。邻近毛细血管的小部分组织液呈溶胶状态，可自由流动。由于毛细血管的通透性具有选择性，组织液中各种离子成分与血浆相同，但是组织液与血浆中的蛋白质浓度存在明显差异。

（一）组织液的生成

正常情况下，组织液由毛细血管的动脉端不断产生，同时一部分组织液又经毛细血管静脉端返回毛细血管内，另一部分组织液则经淋巴管回流入血液循环。因此，正常组织液的量处于动态平衡状态。这种动态平衡取决于四种因素的共同作用，即毛细血管血压、组织液静水压、血浆胶体渗透压和组织液胶体渗透压。其中，毛细血管血压和组织液胶体渗透压是促使液体由毛细血管内向外滤过的力量，而组织液静水压和血浆胶体渗透压则是促使液体由毛细血管外向内重吸收的力量（图 3-39）。滤过的力量和重吸收的力量之差，称为**有效滤过压**（**effective filtration pressure，EFP**），可用下式表示

有效滤过压 =（毛细血管血压 + 组织液胶体渗透压）-（组织液静水压 + 血浆胶体渗透压）

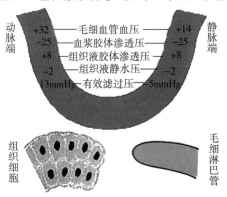

图 3-39　组织液生成与回流示意图

如果有效滤过压为正值，表示有液体从毛细血管滤出；如果为负值，则表示有液体被重吸收回毛细血管。流经毛细血管的血浆有0.5%~2%在动脉端滤出到组织间隙，约有90%的滤出液在静脉端被重吸收，其余约10%（包括滤过的白蛋白分子）进入毛细淋巴管，形成淋巴液。

（二）影响组织液生成的因素

在正常情况下，组织液的生成与回流保持动态平衡，因此组织液总量维持相对恒定。如果这种动态平衡遭到破坏，使组织液生成过多或重吸收减少，就有过多的液体潴留在组织间隙而形成**水肿**（edema）。

1. 毛细血管有效流体静压　毛细血管有效流体静压即毛细血管血压与组织液静水压的差值，是促进组织液生成的主要因素。全身或局部的静脉压升高是有效流体静压增高的主要成因。例如，右心衰竭可引起体循环静脉压增高，静脉回流受阻，使全身毛细血管后阻力增大，导致毛细血管有效流体静压增高，引起全身性水肿；而左心衰竭则可因肺静脉压升高而引起肺水肿。局部静脉压增高可见于血栓阻塞静脉腔，肿瘤或瘢痕压迫静脉壁等。

2. 有效胶体渗透压　有效胶体渗透压即血浆胶体渗透压与组织液胶体渗透压之差。它是限制组织液生成的主要力量。血浆胶体渗透压主要取决于血浆蛋白尤其是白蛋白浓度。当血浆蛋白减少时，如营养不良或某些肝肾疾病，可因血浆胶体渗透压降低，随之有效胶体渗透压下降，有效滤过压增大而发生水肿。

3. 毛细血管壁通透性　正常情况下，毛细血管壁对蛋白质几乎不通透，从而能维持正常的有效胶体渗透压。但在感染、烧伤、过敏等情况下，毛细血管壁的通透性异常增高，血浆蛋白可随液体渗出毛细血管，使血浆胶体渗透压下降，组织胶体渗透压升高，有效滤过压增大，结果导致组织液生成增多而出现水肿。

4. 淋巴回流　由于从毛细血管滤出的液体约10%需经淋巴系统回流，故淋巴系统是否畅通可直接影响组织液回流。同时，淋巴系统还能在组织液生成增多时代偿性加强回流，以防液体在组织间隙中积聚过多。但在某些病理情况下，如丝虫病患者的淋巴管被堵塞，使淋巴回流受阻，含蛋白质的淋巴液就在组织间隙中积聚而形成淋巴水肿（lymphedema）。

七、淋巴液的生成和回流

淋巴系统（lymphatic system）由淋巴管、淋巴结、脾和胸腺等组成。淋巴管收集全身的淋巴液，最后经右淋巴导管和胸导管流入静脉。淋巴回流的生理意义在于回收蛋白质，运输脂肪及其他营养物质，同时可调节体液平衡，具有防御和免疫功能。淋巴液可将组织液中的蛋白质分子、不能被毛细血管重吸收的大分子物质以及组织中的红细胞等带回到血液中，从而维持血浆蛋白的正常浓度。另外，淋巴系统也是机体吸收营养物质的主要途径之一，由肠道吸收的脂肪80%~90%经由这一途径被输送入血，因此来自小肠的淋巴液呈乳糜状。

（一）毛细淋巴管的结构特点及通透性

淋巴液来源于组织液，通过毛细淋巴管吸收。毛细淋巴管以盲端起始于组织间隙。毛细淋巴管由单层内皮细胞组成，没有基膜和周细胞，故通透性极高。毛细淋巴管起始端内皮细胞呈叠瓦状排列，构成向管腔内开启的单向活瓣（图3-40）。此外，当组织间隙中积聚较多的组织液时，组织中的胶原纤维和毛细淋巴管之间的胶原细丝可将叠瓦状排列的内皮细胞边缘拉开，使内皮细胞之间出现较大的缝隙，这时，组织液及其中的较大的分子（如渗出的血浆蛋白）乃至红细胞等可通过此间隙内流，同时通过单向活瓣作用限制其倒流，有利于组织液进入淋巴管。值得注意的是，当机体内部存在有感染因素时，组织液中渗出的血浆蛋白和细菌也可通过此途径进入淋巴循环。

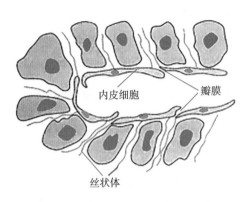

内皮细胞　　瓣膜

丝状体

图 3 - 40　毛细淋巴管盲端结构示意图

毛细淋巴管吸收组织液的动力来源于组织液与毛细淋巴管内淋巴液之间的压力差。压力差高则组织液的吸收速度快。组织液一旦进入淋巴管就成为淋巴液，因而其成分与该处的组织液非常相近。毛细淋巴管彼此吻合成网，逐渐汇合成较大的集合淋巴管，后者的管壁中有平滑肌，可以收缩。另外，淋巴管中有瓣膜，使淋巴液不能倒流。集合淋巴管壁平滑肌的收缩活动和淋巴管腔内的瓣膜共同构成"淋巴管泵"，促进淋巴液向心回流。正常成年人在安静状态下每小时约有 120ml 淋巴液进入血液循环。来自右侧头颈部、右臂和右胸部约 20ml 淋巴液经由右淋巴导管导入静脉，其余 100ml 淋巴液通过胸导管导入静脉。人体每天生成 2 ~ 4L 淋巴液，大致相当于全身的血浆总量。

（二）影响淋巴液生成和回流的因素

组织液和毛细淋巴管内淋巴液之间的压力差是促进组织液进入淋巴管的动力。以下几种可使组织液压力增加的情况都能使淋巴液的生成增多：①毛细血管血压升高；②血浆胶体渗透压降低；③毛细血管壁通透性和组织液胶体渗透压增高。

由淋巴管壁中少量的平滑肌和单向瓣膜构成的"淋巴管泵"可促进淋巴回流，防止淋巴液倒流。此外，外周骨骼肌的节律性收缩、相邻动脉的搏动以及外部物体对组织的压迫等，都能促进淋巴液的回流。而淋巴管和淋巴结急慢性炎症（如丹毒）、肉芽肿形成、丝虫虫体等均可引起淋巴系统阻塞，导致淋巴液滞留、淋巴窦和淋巴管扩张，造成淋巴水肿。对于急性淋巴水肿，机体可通过淋巴管侧支循环的建立及巨噬细胞分解大分子蛋白质功能的增强，发挥代偿性调节的机制，故大多可自行消退；然而病变处瘢痕组织的成熟，新生的毛细淋巴管逐渐消失，扩张淋巴管的瓣膜功能减退或丧失，淋巴管壁肌纤维萎缩，内膜增厚管腔狭窄等将导致急性淋巴水肿后的数月或数年，水肿又再出现，发展成为不可逆的慢性淋巴水肿。

第四节　心血管活动的调节

机体对心血管活动的神经调节、体液调节和自身调节，保持了正常心率、心输出量、动脉血压和各组织器官血流量等心血管功能活动的相对稳定，并在内外环境变化时做出相应调整，以适应代谢活动改变的需要。

一、神经调节

心血管活动受自主神经系统的调控，通过各种心血管反射实现调节。其中，副交感神经系统主要调节心脏活动，交感神经系统对心脏和血管的活动均具有重要的调节作用。

（一）心脏和血管的神经支配

1. 心脏的神经支配 心脏受心交感神经和心迷走神经双重支配，前者兴奋可增强心脏的活动，后者兴奋则抑制心脏的活动。

（1）心交感神经 心交感神经节前纤维起自第 1～5 胸段脊髓的中间外侧柱的神经元，其轴突末梢通过释放乙酰胆碱（acetylcholine，ACh）激活节后神经元膜上的 N_1 型胆碱能受体（N_1 受体）。心交感神经节后纤维由来自星状神经节和颈交感神经节内的神经元轴突组成，通过释放去甲肾上腺素，作用于心肌细胞膜上的 β_1 肾上腺素能受体（β_1 受体），支配心脏的窦房结、房室交界、房室束、心房肌和心室肌，引起心肌收缩力增强、心率加快和传导速度增大，这些效应分别称为正性变力作用（positive inotropic action）、正性变时作用（positive chronotropic action）和正性变传导作用（positive dromotropic action）。其作用机制是：去甲肾上腺素与 β_1 受体结合后，通过 cAMP 第二信使系统（G 蛋白 – AC – cAMP – PKA 通路），激活细胞膜上的兴奋型 G 蛋白，进而激活细胞膜内侧的腺苷酸环化酶（adenylate cyclase，AC），促使胞内 ATP 转化为 cAMP，从而激活 PKA，使心肌细胞膜中 L 型钙通道磷酸化。磷酸化的钙通道开放概率增加，致使平台期 Ca^{2+} 内流增加。内流的 Ca^{2+} 可激活连接肌浆网（JSR）膜中的 ryanodine 受体（RYR），启动钙触发钙释放机制，使胞质内 Ca^{2+} 浓度进一步升高，产生正性变力作用。同时，PKA 致使受磷蛋白（phospholamban，PLB）磷酸化并与纵行肌浆网（LSR）膜中的钙泵解离，从而增强钙泵与 Ca^{2+} 亲和力，加快舒张期 LSR 回收 Ca^{2+} 的速度，导致胞质 Ca^{2+} 浓度下降速度加快，使心肌舒张速度加快，表现为正性变时作用；窦房结 P 细胞中钙通道的磷酸化使 4 期钙内流增加，4 期自动去极化速度加快，自律性增加，是产生正性变时作用的另一个机制；在去甲肾上腺素作用下，窦房结 P 细胞 4 期 L 型 Ca^{2+} 通道作用加强，亦与正性变时作用有关。心肌慢反应细胞膜中 L 型钙通道的磷酸化，可使 Ca^{2+} 内流增加，0 期去极化速度和幅度增大，房室传导速度加，引起正性变传导作用。正性变传导作用又可使各部分心肌纤维的活动更趋于同步化，有利于心肌收缩力的加强。

两侧心交感神经对心脏的支配存在差异：左侧心交感神经主要支配房室交界和心室肌，兴奋时主要引起心肌收缩力增强；右侧心交感神经主要支配窦房结，兴奋时主要引起心率加快。

β_1 受体拮抗剂如美托洛尔（metoprolol）等可阻断心交感神经的作用，从而降低心率、心肌收缩力和传导速度，进而减少心输出量，降低动脉血压，因此在临床上常用于治疗高血压、心力衰竭，亦可用于冠心病、心肌梗死、心律失常等疾病治疗。

（2）心迷走神经 支配心脏的副交感神经节前神经元的胞体位于延髓的迷走神经背核和疑核，由其轴突组成的节前纤维行走于迷走神经干中，末梢释放的 ACh 作用于心内神经节节后神经元胞体膜上的 N_1 受体。心迷走神经节后纤维主要支配窦房结、心房肌、房室交界、房室束及其分支，而对心室肌的支配则很少。心迷走神经节后纤维末梢通过释放 ACh 作用于心肌细胞膜的 M 型胆碱能受体（M 受体）所引起的心房肌收缩力减弱、心率减慢和房室传导速度减慢，分别称为负性变力、负性变时和负性变传导作用。其作用机制是：ACh 作用于心肌细胞膜中的 M 受体后，通过抑制 G 蛋白 – AC – cAMP – PKA 通路，降低细胞内 cAMP 水平，降低 PKA 活性，进而表现出与 β_1 受体激活相反的效应。心肌细胞 L 型钙通道被抑制后，Ca^{2+} 内流减少，是引起负性变力作用的主要原因；I_{K-ACh} 激活导致 K^+ 在复极化时相的加速外流，缩短了平台期的时长，亦可使 Ca^{2+} 内流减少，造成负性变力作用。同时，窦房结 P 细胞 4 期 Ca^{2+} 内流和 L 通道介导的 Na^+ 内流均减少，减慢 4 期去极化速度，降低细胞的自律性，引起负性变时作用；此外，I_{K-ACh} 激活所导致的 K^+ 外流增加引起最大复极电位的增大，是自律性降低的另一个机制。负性变传导作用主要与慢反应细胞的 0 期 Ca^{2+} 内流减少、0 期去极化速度和幅度降低有关。

由于心迷走神经纤维对心房肌的支配密度远高于其对心室肌的支配，故心迷走神经兴奋引起的心房肌收缩力减弱效应比心室肌更为明显。与心交感神经相类似，两侧心迷走神经对心脏的支配也有差异：

右侧迷走神经以支配窦房结为主，兴奋时主要引起心率减慢；左侧迷走神经以支配房室交界为主，兴奋时引起的效应主要表现为房室传导速度减慢。

（3）支配心脏的肽能神经纤维　心脏中存在多种肽能神经纤维，释放的神经递质包括神经肽Y、血管活性肠肽、降钙素基因相关肽和阿片肽等。这些递质可与单胺类和ACh等在同一神经元内共存，参与对心肌和冠状血管生理功能调节。

（4）心脏的传入神经纤维　心交感神经和心迷走神经不仅由传出神经纤维构成，其内亦含有大量传入神经纤维，其末梢主要感受来自心脏的化学刺激和机械牵张刺激，反射性来调节交感神经活动和心血管活动。通常情况下心迷走神经内的传入纤维活动可抑制交感神经活动，而心交感神经内的传入纤维活动可增强交感神经活动，且与心肌缺血引起的心绞痛有关。发生高血压和慢性心力衰竭时，可见心交感神经传入纤维活动增强，是病理状态下交感神经过度激活的机制之一。

（5）心交感神经与心迷走神经的紧张性活动　**紧张（tonus）**是指神经或肌肉等组织保持一定程度的持续活动状态。心交感神经和心迷走神经的紧张性是持续的，两者均主要起源于延髓心血管中枢，作用相互拮抗，共同调节心脏活动。安静状态下，心迷走紧张（cardiac vagal tone）较心交感紧张（cardiac sympathetic tone）更具优势，因此虽然窦房结的自动节律性约为100次/分，但正常人安静时的心率仅约70次/分。如用M受体拮抗剂阿托品阻断心迷走神经的作用，心率可加快到150次/分。在呼吸周期中，吸气时心迷走紧张较低而心交感紧张较高，心率加快，呼气时则相反。心率随呼吸周期而发生明显变化的现象称为呼吸性窦性心律不齐。

2. 血管的神经支配　**血管运动神经（vasomotor nerve）**指支配血管平滑肌的神经，包括**缩血管神经（vasoconstrictor nerve）**和**舒血管神经（vasodilator nerve）**两大类。除毛细血管以外的各类血管壁内均具有平滑肌组织。大部分血管平滑肌仅受交感缩血管神经纤维的支配，小部分血管既受交感缩血管神经纤维支配，同时又受某些舒血管神经纤维的支配。毛细血管前括约肌的活动主要受局部组织代谢产物的影响，少有神经纤维分布。

（1）缩血管神经纤维　缩血管神经纤维又称交感缩血管神经，均为交感神经纤维，以去甲肾上腺素作为递质，可作用于血管平滑肌细胞上的 α 和 β_2 两类肾上腺素能受体。去甲肾上腺素与 α 受体的结合能力较强，结合时可引起血管平滑肌收缩，是交感缩血管神经兴奋时的主要效应；与 β_2 受体结合能力较弱，结合时引起血管平滑肌舒张。交感缩血管神经纤维兴奋可引起总外周阻力增加，动脉血压升高。

安静状态下，交感缩血管纤维持续发放 1~3Hz 的低频冲动，称为**交感缩血管紧张（sympathetic vasoconstrictor tone）**。这种紧张性主要来源于延髓心血管中枢，作用是使血管平滑肌保持一定程度的收缩状态。交感缩血管紧张增强时，血管收缩加强，反之则血管舒张。生理状况下，交感缩血管神经纤维的放电频率在数秒1次至每秒8~10次的范围内变动，可引起很大幅度的血管口径变化，有效调节各器官的血流阻力和血流量。

除毛细血管不受神经纤维支配外，体内几乎所有的血管都受交感缩血管神经纤维的支配。当交感缩血管神经纤维兴奋时，受其支配的器官的血流阻力增高，血流量减少。值得注意的是，交感缩血管神经纤维在不同组织器官血管中的分布密度是不同的。皮肤血管分布密度最大，骨骼肌和内脏血管次之，冠状血管和脑血管分布最少。对于同一器官的血管，交感缩血管神经纤维的支配密度亦不相同，表现为动脉支配密度高于静脉，微动脉支配密度最高，毛细血管前括约肌最低。支配密度越高，对血管活动的影响越大，反之则越小。由于微动脉的支配密度高于微静脉，交感缩血管神经纤维兴奋时，毛细血管前阻力和毛细血管后阻力的比值将增大，表现为毛细血管血压降低，组织液的生成减少而重吸收增加。对于容量血管，交感缩血管神经纤维兴奋可致其收缩，减少器官内的血容量，增加静脉回心血量。可见，高血压和慢性心力衰竭的发生发展过程均与交感神经的过度激活有关。

（2）舒血管神经纤维

1）交感舒血管神经纤维　以狗、猫等小型动物为对象的实验表明，支配骨骼肌血管的交感神经中不仅有缩血管神经纤维，还包含舒血管神经纤维。交感舒血管神经纤维在平时不发出紧张性活动，只有在情绪激动和发生防御反应时，通过节后纤维末梢释放的 ACh 作用于血管平滑肌膜中的 M 受体，舒张骨骼肌血管，使骨骼肌得到充分的血液供应。M 受体拮抗剂阿托品是该效应的阻断剂。交感舒血管神经纤维也存在于人体内。

2）副交感舒血管神经纤维　支配脑膜、唾液腺、胃肠外分泌腺和外生殖器的血管平滑肌的神经，除交感缩血管神经纤维外，还包括副交感舒血管神经纤维。副交感舒血管神经纤维平时不发出紧张性活动，活动时通过节后纤维末梢释放的 ACh 与血管平滑肌的 M 受体结合，引起局部血管舒张，实现调节局部血流量，对循环系统总外周阻力的影响很小。

3）脊髓后根舒血管纤维　皮肤伤害性感觉传入纤维在外周末梢处发出的分支，可支配邻近微动脉，称后根舒血管纤维，释放的递质可能为降钙素基因相关肽。当皮肤伤害性刺激发生时，感觉冲动在沿传入纤维传向中枢的同时，可沿其分支到达邻近受刺激部位的微动脉，使微动脉舒张充血，表现为局部皮肤出现红晕。虽然这种仅通过轴突外周部分完成的反应被称为轴突反射，但其并不符合反射的概念。

4）血管活性肠肽神经元　这类神经元末梢释放血管活性肠肽，引起局部血管舒张，增加其血流量。同时，这些神经元也释放 ACh，从而引起腺细胞的分泌。

（二）心血管中枢

心血管中枢（**cardiovascular center**）是指中枢神经系统中与控制心血管活动有关的神经元集中的部位。控制心血管活动的神经元广泛分布于从脊髓到大脑皮层的各个水平，这些神经元之间具有密切的纤维联系，将接收的由躯体、内脏和中枢其他部位传来的信息进行复杂地整合（integration），从而调节心血管活动，使之与内外环境的变化和与机体的其他功能活动相适应。

1. 脊髓　在脊髓胸腰段灰质中间外侧柱分布有支配心脏和血管的交感节前神经元，脊髓骶段分布有支配血管的副交感节前神经元。这些神经元的活动受高位中枢活动的调控，是中枢调控心血管活动的最后传出通路。脊髓交感节前神经元可通过完成某些原始的心血管反射来维持一定的血管张力，但无法进行精细的调节。

2. 延髓　延髓是调节心血管活动的基本中枢。通过对逐步横切动物脑干实验的观察可见，在延髓之上横切脑干时，动物动脉血压无明显改变，且能完成一定的心血管反射；当向下切至延髓闩部水平时，动脉血压将显著降至脊动物水平，因此认为**延髓腹外侧区**（**ventrolateral medulla，VLM**）可能是调节心血管活动的关键部位，分为头端区和尾端区。

其中，**延髓头端腹外侧区**（**rostra ventrolateral medulla，RVLM**）接受来自**延髓孤束核**（**nucleus tractus solitarii，NTS**）、**延髓尾端腹外侧区**（**caudal ventrolateral medulla，CVLM**）和**下丘脑室旁核**（**paraventricular nucleus，PVN**）等重要心血管核团和脑区的调控信息，并通过 NTS 中转，接受来自外周心血管活动相关感受器的传入信息。RVLM 在完成复杂的信息整合后，通过其下行纤维直达脊髓灰质中间外侧柱的交感节前神经元，对产生和维持心交感神经和交感缩血管神经紧张性活动起重要作用。RVLM 神经元兴奋时可引起交感神经活动加强和血压升高。

CVLM 神经元通过抑制 RVLM 神经元的活动来降低交感缩血管紧张，引起血管舒张。其本身对脊髓灰质中间外侧柱形成直接投射。

NTS 是接受压力感受器、化学感受器和心肺感受器等的传入，是它们传入纤维的首个中枢内接替站；NTS 也接受来自不同脑区的纤维投射，并对多种心血管活动的传入信号进行整合。NTS 中间部兴奋时可抑制交感活动并降低血压；而连合部兴奋则可引起血压升高。整体来看，NTS 神经元兴奋可加强迷走神经活动并抑制交感神经活动。

延髓的**迷走神经背核**（dorsal motor nucleus of vagus）和**疑核**（ambigims nucleus）均接受 NTS 和某些高位中枢的纤维投射，并均发出纤维投射至心脏。疑核是心迷走神经节前神经元胞体的主要存在部位，可能通过于延髓腹侧面的血管运动中枢的纤维联系来实现对血压的调节。

3. 下丘脑　下丘脑 PVN 小细胞神经元下行纤维部分投射至脊髓灰质中间外侧柱，控制交感节前神经元活动，部分投射到 RVLM，调节其心血管神经元活动。下丘脑前区参与对压力感受性反射、肾脏反射和水盐平衡的调节。下丘脑的外侧区和后区发出的下行纤维大部分投射到延髓，少部分投射到脊髓灰质中间外侧柱，可增强交感神经活动。总体上看，下丘脑对心血管活动的调节往往整合于体温调节、防御反射等复杂生理活动之中，表现为心率加快、心肌收缩力增强、心输出量增加、皮肤和内脏血管收缩而骨骼肌血管舒张、血压轻度升高，以适应机体的需要。

4. 其他心血管中枢　在延髓以上的其他脑干部分以及大脑和小脑中均有调节心血管活动的神经元分布，其功能是参与对心血管活动和机体其他功能间的复杂整合。

（三）心血管反射

神经系统通过各种**心血管反射**（cardiovascular reflex）实现对心血管活动的调节，以适应机体生理状态或内外环境发生的改变。

1. 颈动脉窦和主动脉弓压力感受性反射　当动脉血压突然升高时，可通过对动脉压力感受器的刺激作用，反射性减慢心率、减少心输出量、舒张血管、减小外周阻力，引起血压下降，这一反射称为**压力感受性反射**（baroreceptor reflex）或**降压反射**（depressor reflex）。

（1）**动脉压力感受器**　主要位于颈动脉窦和主动脉弓血管外膜下的感觉神经末梢被称为**动脉压力感受器**（baroreceptor）。压力感觉器主要感受血压变化时血管壁所受到的机械牵张刺激，而并不直接感受血压变化。压力感受器的传入冲动频率在一定范围内与动脉管壁扩张程度成正比，心动周期中动脉血压的波动引起传入神经的冲动发放频率的相应变化（图 3 - 41）。在同一血压水平，颈动脉窦压力感受器通常比主动脉弓压力感受器更敏感。

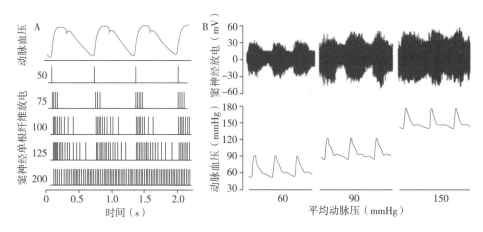

图 3 - 41　动脉血压对窦神经放电的影响

A. 心动周期中颈动脉窦压力感受器单根传入神经纤维放电示意图，左侧数字为主动脉平均压（mmHg）；B. 不同动脉血压时窦神经放电实验记录图

（2）**传入神经及其中枢联系**　颈动脉窦压力感受器的传入神经纤维组成**窦神经**（carotid sinus nerve），汇入舌咽神经后进入延髓。主动脉弓压力感受器的传入神经纤维行走于迷走神经干内并随之进入延髓。家兔的主动脉弓压力感受器传入纤维在颈部单独成为一束，与迷走神经伴行，称为**主动脉神经**

（aortic nerve）或**降压神经**（depressor nerve）。压力感受器的传入冲动到达延髓 NTS 后，不仅与 CVLM 发生联系，引起 RVLM 心血管神经元抑制，使交感神经紧张降低，还与迷走神经背核和疑核发生联系，使迷走神经紧张增强。压力感受器的传入冲动亦与延髓以外心血管中枢关联，其传入信息在经多级整合后下传给传出神经和效应器官，完成反射。

（3）反射效应　动脉血压升高时，压力感受器传入冲动增多，反射性地引起心迷走紧张加强，心交感紧张和交感缩血管紧张减弱，进而减慢心率、减少心输出量、减小外周阻力，致使动脉血压下降；反之当动脉血压降低时，压力感受器传入冲动减少，引起心率加快、心输出量增多、外周阻力增大，血压回升。

（4）压力感受性反射功能曲线　在动物实验中，结扎单侧颈总动脉近心端，保留同侧窦神经与中枢的联系，切断对侧窦神经和双侧主动脉神经，从而将一侧颈动脉窦区和循环系统其余部分相隔离。人为改变隔离侧颈动脉窦内压，可见体循环动脉血压在一定范围内随窦内压的升高而降低。根据窦内压与动脉血压的变化关系曲线，可描记出压力感受性反射功能曲线（图 3 – 42）。曲线两端较平坦，中间部分较陡，说明窦内压在正常血压水平附近变动时压力感受性反射最敏感，纠正异常血压的能力最强。正常人安静时窦内压约 100mmHg，与当时的平均动脉压基本相等，说明二者在这个水平上达到平衡，这个平衡点就是压力感受性反射的调定点。动脉血压偏离调定点越远，压力感受性反射纠正异常血压的能力越弱。在慢性高血压患者或实验性高血压动物中，压力感受性反射功能曲线将向右上方移位，调定点升高，这一现象称为压力感受性反射的重调定（resetting），说明此时压力感受性反射的工作范围发生了改变，在较高的血压水平上保持血压相对稳定。

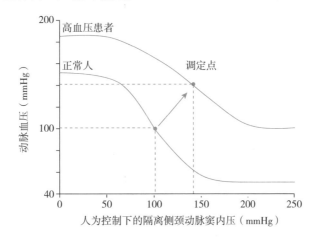

图 3 – 42　正常人和高血压患者的压力感受性反射功能曲线

（5）生理意义　压力感受性反射属于典型的负反馈调节，其生理意义主要是快速缓冲动脉血压的突然变化，维持动脉血压相对稳定。当颈动脉窦内压力由于急性出血或由平卧位突然改变为直立位等原因出现降低时，启动压力感受性反射，使动脉血压回升，从而避免血压过低引起的晕厥和休克等不良反应。压力感受器对快速性血压变化较为敏感，而对缓慢的血压变化不敏感。如果切除动物的动脉压力感受器的传入神经，其动脉血压常出现很大波动，但血压平均值并不升高。可见，压力感受性反射在动脉血压的长期调节中不起关键作用。

2. 颈动脉体和主动脉体化学感受性反射　化学感受性反射（chemoreceptor reflex）的感受器位于颈总动脉分权处和主动脉弓区域，分别称为颈动脉体和主动脉体化学感受器，其适宜刺激包括动脉血中的 O_2 分压降低、CO_2 分压升高和 H^+ 浓度升高等，其传入活动经窦神经和迷走神经上行至延髓孤束核，改变延髓内呼吸运动神经元和心血管活动神经元的活动。

化学感受性反射的效应主要是通过反射性地引起呼吸加深加快来调节呼吸。其对心血管活动的影响是通过呼吸运动的改变和对各级中枢的多重作用整合而实现的。动物实验中可见，保持自然呼吸时，化学感受器的传入冲动可引起呼吸加深加快，并继发心率加快，心输出量增多，外周阻力增大，血压升高等心血管活动的改变；而人为保持动物的呼吸频率和深度不变时，化学感受器的传入冲动则引起心率减慢，心输出量减少，冠状动脉舒张，骨骼肌和内脏血管收缩等效应。切断双侧颈迷走神经后，心率由减慢转为加快，提示化学感受性反射对迷走神经的兴奋作用强于对交感神经的兴奋作用。

生理情况下，化学感受性反射对心血管活动调节作用不明显，仅在缺氧、窒息、失血、血压过低、酸中毒等情况下才起调节作用。缺血或缺氧等引起的化学感受性反射通过兴奋交感缩血管中枢，引起骨骼肌和大部分内脏血管收缩，增大总外周阻力，使血压升高，但心脏和脑的血管不出现明显收缩，甚至发生轻微舒张，这种效应重新分配循环血量，确保心、脑等重要器官在危急情况下优先获得血液供应。

3. 心肺感受器引起的心血管反射 一些位于心房、心室和肺循环大血管壁内的感受器可感受机械牵张刺激或某些化学物质如前列腺素、腺苷和缓激肽等的刺激，这些感受器被称为**心肺感受器（car-diopulmonary receptor）**，其传入神经纤维分别在迷走神经或交感神经内走行。

心肺牵张感受器位于循环系统压力较低的部分，静脉回心血量是致其扩张的主要因素，随循环系统"充盈度"改变而发出冲动，故又称为容量感觉器。**容量感受性反射（volume receptor reflex）**是典型的心肺感受器反射，用于调节循环血量和细胞外液量。血容量增多或其他原因致使心房压升高引起心房壁牵张时，心房壁内容量感受器兴奋，其传入冲动经迷走神经上传至中枢，抑制交感神经，兴奋迷走神经，使心率减慢，心输出量减少，外周阻力降低，血压下降，同时降低血浆血管升压素和醛固酮水平，促进肾排水排钠，进一步降低循环血量和细胞外液量。

心室壁的交感神经传入末梢，接受某些内源性和外源性化学物质如缓激肽、过氧化氢和腺苷等的刺激或心室扩张引起的机械刺激时，产生的冲动经心交感神经上传至中枢，反射性引起交感神经活动增强和动脉血压升高，称为**心交感传入反射（cardiac sympathetic afferent reflex）**，属于正反馈调节。体力活动加强或心肌负荷增大时，心交感传入反射增强，增加心输出量，使血压升高。此外，这一反射病理性增强参与慢性心力衰竭和高血压病的交感神经过度激活机制。

4. 躯体感受器引起的心血管反射 肌肉活动、皮肤温度改变和各种伤害性刺激可兴奋躯体传入神经而引起心血管反射，其效应取决于感受器的性质、刺激的强度和频率等。高强度、高频率的电刺激可引起升压效应，而中、低强度的低频率电刺激，则通过抑制交感缩血管中枢引起降压效应。

5. 内脏感受器引起的心血管反射 腹腔内脏器官上存在的机械和化学感受器，在受到温度或化学刺激时可引起心血管反射。牵拉肠系膜可引起心率加快、血压升高和心肌收缩力加强；扩张肺、胃、肠和膀胱等空腔器官或挤压睾丸，则引起心率减慢和外周血管舒张。眼球或眼球周围组织的感受器受到压迫或牵张刺激时，可反射性引起心迷走神经兴奋，导致心率减慢和血压下降，称为眼－心反射。

6. 脑缺血反应 脑缺血反应（brain ischemia response）发生于脑血流量明显减少或动脉血压过低时，表现为交感缩血管中枢紧张性显著升高，外周血管强烈收缩，动脉血压升高，有助于在紧急情况下改善脑的血液供应。颅内压升高所引起的特殊的脑缺血反应称为 Cushing 反应，表现为动脉压升高，以克服颅内压对脑血管的压迫作用，维持脑血流。

（四）心血管反射的中枢整合模式

中枢神经系统对全身各组织器官的活动进行复杂的整合，使机体做出整体反应，以适应不同的环境刺激或功能状态时的实际需要。其整合模式在各类生理状态并不相同。例如，防御反应（defense reaction）发生时心率加快，心输出量增多，骨骼肌血管舒张，内脏和皮肤血管收缩，血压轻度升高。肌肉活动时仅有参与运动的骨骼肌血管舒张，不参与运动的骨骼肌血管则收缩。睡眠时与防御反应时相反，表现为心率减慢，心输出量减少，骨骼肌血管收缩而内脏血管舒张，血压轻微降低。进食时心率加快，心输出量增多，胃肠道血管舒张而骨骼肌血管收缩。潜水时心率减慢，心输出量减少，骨骼肌血管和内脏血管均收缩。高温环境下皮肤血管舒张而内脏血管收缩，而在低温环境则表现相反。

二、体液调节

血液和组织液中的某些化学物质或由血液输送，广泛作用于心血管系统，或由局部组织中形成，主要作用于局部的血管或心肌，共同构成心血管活动的体液调节。体液调节与神经调节、自身调节等调节机制互相联系与协调，构成复杂的网络体系，对心血管功能进行全身性的和局部的准确而精细的调节，共同维持机体循环稳态。

（一）肾素－血管紧张素系统

肾素－血管紧张素系统（renin－angiotensin system，RAS） 广泛存在于心肌、血管平滑肌、骨骼肌、脑、肾、性腺、颌下腺、胰腺以及脂肪等多种器官组织中，是人体重要的体液调节系统。

1. RAS 的构成 肾素（renin）是一种酸性天冬氨酰蛋白酶，由肾脏球旁细胞分泌。入球小动脉灌注压降低、流经致密斑的 NaCl 流量减少、交感神经兴奋和血管紧张素 Ⅱ 的负反馈效应均可刺激球旁细胞，使肾素分泌增多。肾素经肾静脉入血，所启动的经典 RAS 链式反应的基本步骤为：①血管紧张素原（angiotensinogen）作为肾素的底物，由肝脏或其他组织合成释放，在血浆或组织中经肾素作用发生水解，产生的十肽称为血管紧张素 Ⅰ（angiotensin Ⅰ，Ang Ⅰ）；②Ang Ⅰ 可被血浆或组织（特别是肺循环血管内皮表面）中的血管紧张素转换酶（angiotensin－converting enzyme，ACE）所水解，切去 C 末端的两个氨基酸，转变为八肽，称为血管紧张素 Ⅱ（angiotensin Ⅱ，Ang Ⅱ）；③部分 Ang Ⅱ 在血浆和组织中可被氨基肽酶 A 进一步水解为七肽，称为血管紧张素 Ⅲ（angiotensin Ⅲ，Ang Ⅲ）；④Ang Ⅰ、Ang Ⅱ 或 Ang Ⅲ 可被不同的酶水解成不同肽链片段的血管紧张素；⑤上述血管紧张素家族成员可被进一步降解为无活性的小肽片段。经典的 RAS 以内分泌形式发挥生理作用，又称为全身性 RAS。

近年来的研究显示，在心肌、血管平滑肌、骨骼肌、脑、肾等多种器官组织中也存在有 RAS 的成员，并以相对独立的旁分泌和（或）自分泌方式直接调节心血管活动，称为局部 RAS。与前述全身性 RAS 不同，这些相对独立的局部 RAS 通过旁分泌和（或）自分泌方式发挥作用。心脏的局部 RAS 可引起正性变力作用，导致心脏重构，调节冠状动脉阻力和抑制心肌细胞增长等。体内大、小动脉和静脉管壁内均分布有局部 RAS，主要作用是调节血管张力和内皮功能，参与血管重塑和促进血栓形成等。

2. 血管紧张素家族主要成员的生理作用 RAS 的效应通过血管紧张素与细胞膜表面高度特异的血管紧张素受体（angiotensin receptor，AT receptor）结合来实现。AT 受体分为 AT_1、AT_2、AT_3 和 AT_4 四种亚型。AT_1 受体可细分为 AT_{1a} 和 AT_{1b} 比两个亚型，前者表达于脑、心脏、血管和肾等，后者主要表达于胎盘、肺和肝。胚胎期 AT_2 受体存在广泛，但出生后多为 AT_1 受体所替代，留存的 AT_2 受体主要表达于肾上腺髓质、子宫、卵巢和脑。在大多数情况下，AT_2 受体的效应与 AT_1 受体相拮抗。AT_3 受体的作用尚不明确。AT_4 受体广泛分布于哺乳动物的心血管、脑、肾和肺等，可能与影响血管内皮完整性和刺激内皮细胞释放纤溶酶原激活物抑制物－1（PAI－I）有关。

（1）Ang Ⅱ 的生理作用　Ang Ⅱ 是 RAS 中最重要的成员，其生理作用主要包括：①收缩血管：Ang Ⅱ 可作用于血管平滑肌上的 AT_1 受体，引起全身微动脉和静脉收缩，导致外周阻力增大，血压升高以及回心血量增加。②兴奋交感神经：Ang Ⅱ 可作用于交感缩血管纤维末梢，通过突触前调制作用促进其释放去甲肾上腺素。③调节中枢神经系统活动：Ang Ⅱ 可作用于中枢神经系统的一些神经元，降低中枢对压力感受性反射的敏感性，加强交感缩血管中枢紧张；促进神经垂体释放血管升压素和缩宫素；增强促肾上腺皮质激素释放激素的作用，这些作用增大了外周阻力，血压升高。Ang Ⅱ 作用于穹窿下器和

下丘脑旁核的 AT_1 受体，产生或增强渴觉，并引起饮水行为。④促进醛固酮的合成和释放：Ang II 可刺激肾上腺皮质球状带合成和分泌醛固酮，进而促进肾小管对 Na^+ 和水的重吸收，参与机体的水盐调节，增加循环血量。Ang II 是醛固酮合成和分泌的主要调节者，因此可将 RAS 扩展为肾素 – 血管紧张素 – 醛固酮系统（renin – angiotensin – aldosterone system，RAAS）。鉴于 Ang II 对动脉血压的重要调节作用，临床上已将 ACE 抑制剂和 AT_1 受体拮抗剂用作抗高血压的常用或首选药物。此两类药物不仅用于降压，还能改善心力衰竭和冠心病患者的预后，是心力衰竭和冠心病预防和治疗的重要药物之一。

（2）RAS 其他成员的生理作用　Ang I 不具有生物活性。Ang III 可与 AT_1 受体和 AT_2 受体结合，产生与 Ang II 相似的效应，但其缩血管效应仅为 Ang II 的 10% ~ 20%，而刺激肾上腺皮质合成和释放醛固酮的作用较强。Ang IV 作用于 AT_4 受体，产生与 Ang II 不同或相反的作用，如抑制左心室的收缩功能以加速其舒张、促进血管收缩并同时刺激血管壁产生前列腺素类物质或一氧化氮（NO），以调节血管收缩的状态等。Ang 的其他活性片段可限制或修饰 Ang II 的作用，使 RAS 对心血管功能的调节更加精确和完善。随着研究的进展，RAS 新成员不断被发现，2000 年的新型的血管紧张素转换酶 2（angiotensin – converting enzyme 2，ACE 2）可将 Ang I 和 Ang II 分别水解为血管紧张素 1 ~ 9（angiotensin 1 ~ 9，Ang 1 ~ 9）和血管紧张素 1 ~ 7（angiotensin 1 ~ 7，Ang 1 ~ 7）。Ang 1 ~ 9 是 Ang II 的内源性生物抑制剂，Ang 1 ~ 7 促进内皮细胞产生 NO 等舒血管因子来对抗 Ang II 的缩血管作用，同时具有抑制血管平滑肌细胞和心肌成纤维细胞增殖、抑制肾小管重吸收钠等作用。肾素（原）受体 [（pro）renin receptor] 是一种能结合肾素或肾素原的蛋白，也是新发现的 RAS 成员。它的存在表明肾素不仅是一种蛋白水解酶，还可作为一种配体，特异性结合并激活相应受体而产生效应。

（二）肾上腺素和去甲肾上腺素

从化学结构上看，**肾上腺素（epinephrine，adrenaline）**和**去甲肾上腺素（norepinephrine，NE 或 noradrenaline，NA）**均属于儿茶酚胺类。血液循环中的肾上腺素约占 80%，去甲肾上腺素约占 20%，主要来自肾上腺髓质。去甲肾上腺素也可来自肾上腺素能神经末梢的释放。

肾上腺素和去甲肾上腺素与肾上腺素能受体结合的能力不同，因此对心脏和血管的作用表现出共性与差异共存的特点。肾上腺素对 α、$β_1$ 和 $β_2$ 受体均具有较强的结合能力。在心脏，肾上腺素与 $β_1$ 受体结合后可产生正性变时和正性变力作用，使心输出量增多。在 α 受体占优势的皮肤、肾和胃肠道血管，肾上腺素可引起血管平滑肌收缩；在 $β_2$ 受体占优势的骨骼肌和肝血管，小剂量的肾上腺素主要兴奋 $β_2$ 受体，引起血管舒张，大剂量时亦兴奋 α 受体，则引起血管收缩。综合来看，肾上腺素可在不增加或降低外周阻力的情况下增加心输出量。去甲肾上腺素能与心肌 $β_1$ 受体结合，在血管平滑肌则主要结合 α 受体，与 $β_2$ 受体结合的能力较弱。因此，静脉注射去甲肾上腺素可广泛收缩全身血管，增加外周阻力，升高动脉血压；而血压升高通过增强压力感受性反射活动而产生的对心脏活动的抑制作用超过了去甲肾上腺素对心脏的直接兴奋作用，最终导致心率减慢。

（三）血管升压素

血管升压素（vasopressin，VP）又称抗利尿激素（antidiuretic hormone，ADH），是由下丘脑视上核和室旁核神经元合成的一种九肽激素，经下丘脑 – 垂体束运输到神经垂体储存，室旁核和视上核神经元兴奋时释放入血液循环。

VP 受体分为 V_{1a}、V_{1b}、V_2 三种亚型。V_{1a}、V_{1b} 受体主要分布于血管平滑肌和腺垂体，VP 与 V_{1a} 结合后，可引起除脑血管外的广泛的微动脉和毛细血管前括约肌收缩，血压升高。V_2 受体分布于肾集合管，VP 与之结合后可促进水的重吸收，起到抗利尿的作用。生理情况下，血浆中 VP 主要作用于 V_2 受体，产生抗利尿效应。当禁水、脱水及失血等情况导致细胞外液量减少时，VP 浓度明显升高，方可发挥缩血管作用，并通过对细胞外液量的调节，实现对动脉血压的长期调节作用。因此，VP 对维持细胞外液量的恒定和动脉血压稳定具有重要的作用。

（四）血管内皮生成的血管活性物质

血管内皮细胞可合成与释放多种血管活性物质，主要调节局部血管的舒缩活动。

1. 血管内皮生成的舒血管物质　主要包括前列环素（prostacyclin，PGI 2）、一氧化氮（nitric oxide，NO）和内皮超极化因子（endothelium – derived hyperpolarizing factor，EDHF）等。

血管内皮细胞膜内表面的花生四烯酸转变为前列腺素 H_2 后，可在前列环素合成酶的作用下产生 PGI_2。搏动性血流对内皮产生的切应力是 PGI_2 释放的刺激因素，PGI_2 可引起血管平滑肌舒张，抑制血小板聚集，并促进内皮细胞释放 NO。

NO 由 L – 精氨酸在一氧化氮合酶（nitric oxide synthase，NOS）的催化下生成，分为主要存在于神经元的神经元型 NOS（nNOS 或 NOSI）、主要存在于单核 – 巨噬细胞系统的诱生型 NOS（iNOS 或 NOS Ⅱ）和主要存在于内皮细胞的内皮型 NOS（eNOS 或 NOS Ⅲ）。NO 可凭借其高度脂溶性扩散至血管平滑肌细胞，激活胞内可溶性鸟苷酸环化酶，增高胞内 cGMP 水平，通过激活蛋白激酶使胞内 Ca^{2+} 外流，使血管舒张。基础状态下，内皮细胞释放的 NO 参与维持血管的正常张力。NO 还可与 PGI_2 共同抑制平滑肌细胞的增殖，抑制血小板黏附，有助于防止血栓形成。NO 释放的刺激因素包括缓激肽、5 – 羟色胺、ATP、ACh、NE、内皮素和花生四烯酸等体液因素，以及血流对内皮产生的切应力增加等物理因素。雌激素（estrogen）可通过激活 eNOS 促进 NO 合成，从而发挥舒血管作用。早前研究发现名为内皮舒张因子（endothelium – derived relaxing factor，EDRF）的舒血管物质现已明确为就是 NO。

内皮细胞产生的内皮超极化因子（EDHF）可促进 Ca^{2+} 依赖的钾通道开放，引起血管平滑肌超极化，使血管舒张。

2. 血管内皮生成的缩血管物质　内皮素（endothelin，ET）是内皮细胞合成和释放的 21 肽（包含 ET – 1、ET – 2、ET – 3 三种异性肽），其缩血管效应强烈而持久，是目前已知的最强烈的缩血管物质之一，对体内各脏器血管几乎都有收缩作用，是心血管活动的重要调节因子之一，可能参与血压的长期调节。ET 还参与心血管细胞的凋亡、分化和表型转化等多种病理过程。内皮素受体（endothelin receptor，ETR）包括 ET_AR、ET_BR 和 ET_CR 三类。在主要分布于血管平滑肌的 ET_AR 对血管内皮细胞中生成的 ET – 1 具有高选择性亲和力，两者结合后可通过 PLC – IP_3/DG – Ca^{2+} 信号通路引起血管平滑肌收缩。ET – 1 正性肌力作用强大，但其强心作用常被其强烈的收缩冠脉、刺激 Ang Ⅱ 和 NE 释放等作用所掩盖。ET – 1 还具有类似生长因子的作用，可促进平滑肌和心肌细胞的增殖和肥大。生理情况下，血流对内皮产生的切应力是 ET 释放的促进因素。

（五）激肽释放酶 – 激肽系统

血浆和组织中的蛋白质底物激肽原（kininogen）可被激肽释放酶（kallikrein）分解为激肽（kinin）。其中，由血浆激肽释放酶水解高分子量激肽原而产生的九肽称为缓激肽（bradykinin）；由组织激肽释放酶作用于血浆中的低分子激肽原而产生的十肽称为赖氨酸缓激肽或胰激肽；另有一种甲二磺酰赖氨酰缓激肽，存在于尿液中。这些激肽可被激肽酶水解失活。激肽可引起血管平滑肌舒张，从而调节血压和局部组织血流量。

现已发现的缓激肽受体（bradykinin receptor，简称激肽受体）分为 B_1 和 B_2 两种亚型。激肽与血管内皮细胞上的 $β_2$ 受体结合后可刺激 NO，PGI_2 和 EDHF 的释放，使血管强烈舒张，但可引起内脏平滑肌收缩。

激肽系统和 RAS 之间关系密切。ACE 是激肽系统中的激肽酶 Ⅱ，可降解具有舒血管作用的激肽为无活性片段，也能将 Ang Ⅰ 水解为具有缩血管 Ang Ⅱ，从而加强缩血管作用。

（六）心血管活性多肽

心血管系统中已发现有 30 多种心血管活性多肽，对心血管活动具有重要的调节作用。

1. 心房钠尿肽 心房钠尿肽（atrial natriuretic peptide，ANP）主要由心房肌细胞合成，以细胞膜中的一种鸟苷酸环化酶为受体。其生物效应主要包括：①利钠和利尿作用：ANP 可增加肾小球滤过率，抑制近端小管和集合管对钠的重吸收，使肾排钠和排水增多；抑制肾素、醛固酮和血管升压素的生成和释放，并对抗其作用，间接发挥利钠和利尿作用。②对心血管的影响：ANP 可直接或通过拮抗 RAS、ET 和 NE 等缩血管物质来舒张血管，降低血压；也可减少搏出量，减慢心率，从而减少心输出量；还具有缓解心律失常和调节心功能的作用。③调节细胞增殖：作为细胞增殖的负调控因子，抑制血管内皮细胞、平滑肌细胞和心肌成纤维细胞等多种细胞的增殖。

2. 脑钠肽 脑钠尿肽（brain natriuretic peptide，BNP）广泛存在于神经系统、心脏、垂体和肺等组织，具有舒张血管、降低血压和抑制醛固酮释放的作用。因心功能不全时血清 BNP 含量增加，又称心脏负荷应激救援因子。临床上 BNP 可作为评定心力衰竭进程和预后的指标。

3. 肾上腺髓质素 肾上腺髓质素（adrenomedulin，ADM）是由 52 个氨基酸残基构成的活性多肽，最初于 1993 年从人嗜铬细胞瘤组织中分离出来。AMD 存在广泛，以肾上腺、肺和心房为著。目前研究表明，ADM 主要由血管内皮细胞合成和分泌。ADM 可舒张血管，降低外周阻力，降压作用强而持久。ADM 可对心脏产生正性肌力作用，并通过增加冠脉血流量，抑制炎症反应及氧自由基的生成，提高钙泵活性和加强兴奋 – 收缩耦联等多种途径，发挥对心脏的保护作用。ADM 还可促进肾排钠和排水。

4. 尾升压素 尾升压素（urotensin，U）是一类神经环肽，最早是分离自鱼尾部下垂体，目前已能从人体克隆出来，分 U I 和 U II 两型。U II 是迄今所知最强的缩血管活性肽之一，能持续、高效地收缩动脉血管，并通过 NO 和 PGI_2 途径引起离体心脏冠脉扩张。而对于在体心脏，小剂量 U II 可引起血流阻力轻度降低，心输出量轻度增加；大剂量 U II 则引起心输出量明显减少。另外，U II 还具有明显的促细胞肥大和增殖的作用。

5. 阿片肽 人体内有多种阿片肽（opioid peptide），包括 β – 内啡肽、脑啡肽和强啡肽三大家族。外周的阿片肽可通过血管壁的阿片受体引起血管平滑肌舒张，并可与交感缩血管纤维末梢突触前膜中的阿片受体结合，减少交感缩血管纤维递质的释放，进而产生负性肌力作用和舒血管作用；脑内的 β – 内啡肽（β – endorphin）可作用于心血管中枢的有关核团，使交感神经活动抑制，心迷走神经活动加强，降低动脉血压。内啡肽在应激、内毒素、失血等强烈刺激下释放，可能是引起循环休克的原因之一。针刺穴位可引起脑内阿片肽释放，可能是针刺使高血压患者血压下降的机制之一。

6. 降钙素基因相关肽 降钙素基因相关肽（calcitonin gene – related peptide，CGRP）由 37 个氨基酸残基组成，是人类应用分子生物学技术发现的第一种生物活性多肽。CGRP 经感觉神经末梢释放，其受体广泛分布于心肌和血管壁。CGRP 是目前发现的最强烈舒血管物质；对心肌具有正性变力和变时作用；还可促进内皮细胞的生长并向受损血管壁迁移，以促进生成新生血管。

（七）气体信号分子

气体信号分子生物效应广泛，可在酶催化下内源性产生，并可自由通过细胞膜而无须膜受体的转运，在生理浓度下有明确的特定功能。NO 的作用已于前文详述，一氧化碳（CO）和硫化氢（H_2S）的特性和作用如下。

1. 一氧化碳 人和哺乳动物的所有器官、组织的细胞几乎都能合成和释放内源性**一氧化碳（carbon monoxide，CO）**。CO 可快速地自由透过各种生物膜，产生舒血管作用，机制为：①激活可溶性鸟苷酸环化酶（sGC），增高胞内 cGMP 水平，松弛血管平滑肌；②刺激血管平滑肌上的钾通道开放，促进细胞内的 K^+ 外流，引起细胞膜超极化，抑制血管平滑肌收缩。

2. 硫化氢 1989 年，在大鼠和人尸检的脑组织中发现了**内源性硫化氢（hydrogen sulfide，H$_2$S）**。H$_2$S 是一种带有臭鸡蛋味的气体，是哺乳动物体内的 L - 半胱氨酸经酶催化形成的产物之一。产生 H$_2$S 的酶主要有：①胱硫醚 β 合成酶（CBS），主要分布在中枢神经系统；②胱硫醚 γ 裂解酶（CSE），主要表达于内皮细胞和血管平滑肌细胞，与心血管系统联系最为密切；③3 - 巯基丙酮酸硫基转移酶（MST），富集于红细胞，也参与心肌 H$_2$S 的合成。脑组织生成的 H$_2$S 最多，其次为血管、心、肝和肾。H$_2$S 对血管的作用是通过开放血管平滑肌上的 ATP 依赖的钾通道，增加 K$^+$ 外流和膜的超极化，从而舒张血管，维持正常血压的稳态，亦可抑制血管平滑肌细胞的增殖。H$_2$S 对心肌组织具有负性肌力作用和降低中心静脉压的作用。

（八）前列腺素

前列腺素（prostaglandin，PG） 是花生四烯酸经环加氧酶（cyclooxygenase）介导代谢产生的一族二十碳不饱和脂肪酸。生成前列腺素的前体和酶几乎遍布全身各部位的组织细胞。PG 可依据分子结构分为多种类型，参与血压调节、水盐代谢等多种生理功能活动。其中 PGI$_2$ 已于前文详述；PGE$_2$ 主要由肾脏产生，具有舒血管作用，参与血压稳态调节；PGF$_{2\alpha}$ 能使静脉收缩。

（九）细胞因子

细胞因子是由细胞所产生的信息物质，包括肿瘤坏死因子、白细胞介素、干扰素、趋化因子等。细胞因子到达靶细胞的转运方式多为自分泌或旁分泌，其生物效应多样。以白细胞介素家族为例，其成员多为炎症介质，可参与免疫反应，同时亦可通过扩张血管和增加毛细血管的通透性来调节心血管功能。

另外，由脂肪细胞产生的瘦素（leptin）、脂联素（adiponectin）和抵抗素等脂肪细胞因子可参与调控机体的能量代谢及多种心血管活动。瘦素不仅可以调节脂肪代谢，亦可作用于下丘脑、肾素 - 血管紧张素系统和肾交感神经等靶点，通过降低 NO 水平、增加肾小管对钠的重吸收、促使血管平滑肌肥大、甚至改变红细胞的生化和物理属性，剂量依赖地升高血压，与高血压的关系密切。脂肪组织分泌最多的脂肪细胞因子是脂联素，具有改善内皮功能、促进血管新生、抑制病理性心肌肥大和缺血后心肌损伤、抑制血管平滑肌细胞增殖的作用，可延缓动脉粥样硬化及再狭窄过程，是重要的心血管系统的保护因子。

（十）其他因素

生长因子中的胰岛素样生长因子 - 1（insulin - like growth factor - 1，IGF - 1）具有促进心肌生长、肥大和增强心肌收缩力的作用，还能促进血管平滑肌细胞增殖和血管舒张。血管内皮生长因子主要作用于血管，可扩张血管和增加毛细血管的通透性，亦可促进血管内皮增生和血管生成。

某些全身性激素对心血管系统的活动具有调节作用，如肾上腺糖皮质激素可增强心肌的收缩力；胰岛素对心脏有直接的正性变力作用；胰高血糖素对心脏有正性变力与变时作用；甲状腺激素可增强心室肌的收缩和舒张功能，并使心率加快、心输出量和心脏做功量增加等。

三、自身调节

在失去外来神经和体液因素的条件下，器官和组织的血流量可通过局部血管的自身舒缩活动实现局部血流量的调节，以应对一定范围的血压变动，这一过程称为心血管活动的自身调节，包括心脏泵血功能的自身调节和组织器官血流量的自身调节。心脏泵血功能的自身调节机制在影响心输出量的因素中的异长、等长自身调节部分前文已有详述；而组织器官血流量自身调节的机制一般可用局部代谢产物学说和肌源学说加以解释。

（一）代谢性自身调节机制——局部代谢产物学说

组织代谢活动增强时，局部组织 O$_2$ 分压降低，并产生更多的 CO$_2$、腺苷、乳酸、H$^+$、K$^+$ 等代谢产物，这些因素引起局部组织的微动脉和毛细血管前括约肌舒张，这一效应增加了局部组织血流量，改善了缺氧，并更快移去代谢产物，称为代谢性自身调节。毛细血管前括约肌的交替开放是典型的代谢性自身调节。器官的代谢水平决定其血流量，代谢水平越高，血流量就会越多。在骨骼肌、胃肠、肝和皮肤等功能活动变化较大的器官，这种代谢性自身调节的局部舒血管效应有时甚至强于交感缩血管神经活动增强所产生的缩血管效应，而使局部血管保持舒张。激肽、前列腺素、腺苷、组胺等代谢产物亦属于体液因素，因此，代谢性自身调节有时也归入体液调节。

（二）肌源性自身调节机制——肌源学说

肌源性活动（myogenic activity） 指血管平滑肌本身经常保持的一定的紧张性收缩。这种紧张性活动在血管平滑肌受到牵张刺激时加强。器官血管灌注压的突然升高使血管平滑肌受到牵张刺激，增强血管（尤其是毛细血管前阻力血管）的肌源性活动，引起血管收缩，增大血流阻力，以避免器官的血流量因灌注压升高而增多。反之，当器官血管的灌注压突然降低时，阻力血管舒张，局部血流阻力减小，使灌注该器官的血流量不至于明显减少。肌源性自身调节机制在肾血管特别明显，在脑、心、肝、肠系膜和骨骼肌的血管也能看到，意义是当血压发生一定程度的变化时，使某些器官的血流量能保持相对稳定。但皮肤血管一般无此表现。

四、动脉血压的长期调节

根据神经和多种体液因素参与的对动脉血压调节过程的时长，可将动脉血压调节分为短期调节（short – term regulation）和长期调节（long – term regulation）。短期调节指利用神经调节方式通过各种心血管反射调节心肌收缩力和血管外周阻力，而对短时间内发生的血压变化进行调节的过程，目的是使动脉血压恢复正常并保持相对稳定。而当血压在数小时、数天、数月或更长时间内发生变化时，单纯依靠神经调节常不足以将血压调节到正常水平，机体需要调动长期调节机制进行干预。长期调节主要通过肾调节细胞外液量来实现。

（一）体液平衡与血压稳态的相互制约

体液平衡与血压稳态的维持密不可分，主要表现为：①平均动脉压的高低与循环血量和血管系统容量之间的比例有关。循环血量的增多不仅引起循环系统平均充盈压升高，而且通过增加回心血量和心输出量使动脉血压升高。从长期的观点来看，液体摄入量与排出量之间的平衡，使体液和循环血量维持在正常水平，是血压维持稳态的基础。②血压的改变能够通过肾的压力性利尿（pressure diuresis）作用影响循环血量。在肾脏功能正常的情况下，动脉血压的升高可增加肾血流，升高肾小球滤过率，使单位时间内肾排出的钠和水增多（尿量增多），引起循环血量回降，从而使循环血量和动脉血压降低到接近正常；当循环血量减少和动脉血压降低时，将发生相反的变化，使尿量减少，循环血量恢复，从而使血压回升至接近正常水平。肾排出的钠量和尿量随动脉血压的高低发生相应变化，只要血压的波动偏离了平衡点，肾的体液调节机制就会持续发挥作用，直至血压恢复正常水平。

（二）影响肾 – 体液控制系统活动的主要因素

体内细胞外液量可在肾的调节下维持稳定，这一调节途径称为**肾 – 体液控制系统（renal – body fluid system）**，这一系统在控制体液量方面的作用最为关键，是长期血压调控的主要机制。肾 – 体液控制系统的活动主要受到血管升压素、心房钠尿肽、肾素 – 血管紧张素 – 醛固酮系统等多种因素的影响。循环血量增多，动脉血压升高时，肾脏可通过多种机制使循环血量和血压恢复到正常水平：①血管升压素的释放减少，引起集合管对水的重吸收减少，导致肾排水量增加，细胞外液量回降；②心房钠尿肽分泌增多，引起肾重吸收钠和水减少，导致排钠和排水量增加，细胞外液量回降；③体内 RAS 系统的活动被抑制，肾素分泌减少，继而循环血中 Ang Ⅱ 水平降低，Ang Ⅱ 引起血管收缩效应减弱，血压回降；醛固酮分泌减少，引起肾小管重吸收钠和水减少，导致细胞外液量回降；④交感神经系统活性相对被抑制，引起心肌收缩力减弱，心率减慢，心输出量减少，外周血管舒张，血压回降。在循环血量减少、动脉血压降低时，则引起相反的调节过程。

第五节　器官循环

依据血流动力学基本规律，体内各器官的血流量正比于该器官动、静脉的压力差，并反比于血流阻力。但是，由于各器官的结构、功能、内部血管分布各不相同，故其血流量的调节机制尚存在着各自的特点。本节主要对心、肺、脑的血液循环进行介绍。

一、冠脉循环

（一）冠脉循环的解剖特点

冠脉循环（coronary circulation）是心脏自身血液供应的主要来源，心腔内的血液对心肌的直接供应范围极小，仅可对心内膜侧 0.1mm 厚度范围内的心肌具有作用。

冠脉循环的动脉主要由起自升主动脉根部的左、右冠状动脉组成，其主干和大分支作为传输血管循行于心脏表面，小分支作为阻力血管穿入心肌沿途发出的分支有些在心肌外 1/3 交织成丛，有些垂直穿越至心内膜下，在心内膜下层再次分支成网。在心肌收缩时，小分支受到压迫，血流阻力增大。

阻力血管远端在心肌内移行为极为丰富的毛细血管，其走行与心肌纤维平行，两者数量约为 1∶1，在心肌横截面上，每平方毫米面积内有 2500~3000 根毛细血管，确保此心肌和冠脉血液之间的物质交换。当心肌因负荷过重而发生代偿性肥厚时，在增大肌纤维直径时，毛细血管数量并未相应增加，容易发生血供不足。

人冠状动脉各个分支之间虽有侧支相通，但多局限于心内膜下，口径较为细小，血流量很低。因此，如果冠状动脉某分支突然堵塞，常难以迅速建立有效的侧支循环。但如果冠状动脉的阻塞是在长期因素作用下缓慢形成的，侧支则可逐渐扩张，从而建立起具有一定代偿作用的侧支循环。

（二）冠脉循环的生理特点

1. 压力高，流程短，血流量大　冠状动脉开口处的血压与主动脉压相等，因其血流途径短，血流阻力小，血压在到达冠脉小血管前损失较小，保证小动脉血压和血液灌注压能够维持在较高水平，从而保证了冠脉循环的高血流量。安静状态下，正常成年人的冠脉血流量（coronary blood flow，CBF）可达每 100g 心肌 60~80ml/min，中等体重的人的心脏重量仅占体重的 0.5% 左右，但其 CBF 总量可达 200~250ml/min，占心输出量的 4%~5%。心肌的活动水平是 CBF 大小的决定因素，因此左心室单位克重心肌组织的 CBF 大于右心室。心肌活动加强使冠脉达到最大舒张状态时，CBF 可为安静时的 5 倍左右，达到每 100g 心肌 300~400ml/min。

2. 动-静脉血氧含量差值大　成年人安静状态下，每 100ml 冠状动脉血中的氧含量约 20ml，每 100ml 冠状窦静脉血中的氧含量约 6ml，动-静脉血氧含量差值约 14ml/100ml 血液，摄氧率可达 70% 左右，而其他器官组织摄氧率仅有 25%~30%。这是因为心肌收缩所需要的能量几乎完全来自氧化代谢，其内富含肌红蛋白，摄氧能力很强。剧烈运动时，心肌耗氧量相应增加，由于心肌从单位血液中摄氧的潜力较小，故此时主要依靠扩张冠脉血管来增加 CBF，以满足心肌对氧的需求。

3. 血流量随心肌收缩发生周期性变化　大部分冠脉小分支血管穿入心肌深部走行。当心室开始收缩时，心室壁急剧升高的张力压迫了肌纤维之间的小血管，可使 CBF 明显减少。在等容收缩期，心肌深层的 CBF 可出现断流甚至逆流。在快速射血期，升高的主动脉压带动冠状动脉压随之升高，CBF 有所增加。进入减慢射血期后，主动脉压有所下降，CBF 随之减少。在等容舒张期，心肌对冠脉的压迫减弱或解除，冠脉血流阻力骤然减小，CBF 迅速增加，并在舒张早期达到高峰，然后随主动脉血压的降低而逐渐减少（图 3 – 43）。可见，心肌收缩可显著影响 CBF，使之在心动周期中产生周期性变化。

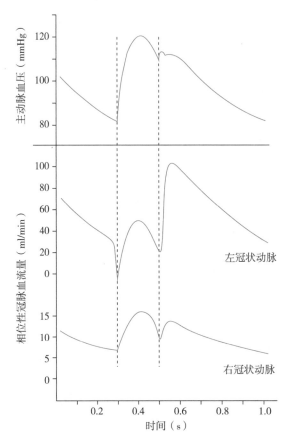

图3－43　单个心动周期中左、右冠状动脉血流变化情况示意图

通常情况下，左心室收缩期的 CBF 仅有舒张期的 20% ~ 30%。当心肌收缩增强时，心缩期 CBF 所占比例更小。而当体循环外周阻力增大致使动脉舒张压升高时，CBF 随之增加。而当心率加快致使心舒期明显缩短时，CBF 亦随之减少。可见，动脉舒张压的高低和心舒期的长短是 CBF 的决定因素。主动脉瓣关闭不全等病理状态可导致动脉舒张压过低，进而引起心肌供血不足。右心室壁心肌比左心室薄弱，其收缩对 CBF 的影响不如左心室明显，在安静状态下，右心室收缩期和舒张期的 CBF 相差不大，甚至略多于后者。

（三）冠脉血流量的调节

CBF 主要受心肌代谢水平的调节。神经和体液因素对 CBF 的影响较弱。

1. 心肌代谢水平的影响　心肌代谢增强时，耗氧量增加，降低了局部组织中的 O_2 分压，减少心肌细胞中 ATP 的生成，并促进其分解为 ADP 和 AMP。在冠脉血管周围间质细胞中的 5′ – 核苷酸酶的作用下，AMP 被分解产生腺苷。腺苷具有强烈的舒张小动脉作用，是引起冠脉舒张的主要原因，但因其生成后在几秒内即被破坏，故不会引起其他器官的血管舒张。H^+、CO_2、乳酸、缓激肽、PGE 等其他心肌代谢产物也有舒张冠脉的作用。

2. 神经调节　冠状动脉受交感和迷走神经的双重支配。交感神经的兴奋可激活冠脉平滑肌 α 受体引起冠脉收缩；同时激活心肌 β₁ 受体引起正性作用，增加心脏耗氧量，通过提升代谢水平、增多代谢产物继发性引起冠脉舒张。迷走神经的兴奋可激活冠脉平滑肌 M 受体引起冠脉舒张；同时激活心肌 M 受体，抑制心脏活动，降低心肌代谢水平，继发性引起冠脉收缩。在 CBF 的调节方面，心肌自身代谢水平的调节作用远强于神经调节，因此，神经因素的影响可被心肌代谢改变引起的血流变化迅速掩盖。剧烈运动或大失血时，在交感神经作用下全身血管发生收缩，而冠脉及脑血管却无明显收缩，从而实现全身血量的重新分配，保证心、脑等重要器官仍能获得相对较多的血液供应。

3. 体液调节 肾上腺素、去甲肾上腺素和甲状腺激素均可通过提升心肌代谢水平引起 CBF 增加；其中肾上腺素和去甲肾上腺素又可直接作用于冠脉平滑肌 α 或 β₂ 受体，引起冠状血管收缩或舒张，但其效能弱于通过影响代谢作用实现的改变。NO 和 CGRP 可通过较强的舒张冠脉的作用引起 CBF 增加；反之，具有收缩冠状动脉作用的 AngⅡ和大剂量 VP 则能使 CBF 减少。

冠脉血流情况在临床上可通过冠状动脉造影、超声多普勒法、心肌超声造影、正电子发射断层扫描法、冠状动脉血流储备等方法进行检测；如发生冠脉血管狭窄所致的心肌缺血，可通过药物、冠状动脉内支架植入术、心脏搭桥等方法进行治疗。

二、肺循环

血液由右心室射出，经肺动脉及其分支到达肺毛细血管，再经肺静脉回到左心房的血液循环称为**肺循环（pulmonary circulation）**，功能是通过气体交换将含氧量较低的静脉血转变为含氧量较高的动脉血。体循环中的支气管血管是肺内的另一部分血管，主要对支气管和肺起营养性作用。在肺泡附近，肺循环中的肺小静脉与肺段远端的周围性支气管静脉形成一些吻合支，将部分支气管静脉血收集入肺静脉，进入左心房，致使主动脉血液中掺入 1%～2% 的静脉血。

（一）肺循环的生理特点

1. 血流阻力小、血压低 肺循环的血流阻力明显小于体循环，原因是：①与主动脉相比，肺动脉管壁薄，厚度仅约主动脉壁的1/3；②肺动脉及其分支短而粗；③肺循环血管全都位于胸腔负压环境中。采用插入导管的方法测得正常人的右心室收缩压平均约 22mmHg，舒张压 0～1mmHg；肺动脉收缩压与右心室收缩压相同，舒张压平均约 8mmHg，平均压约 13mmHg。用间接方法测得肺循环毛细血管平均压约 7mmHg，肺静脉压和左心房内压 1～4mmHg，可见肺循环的血压较低。左心衰竭时可引起肺淤血和肺水肿，导致呼吸困难。

2. 血容量大，波动大 安静状态下，肺部血管床内可容纳 450～600ml 血液，占循环系统总血容量的9%～12%。由于肺组织和肺血管的可扩张性大，故肺血容量能在较大范围内波动，可起储血库作用。机体失血时，肺循环可将部分血液转移至体循环，发挥代偿作用。肺循环血流量随呼吸运动发生周期性变化，并对左、右心室搏出量和动脉血压发生影响。在深吸气时，肺部血容量可增加到 1000ml 左右，而在用力呼气时，则可减少到 200ml 左右。吸气过程中胸腔内负压加大，从腔静脉回到右心房的血量增多，右心室搏出量随之增多，同时由于肺扩张引起的肺循环血管扩张致使肺静脉回到左心房的血量减少，左心室搏出量随之减少。经过几次心搏后，扩张的肺循环血管逐渐被充盈，由肺静脉回流入左心房的血量逐渐回升。呼气时则发生相反的效应。左心室搏出量与呼吸相关的周期性改变，致使动脉血压在呼吸周期中出现规律的周期性波动，称为动脉血压的呼吸波，表现为：动脉血压在吸气相之初逐渐下降，至吸气相中期降到最低点，在吸气相后半期逐渐回升，呼气相前半期继续上升，至呼气相中期达最高点，在呼气相后半期又开始下降，周而复始。

3. 毛细血管的有效滤过压较低 肺循环毛细血管血压平均为 7mmHg，血浆胶体渗透压平均为 25mmHg。由于肺毛细血管对蛋白分子的通透性相对较高，所以肺组织间液的胶体渗透压约为 14mmHg。

以微量吸液管插入肺组织间隙测得肺组织间液静水压约为 -5mmHg，比外周皮下组织间液的负值稍大。计算可得，肺毛细血管的有效滤过压较低，约 +1mmHg ［（7 + 14）－（-5 + 25）］。因此，肺部仅有极少量的组织液生成。生成的组织液除少量渗入肺泡内起湿润作用并被蒸发，其余大部分经肺淋巴管返回血液循环。在左心衰竭等病理情况下，肺静脉压升高引起肺毛细血管血压随之升高，常有较多的血浆滤出毛细血管，进入肺组织间隙和肺泡内，造成肺水肿。

（二）肺循环血流量的调节

虽然肺循环血管的口径变化在多数情况下是被动的，但其在一般状态下仍保持较低水平的收缩状态，故神经、体液和局部组织化学因素仍可在一定程度上调节和影响肺循环血流量。

1. 肺泡气 O_2 分压的影响 肺泡气 O_2 分压可显著影响局部肺循环血管的舒缩活动。当一部分肺泡内气体的 O_2 分压降低时，这些肺泡周围的微动脉收缩，血流阻力增大。这与体循环中低氧通常引起血管舒张的情况相反。尤其在肺泡气 CO_2 分压升高时，其效应更加显著，但其机制目前尚不清楚。肺泡气低氧引起局部缩血管反应可使肺泡血流量得到有效分配，具有重要的生理意义。在通气不足、低氧的肺泡，局部血管收缩，使此处的血流量减少，则可使较多的血液转移到那些通气充足、肺泡气 O_2 分压较高的肺泡，维持适当的肺换气效率。但当吸入气 O_2 分压过低时，如在高海拔地区，可引起肺微动脉广泛收缩，血液阻力较大，肺动脉压显著升高。长期居住在低海拔地区的人，若以较快的速度登上高海拔地区，常可发生肺动脉高压，甚至发生肺水肿；长期居住在高海拔地区的人，常可因肺动脉高压使右心室负荷长期加重而导致右心室肥厚。

2. 神经调节 肺循环血管受交感和迷走神经的双重支配。交感神经兴奋可直接引起肺血管收缩和血流阻力增大。但在整体情况下，交感神经兴奋同时引起体循环血管收缩，将一部分血液挤入肺循环，使肺循环血流量增加。迷走神经兴奋的直接效应是肺血管舒张。

3. 体液调节 肾上腺素、去甲肾上腺素、Ang II、TXA_2、$PGF_{2\alpha}$ 等体液因素可使肺循环微动脉收缩；组胺、5 - 羟色胺等可使肺循环微静脉收缩，并在流经肺循环后随即分解失活。

三、脑循环

颈内动脉和椎动脉在颅底形成 Willis 环后各自发出分支，为脑供应血液，营养脑组织。来自其分支的部分毛细血管伸入脑室内形成脉络丛，分泌脑脊液。脑毛细血管血液和脑脊液最终汇入静脉系统。

（一）脑循环的特点

1. 血流量大，耗氧量大 脑组织代谢水平高，其正常活动高度依赖于血液供应，因此血流量非常大。同时，脑的能量消耗几乎全部来源于糖的有氧氧化，因此耗氧量极高。安静状态下，正常成年人每 100g 脑组织的血流量为 50 ~ 60ml/min，脑循环总血流量约为 750ml/min，虽然脑的重量仅占体重的 2% 左右，但其血流量已达心输出量的 15%；每 100g 脑组织耗氧 3 ~ 3.5ml/min，脑的总耗氧量约为 50ml/min，约占全身总耗氧量的 20%。脑组织对缺血和缺氧的耐受性非常低。在正常体温条件下，脑缺血症状在每 100g 脑组织血流量低于 40ml/min 时开始出现；脑血流量完全中断 5 ~ 10 秒即可导致意识丧失，中断 5 ~ 6 分钟以上将产生不可逆的脑损伤。

2. 血流量变化小 脑组织、脑血管和脑脊液共存于容积固定的骨性颅腔之中，脑组织和脑脊液不可压缩，因此，与其他器官血管相比较，脑血管的舒缩程度受到很大的限制，脑血流量的变化范围明显小于其他器官。当动物心肌和骨骼肌活动加强时，血流量可分别增加 4 ~ 5 倍和 15 ~ 20 倍；而当其脑中枢强烈兴奋发生惊厥时，脑血流量仅增加约 50%。脑组织血液供应的增加主要依靠提高脑循环的血流速度来实现。

3. 存在血 - 脑脊液屏障和血 - 脑屏障 详见后文。

（二）脑血流量的调节

1. 自身调节　正常人平时脑血流量主要受到颈动脉血压的影响，依靠自身调节来维持。当平均动脉压在 $60 \sim 140 mmHg$ 范围内变动时，脑血流量可通过自身调节保持相对稳定。正常情况下，脑循环的灌注压为 $80 \sim 100 mmHg$，符合发生自身调节所需的血压范围；在高血压患者，自身调节范围上限可上移到 $180 \sim 200 mmHg$。如果平均动脉压低于下限，自身调节失效，脑血流量将明显减少，引发脑功能障碍；如果平均动脉压高于上限，脑血流量则明显增加，严重时可因脑毛细血管血压过高而引起脑水肿。

2. CO_2 分压与低氧的影响　CO_2 分压升高和低氧可直接作用于血管平滑肌使之舒张，但在整体情况下，它们引起的化学感受性反射可使血管收缩，因此对多数器官、组织血流量的影响并不显著。然而由于脑血管对化学感受性反射并不敏感，产生的缩血管效应不显著，故 CO_2 分压升高和低氧时主要表现为对脑血管的直接舒血管效应，脑血流量增加。NO 被认为可能是 CO_2 分压升高引起脑血管舒张的中介物质，而低氧的舒血管效应则依赖于 NO、腺苷的生成和 ATP 依赖的钾通道激活。当过度通气使 CO_2 呼出过多时，出现的头晕等症状是由于脑血管收缩、脑血流量减少引起的。

3. 神经调节　脑血管虽然受交感缩血管纤维和副交感舒血管纤维的双重支配，但刺激或切断这些神经后，脑血流量均无明显改变。在多种心血管反射中，脑血流量也无明显变化。可见神经因素对脑血流量的调节作用极为有限。

（三）血-脑脊液屏障和血-脑屏障

正常成年人的脑脊液总量约150ml，是充满脑室系统、蛛网膜下隙和脊髓中央管内的无色透明液体，含极少量细胞。脑脊液的日生成量约800ml，大部分由脑室脉络丛上皮细胞和室管膜细胞分泌，小部分由软脑膜血管和脑毛细血管滤过而产生。脑脊液生成后，由侧脑室经第三脑室、导水管、第四脑室进入蛛网膜下隙，绝大部分通过蛛网膜绒毛被吸收入硬膜静脉窦，少量可被脑室室管膜上皮、蛛网膜下隙毛细血管和脑脊膜淋巴管吸收，从而完成脑脊液的循环。脑脊液的日重吸收量与生成量相等，具有较高的更新率。

脑脊液的主要功能是缓冲外力冲击，以防脑和脊髓发生震荡。脑脊液的比重与脑组织几乎相等，因此当头部受到轻度撞击时，浮于脑脊液中的脑几乎不会受到任何损伤。但在遭遇强烈撞击时，脑组织可能发生对侧伤（contrecoup）。例如，额部受撞击所产生的脑损伤通常发生于枕部视区，导致部分视觉缺失，而直接受撞击的额叶皮层却无损伤表现。脑脊液对脑的浮力可使脑的重量减轻至50g左右，可有效避免脑组织对颅底部神经和血管的压迫。同时，脑、脊髓神经组织和血液之间的物质交换是通过脑脊液的媒介作用实现的。脑脊液循环时是回收蛋白质的途径之一。脑组织中不存在淋巴管，因此由毛细血管壁漏出的少量蛋白质需随脑脊液回流入血液。

与血浆的成分相比较，脑脊液中蛋白质含量极微，葡萄糖含量以及 K^+、HCO_3^- 和 Ca^{2+} 浓度也较低，但 Na^+ 和 Mg^{2+} 浓度则较高。这些成分上的差异表明脑脊液并非完全是经由简单的血浆滤过生成的，其生成过程应包括主动转运。脉络丛细胞间的紧密连接和脉络丛细胞中运输各种物质的特殊载体系统构成了血液和脑脊液之间的屏障，称为血-脑脊液屏障（blood-cerebrospinal fluid barrier），其作用是使一些大分子物质较难从血浆进入脑脊液。

类似的屏障也存在于血液和脑组织之间，由毛细血管内皮细胞、内皮下基膜和星形胶质细胞的血管周足等结构构成，用于限制物质在两者间的自由交换，这一屏障称为血-脑屏障（blood-brain barrier）。水和游离状态的脂溶性物质（如 CO_2、O_2、NH_3、乙醇、氯霉素和一些麻醉剂等）易于通过血-脑屏障。而 Na^+、K^+、Cl^- 等电解质、葡萄糖和氨基酸等水溶性物质一般需要在毛细血管内皮上特殊转运体的介导下通过血-脑屏障。如果婴儿先天性缺乏葡萄糖转运体 1（$GLUT_1$），那么即使血糖浓度正常，脑组织仍无法摄取足量葡萄糖，可导致癫痫发作和发育迟缓。毛细血管内皮上还有转运甲状腺激素、某些有机酸、胆碱、核酸前体物等的转运体亦参与血-脑屏障的构成。蛋白质、多肽以及一切与血浆蛋白结合的脂溶性或水溶性物质都无法通过血-脑屏障。例如，红细胞破坏后产生的胆红素通常与血浆蛋白结合，不能通过正常人的血-脑屏障；但新生儿的血-脑屏障发育尚未成熟，无法阻止游离的胆红素通过血-脑屏障，因此新生儿高胆红素血症可引起核黄疸。蛋白质抗体和非脂溶性药物难以通过血-脑屏障进入脑组织，因此无法产生疗效。

血-脑脊液屏障和血-脑屏障对于保持脑组织的内环境理化因素的相对稳定，防止血液中有害物质进入脑组织具有重要意义。例如，外周的ACh、NE、多巴胺、甘氨酸等神经递质难以通过屏障进入脑组织，避免扰乱中枢神经元的正常功能活动。在脑缺氧、损伤或脑瘤等情况下，血-脑屏障作用减弱，一些平时不能通透的物质进入病变部位，改变脑脊液的理化性质、血清学和细胞学特性。因此脑脊液样本检测可为神经系统某些疾病的诊断提供参考依据。

下丘脑第三脑室和第四脑室的一些室周区（称为室周器）的毛细血管对许多物质的通透性较其他脑区大，血-脑屏障相对薄弱。第三脑室前壁上的部分细胞对晶体渗透压的变化十分敏感，形成下丘脑渗透压感受器，可以同时感受血液和脑脊液中钠离子浓度的升高；下丘脑分泌的激素可通过无屏障功能的毛细血管进入血液循环；某些室周器神经元释放的多肽可进入循环血液；部分室周器含多种神经肽和其他化学物质的受体，可与循环血液中相应的化学物质结合，调节脑的功能状态。

脑室系统内的脑脊液和脑组织之间隔有室管膜；在脑的表面，脑脊液和脑组织之间隔有软脑膜。室管膜和软脑膜的通透性很高，是脑脊液中的物质进入脑组织的快捷途径。在临床上，如将不易透过血-脑屏障的药物直接注入脑脊液，则可加快其进入脑组织的速度。

答案解析

目标检测

1. 简述动脉血压的形成原理及其影响因素。
2. 影响心输出量的因素及其作用。
3. 简述组织液生成和回流的过程。
4. 试述正常典型心电图的波形及其生理意义。
5. 夹闭动物单侧颈总动脉15秒，通过另一侧颈总动脉插管测量到的动脉血压有何变化？为什么？
6. 试述心脏和血管的神经支配及其作用机制。
7. 运动时心血管活动的调节有何特点？

第四章　局部血液循环障碍

📖 学习目标

1. 掌握　淤血、血栓形成、栓塞和梗死的概念，理解其相应的病理变化产生的过程并熟记其形态学特点；肝素、香豆素类抗凝血药的药理作用、作用机制、临床应用、不良反应及中毒解救方法；纤维蛋白溶解药链激酶、尿激酶的作用机制和特点。

2. 熟悉　血栓形成、栓塞和梗死的类型，并理解其发生条件；新型的口服抗凝血酶药、组织型纤维酶原激活物、阿尼普酶、葡萄球菌激酶的作用特点。

3. 了解　充血、出血、血栓形成、栓塞和梗死的临床表现，并能在临床工作中做出正确诊断。

4. 学会　预防和治疗血栓栓塞性疾病时正确选择药物，并能合理应用。

⇒ 案例引导

临床案例　患者，男，53岁。主诉：左髋部肿痛，活动受限2小时。现病史：患者2小时前不慎跌倒，出现左髋关节剧痛、活动受限，无法独立行走。既往史：高脂血症8年，间歇性跛行3年。体格检查：左髋关节肿胀，活动受限，左股骨大转子叩击痛（＋）。辅助检查：X线示左股骨转子间骨折。治疗经过：入院后手术。术后，将患者送回病房过程中出现呼吸加快、大汗淋漓、意识丧失，经抢救无效死亡。尸检摘要：左右肺动脉分支可见多发性血栓栓塞。镜下可见混合血栓和红色血栓。左下肢深静脉有一血栓，取材切片为混合血栓。

讨论　1. 患者左髋摔伤、骨折与左下肢深静脉血栓形成有何关联？

　　　　2. 肺动脉内的血栓栓子来自何处，是如何运行至肺动脉的？

正常的血液循环为细胞和组织提供氧和营养物，并维持内环境稳定。一旦血液循环发生障碍，将引起局部器官、组织和细胞的代谢障碍、功能失调和形态结构异常，并出现各种临床表现，严重者导致机体死亡。

血液循环障碍可分为全身性和局部性两种。两者既有区别，又有联系。全身性血液循环障碍是整个心血管系统功能失调（如心功能不全、休克）的结果，局部血液循环障碍是某个器官或局部组织的循环异常。全身血液循环障碍可以通过局部表现出来，如右心衰竭可引起肝淤血；局部血液循环障碍也可影响全身血液循环，如心肌缺血使心肌收缩力减弱，导致全身血液循环障碍。

本章主要介绍局部血液循环障碍的常见病理变化。①血管内成分溢出血管：水分在组织间隙中增加称水肿；水分在体腔内积聚称积液；红细胞溢出血管称出血；②局部组织血管内血液含量异常：动脉血量增加称充血，静脉血量增加称淤血，血管内血量减少称缺血；③血液内出现异常物质：包括血液固有成分析出形成的血栓以及血管内出现空气、脂滴和羊水等不溶性异常物质阻塞局部血管，造成血管栓塞和组织梗死。局部血液循环障碍及其所引起的病变常常是疾病的基本病理变化。

第一节　充血和淤血

充血（hyperemia）和**淤血**（congestion）都是指局部组织血管内血液含量的增多（图4-1），但发生的部位、原因、病变和对机体的影响不同。

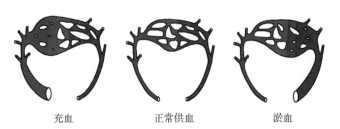

充血　　　　　　正常供血　　　　　　淤血

图4-1　充血和淤血模式图

一、充血

因动脉血液流入过多引起局部组织或器官血管内血量增加，称**动脉性充血**（arterial hyperemia），简称充血。充血是一种主动过程，表现为局部组织或器官小动脉和毛细血管扩张，血液输入量增加。

（一）常见类型

各种原因可通过神经-体液作用，使舒张血管的神经兴奋性增高或收缩血管的神经兴奋性降低，均可引起微循环动脉扩张，血流加快，血液灌注量增多。可分为两种类型。

1. 生理性充血　指局部组织或器官因生理需要和代谢增强而发生的充血。例如进食后的胃肠道黏膜充血，运动时骨骼肌组织充血，妊娠时子宫充血等。

2. 病理性充血　指各种病理状态下局部组织或器官发生的充血。

（1）炎性充血　炎症性充血是较为常见的病理性充血，特别是在炎症反应的早期，由于致炎因子作用引起的神经轴突反射，使血管舒张神经兴奋，以及局部炎症介质（如组胺、缓激肽等）的作用，可引起血管紧张性下降，导致局部血管扩张充血，组织变红和肿胀。

（2）减压后充血　长期受压的局部组织或器官，当压力突然解除后，细小动脉发生反射性扩张引起的局部充血，称为减压后充血。如一次性大量抽取胸腹水或摘取腹腔内巨大肿瘤后，局部压力的迅速解除可使过多血液流入长期受压的胸腹腔脏器的血管而引起减压后充血，可造成患者血压突然下降。

（3）侧支性充血　动脉狭窄或阻塞后引起局部组织缺血缺氧，代谢不全产物堆积，导致缺血组织周围的动脉吻合支扩张充血。此举有一定代偿意义，可不同程度改善局部组织的血液供应。

（二）病理变化和后果

肉眼观，由于局部微循环内血液灌注量增多，动脉性充血的器官和组织体积轻度增大，充血若发生于浅表部位时，由于局部微循环内氧合血红蛋白增多，局部组织呈鲜红色，并因局部动脉扩张、血流加快，使物质代谢增强，产热增多，而致局部温度升高，功能代谢增强。光镜下，主要表现为局部细、小动脉和毛细血管扩张、充血。

动脉性充血常是短暂的血管反应，诱因消除后，局部血量恢复正常，通常对机体无不良后果。临床上，过度充血由于局部血液循环加快，动脉血流入增多，局部氧和营养物质供应增多，能促进局部物质代谢，增强组织、器官功能，加速炎症渗出物的吸收和组织内毒素的排泄，进而有利于损伤组织的再生修复，因此具有积极的防御作用。如中医的热敷、拔火罐、艾灸和熏蒸等疗法就是利用动脉性充血发挥治疗作用，但在高血压、动脉硬化或脑血管畸形等疾病的基础上，过度充血可引起血管破裂出血，导致严重后果。

二、淤血

由于静脉血液回流受阻，使血液淤积于小静脉和毛细血管内，导致局部组织或器官血量增加，称**静脉性充血**（venous hyperemia），简称淤血（congestion）。淤血是一种被动过程，均为病理性，可发生于局部或全身。

（一）原因

1. 静脉受压　多种原因可压迫静脉引起静脉管腔狭窄或闭塞，血液回流障碍，导致组织或器官淤血。例如，肝硬化时，肝小叶结构被破坏和改建，导致静脉回流受阻和门静脉高压，引起脾和胃肠道淤血；肠疝嵌顿、肠套叠、肠扭转或肠粘连时，肠系膜静脉受压引起肠淤血；妊娠后期增大的子宫压迫髂总静脉，引起下肢淤血、水肿；肿瘤、炎性包块或绷带过紧等压迫局部静脉，引起相应组织或器官淤血。

2. 静脉腔阻塞　静脉内血栓形成或侵入静脉内的其他栓子，可阻塞静脉血液回流，引起局部组织或器官出现淤血。由于静脉有较多吻合支，可互相连接形成侧支循环，故静脉淤血不易发生。只有当较大的静脉干受压、阻塞或多条静脉受压，侧支循环不能有效建立的情况下，才会引起淤血。例如下肢深静脉血栓形成后，患者会出现患肢淤血、水肿、疼痛等。

3. 心力衰竭　心力衰竭时，心输出量减少，心腔内血液滞留，压力增高，阻碍了相应静脉的回流，造成淤血。左心衰竭时，血液滞留在左心腔内，影响肺静脉的回流，肺静脉压增高而引起肺淤血；右心衰竭时，血液滞留在右心腔内，影响上下腔静脉回流，引起体循环淤血，主要表现为肝淤血，严重时胃肠道和下肢也可出现淤血。左心衰竭和肺淤血会进一步造成肺动脉高压并累及右心，最终出现全心衰竭，发生全身性淤血。

（二）病理变化和后果

肉眼观：淤血组织和器官体积增大、包膜紧张、重量增加、颜色暗红。因血流淤滞，代谢功能下降，产热减少，且血管扩张散热增加，故体表淤血区局部温度降低。由于淤血时局部微循环的动脉血灌注量减少，使血液内氧合血红蛋白减少而还原血红蛋白增加，当还原血红蛋白超过50g/L时，局部皮肤或黏膜呈紫蓝色，称为**发绀**（cyanosis）。由于局部血流停滞，毛细血管扩张，散热增加，体表温度下降。光镜下，局部组织小静脉及毛细血管扩张，血管内过多红细胞积聚，有时伴有水肿。

淤血的后果取决于淤血的部位、静脉阻塞发生的速度、阻塞的程度、淤血持续的时间以及侧支循环是否建立等因素。若静脉阻塞是逐渐发生的，血液通过侧支循环进行回流代偿，可不发生淤血或淤血程度较轻。长时间淤血又称慢性淤血，可引起以下变化。

1. 淤血性水肿（congestive edema）　淤血时小静脉和毛细血管内流体静压升高，加之局部组织内代谢产物的作用，使血管壁通透性增高，水、盐和少量蛋白质漏出，漏出液潴留在组织内引起淤血性水肿，积聚在浆膜腔引起胸水、腹水或心包腔积液。

2. 淤血性出血（congestive hemorrhage）　严重淤血时，缺氧可使毛细血管壁的通透性进一步增高，红细胞从血管内漏出，引起小灶性出血，称为淤血性出血。

3. 实质细胞损伤　长期淤血，由于局部组织缺氧加重，组织中氧化不全的酸性代谢产物大量堆积，可导致实质细胞发生萎缩、变性及坏死。

4. 淤血性硬化（congestive sclerosis）　长期慢性淤血可导致局部实质细胞减少或消失，间质纤维组织增生，组织内网状纤维胶原化，器官逐渐变硬，称为淤血性硬化，又称无细胞性硬化，常见于肺、肝的慢性淤血。

此外，淤血部位因缺氧和营养障碍时局部抵抗力降低，组织再生能力减弱，为其他疾病的发生发展提供了条件，如肺淤血易并发肺部感染、下肢淤血易并发皮肤溃疡且伤口不易愈合。

（三）重要器官的淤血

临床上常见的重要器官淤血为肺淤血和肝淤血，分述如下，以说明淤血的病变和后果。

1. 肺淤血　多由左心衰竭引起。左心衰竭时，左心腔内压力升高，影响肺静脉回流，造成肺淤血。

急性肺淤血时，肺体积增大，重量增加，颜色暗红，切面流出泡沫状红色血性液体。镜下，肺泡壁毛细血管扩张充血，肺泡壁变厚，可伴肺泡间隔水肿，部分肺泡腔内充满水肿液，可见出血。

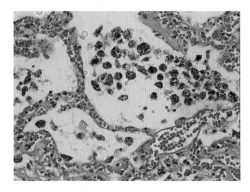

慢性肺淤血时，肺泡壁毛细血管扩张充血更为明显，还可见肺泡间隔增厚和纤维化。肺泡腔内可见水肿液及出血。红细胞可被巨噬细胞吞噬，血红蛋白被溶酶体酶分解，在胞质内析出含铁血黄素颗粒，HE 染色呈棕黄色，普鲁士蓝染呈蓝色，这种含有含铁血黄素颗粒的巨噬细胞称为心力衰竭细胞，简称**心衰细胞（heart failure cell）**（图 4 - 2）。

图 4 - 2　慢性肺淤血（光镜下）
肺泡壁毛细血管扩张充血，间质纤维组织增生，肺泡腔内有漏出的红细胞，还可见心衰细胞

慢性肺淤血晚期，肺间质网状纤维胶原化及纤维结缔组织增生，使肺质地变硬，加之大量含铁血黄素的沉积，呈棕褐色，称为**肺褐色硬化（brown duration of lung）**。

临床上，肺淤血患者表现为气促、发绀等症状。急性肺淤血发生严重肺水肿，患者咳大量粉红色泡沫痰、面色如土、呼吸困难，有濒死感，可出现心肺功能衰竭，危及生命。

2. 肝淤血　常由右心衰竭引起。右心衰时，右心腔内压力升高，肝静脉回流受阻，致使肝小叶中央静脉及肝窦扩张淤血。

急性肝淤血时，肝脏体积增大，呈暗红色。光镜下，小叶中央静脉和肝窦扩张，充满红细胞，严重时可有小叶中央肝细胞萎缩、坏死。小叶外围汇管区附近的肝细胞由于靠近肝小动脉，缺氧程度较轻，可仅出现肝脂肪变性。

慢性肝淤血时，肝脏体积增大、重量增加、质地较实，肝表面和切面可见红黄相间的花纹状结构，状似槟榔的切面，故称**槟榔肝（nutmeg liver）**。光镜下，肝小叶中央静脉及附近肝窦高度扩张淤血，充满红细胞。严重时淤血区的肝细胞因缺氧和受压发生萎缩、坏死甚至消失；肝小叶周边部的肝窦淤血、缺氧较轻，肝细胞可有不同程度的脂肪变性（图 4 - 3）。

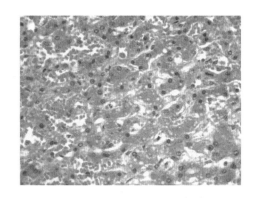

如果长期的严重肝淤血，肝小叶中央肝细胞萎缩消失，网状纤维支架塌陷后胶原化，肝窦旁的**贮脂细胞（Ito cells）** 增生，合成胶原纤维增多，加上汇管区纤维结缔组织的增生，致使整个肝脏的间质纤维组织增多，形成**淤血性肝硬化（congestive liver cirrhosis）**。患者会出现一定程度的肝功损害的临床表现。

图 4 - 3　慢性肝淤血和脂肪变（光镜下）
肝窦扩张，充满红细胞；肝细胞脂肪变性，胞质内出现大小不等的空泡

第二节　出血

血液从血管或心腔溢出，称为**出血**（hemorrhage）。毛细血管出血常常发生于慢性淤血；大动脉、大静脉的破裂性出血则常由于血管外伤引起，或由于炎症和肿瘤侵蚀血管壁所引起。根据发生部位不同，出血可分为内出血（指血液溢入体腔或组织内）和外出血（指血液流出体外）。

一、出血的病因和发病机制

出血有生理性出血和病理性出血。前者如月经期的子宫内膜出血；后者多由创伤、血管病变及凝血机制障碍等引起。按血液溢出的机制可分为破裂性出血和漏出性出血。

（一）破裂性出血

破裂性出血由心脏或血管壁破裂所致，一般出血量较多。原因如下。

1. 血管机械性损伤　如割伤、刺伤、弹伤等。

2. 血管壁或心脏病变　如心肌梗死后形成的室壁瘤、主动脉瘤或动脉粥样硬化破裂等。

3. 血管壁周围病变侵蚀　如恶性肿瘤侵蚀其周围的血管，结核性病变侵蚀肺空洞壁的血管，消化性溃疡侵蚀溃疡底部的血管等。

4. 静脉破裂　常见于肝硬化时食管下段静脉曲张、破裂出血。

5. 毛细血管破裂　此类出血多发生于局部软组织的损伤。

（二）漏出性出血

由于微循环的毛细血管和毛细血管后静脉通透性增高，血液通过扩大的内皮细胞间隙和受损的基底膜漏出血管外，称为漏出性出血。常见原因如下。

1. 血管壁的损害　这是很常见的出血原因，常由于缺氧、感染、中毒等因素引起。如脑膜炎双球菌败血症、立克次体感染、肾综合征出血热、蛇毒、有机磷中毒等损伤血管壁致通透性增高；维生素 C 缺乏时毛细血管壁脆性和通透性增加；过敏性紫癜时由于免疫复合物沉着于血管壁引起变态反应性血管炎。

2. 血小板减少或功能障碍　如再生障碍性贫血、白血病、骨髓内广泛性肿瘤转移等均可使血小板生成减少；原发性或继发性血小板减少性紫癜、弥散性血管内凝血（disseminated intravascular coagulation，DIC）使血小板破坏或消耗过多；某些药物在体内诱发免疫反应，所形成的抗原 – 抗体免疫复合物吸附于血小板表面，使血小板连同免疫复合物被巨噬细胞吞噬；细菌的内毒素及外毒素也有破坏血小板的作用。在血液中血小板数少于 $5 \times 10^9/L$ 时，即有出血倾向。

3. 凝血因子缺乏　如 FⅧ（血友病 A）、FⅨ（血友病 B）、血管性假血友病因子（von Willebrand factor，vWF）、纤维蛋白原、凝血酶原以及 FⅣ、FⅤ、FⅦ、FⅩ、FⅪ 等因子的先天性缺乏；肝实质疾患如肝炎、肝硬化、肝癌时，FⅦ、FⅨ、FⅩ 合成减少；DIC 时凝血因子消耗过多等。

二、出血的病理变化

（一）内出血

很多部位都可以发生内出血，血液积聚于体腔内称体腔积血，如心包积血、胸腔积血、腹腔积血和关节腔积血等。在组织内局限性的大量出血，称为**血肿**（hematoma），如脑硬膜下血肿、皮下血肿、腹膜后血肿等。少量出血时仅能在显微镜下看到组织内有数量不等的红细胞或含铁血黄素的存在。

（二）外出血

鼻黏膜出血排出体外称鼻出血；肺结核空洞或支气管扩张出血经口腔排出到体外称为咯血；消化性溃疡或食管静脉曲张出血经口腔排出到体外称为呕血；结肠、胃出血经肛门排出称便血；泌尿道出血经尿排出称尿血；微小的出血进入皮肤、黏膜、浆膜面形成较小（直径 1~2mm）的出血点称为**瘀点**（**petechiae**）；而稍微大（直径 3~5mm）的出血称为**紫癜**（**purpura**）；直径超过 1~2cm 的皮下出血灶称为**瘀斑**（**ecchymosis**）。这些局部出血灶的红细胞被巨噬细胞吞噬并降解，血红蛋白（呈红-蓝色）被酶解转变为胆红素（bilirubin，呈蓝绿色），最后变成棕黄色的含铁血黄素，成为出血灶的特征性颜色改变。在有广泛性出血的患者，由于大量的红细胞崩解，胆红素释出，有时发展为黄疸。

三、出血的后果

缓慢少量的出血，大多可自行停止，主要由于局部受损血管发生反射性收缩使破损处缩小，或血管受损处血小板黏集，经凝血过程形成血凝块，阻止继续出血。少量局部组织出血或体腔积血，可通过吸收或机化消除；较大的血肿吸收不完全则可机化或纤维包裹。

出血对机体的影响取决于出血的类型、出血量、出血速度和出血部位。破裂性出血若出血过程迅速，在短时间内丧失循环血量20%~25%时，可发生出血性休克。漏出性出血，若出血广泛时，如肝硬化因门静脉高压发生广泛性胃肠道黏膜出血，亦可导致出血性休克。发生在重要器官的出血，即使出血量不多，亦可引起严重的后果。如心脏破裂引起心包内积血，由于心脏压塞，可导致急性心功能不全；脑出血，尤其是脑干出血，因重要的神经中枢受压可致死亡。局部组织或器官的出血，可导致相应的功能障碍，如脑内囊出血引起对侧肢体的偏瘫、视网膜出血可引起视力消退或失明。慢性反复性出血还可引起缺铁性贫血。

第三节　血栓形成

在活体的心脏和血管内血液发生凝固或血液中某些有形成分凝集形成固体质块的过程，称为**血栓形成**（**thrombosis**）。所形成的固体质块称为**血栓**（**thrombus**）。

血栓与**血凝块**（**clot**）不同，血栓是在活体心血管内流动的血液中形成，而血凝块则是在心血管外或血液静止状态下凝固而形成。

血液中存在着相互拮抗的凝血系统、抗凝血系统和纤维蛋白溶解系统。在生理状态下，血液中的凝血因子不断而有限地被激活，产生凝血酶，形成微量的纤维蛋白。这些纤维蛋白一方面沉着于心血管内膜上，另一方面又不断地被激活的纤维蛋白溶解系统所溶解。与此同时，被激活的凝血因子也不断地被单核-巨噬细胞吞噬。上述 3 个系统的动态平衡，既保证了血液潜在的可凝固性，又保证了血液的流体状态。若在某些诱发凝血过程的因素作用下，上述的动态平衡被破坏，触发了凝血过程，便可形成血栓。血栓形成涉及心血管内膜、血流状态和凝血反应三方面的改变。

一、血栓形成的条件和机制

血栓形成是血液在流动状态由于血小板的活化和凝血因子被激活致血液发生凝固。血栓形成的条件包括：心血管内皮细胞的损伤、血流状态的异常以及血液凝固性增加。

（一）心血管内皮细胞的损伤

心血管内膜的内皮细胞具有抗凝和促凝两种功能特性。在生理情况下，内皮细胞以抗凝作用为主，但在受到损伤或被激活时，则具有促凝作用。

内皮细胞的抗凝作用机制如下。

1. 屏障保护作用　完整的内皮细胞把血液中的血小板、凝血因子和有高度促凝作用的内皮下胶原纤维分隔开，防止凝血过程的启动。

2. 抗血小板黏集作用　内皮细胞能够合成前列环素（prostacyclin，PGI_2）和一氧化氮（nitric oxide，NO），这些物质具有抑制血小板黏集作用；也能分泌二磷酸腺苷酶（ADP 酶），降解 ADP 和抑制血小板凝集。

3. 抗凝血作用　内皮细胞可合成多种蛋白发挥抗凝血作用：①合成血栓调节蛋白（thrombomodulin），该蛋白与血液中凝血酶结合后激活抗凝血因子蛋白 C，后者与内皮细胞合成的蛋白 S 协同作用，灭活凝血因子 V 和因子Ⅷ；②合成膜相关肝素样分子，该分子能与抗凝血酶Ⅲ结合，灭活凝血酶、凝血因子Ⅸ、因子 X 等；③合成蛋白 S，协同灭活凝血因子。

4. 促进纤维蛋白溶解作用　内皮细胞能合成组织型纤维蛋白溶酶原活化因子（tissue type plasminogen activator，t - PA），促使纤维蛋白溶解，以清除沉着于内皮细胞表面的纤维蛋白。

然而，内皮细胞受到损伤或被激活时，可通过以下机制促进血液凝固。

1. 启动内源性和外源性凝血途径　内皮细胞损伤，内皮下胶原纤维暴露，裸露的胶原纤维接触并激活血小板和凝血因子Ⅻ，启动内源性凝血途径；损伤的内皮细胞还可释放组织因子，激活凝血因子Ⅶ，启动外源性凝血途径。

2. 促进血小板的活化　在血栓形成过程中，血小板的活化起关键作用，主要表现为以下 3 个连续的反应。

（1）**黏附反应（adhesion）**　内皮细胞损伤时释放出血管性假血友病因子（von Willebrand factor，vWF），介导血小板的黏附过程，使血小板表面受体与内皮下胶原纤维连接起来。

（2）**分泌和释放反应（secretion and release reaction）**　黏附后的血小板被激活，出现分泌和释放反应。分泌的 α 颗粒含纤维蛋白原、纤维连接蛋白、V 和Ⅷ因子、vWF、Ⅳ因子、PDGF 和 TGF 等；δ 颗粒（又称致密颗粒）含二磷酸腺苷（ADP）、ATP、Ca^{2+}、组胺、5 - 羟色胺（serotonin，5 - HT）、肾上腺素等，其中以 δ 颗粒中的 ADP 和 Ca^{2+} 以及血小板合成并释出的血栓素 A_2（Thromboxane A_2，TXA_2）与血栓形成的关系最为密切，可加强血小板的活化和血小板之间的黏集。

（3）**黏集反应（aggregation）**　在 Ca^{2+}、ADP 和 TXA_2 等的作用下，血流中的血小板彼此黏集成堆并逐渐增大。此时的黏集堆是可逆的，随着凝血过程的激活，凝血酶产生，后者与血小板表面受体结合，并与 ADP、TXA_2 协同作用，形成不可逆性血小板团块，成为血栓形成的起始点。同时，在整个血小板团块中，凝血酶将纤维蛋白原转变为纤维蛋白，将血小板紧紧地交织在一起。因此，凝血酶是血栓形成的核心成分，是临床治疗血栓的靶点。

3. 抑制纤维蛋白溶解　受损的内皮细胞可同时分泌纤维蛋白溶酶原活化因子的抑制因子（inhibitors of plasminogen activator，PAIs），抑制纤维蛋白溶解，以清除沉着于内皮细胞表面的纤维蛋白。

心血管内膜损伤时的胶原暴露是局部形成持久性血小板黏集堆的始动因素，故血栓多见于炎症性的动静脉损伤部位、动脉粥样硬化斑块溃疡、风湿性和细菌性心内膜炎、心肌梗死等病变的心血管内膜（壁）上。此外，化学物质如尼古丁，物理因素如高血压时的机械冲击力，以及高脂血症、免疫复合物等因素均可损伤心血管内膜导致血栓形成。缺氧、休克、败血症和细菌内毒素等可引起全身广泛的内皮损伤，激活凝血过程，造成弥散性血管内凝血，在全身微循环血管内形成血栓。

（二）血流状态的异常

血流状态异常主要指出现血流减慢和血流产生漩涡等改变，利于血栓的形成。正常血流中，红细胞和白细胞在血流的中轴（轴流），其外是血小板，最外是一层血浆（边流）。血浆将血液的有形成分与血管壁隔开，阻止血小板与内膜接触和激活。当血流缓慢或产生涡流时，血小板则进入边流，增加了和血管内膜接触的机会，血小板黏附于内膜的可能性大大增加。同时血流缓慢使局部存在的少量凝血活性物质不易被正常血流稀释、运走，在局部堆积并达到凝血过程所必需的浓度而活化，启动凝血过程。此外，血流缓慢导致内皮缺氧受损，并在涡流冲击力作用下使受损内皮细胞脱落，暴露内皮下胶原纤维，从而可触发内源性和外源性凝血途径，最终形成血栓。

临床上，静脉比动脉发生血栓多4倍，而下肢深静脉和盆腔静脉血栓常发生于心力衰竭、久病和术后卧床患者，也可伴发于大隐静脉曲张的静脉内。静脉血栓多见的原因是：①静脉内静脉瓣膜处的血流不但缓慢，而且出现漩涡，因而静脉血栓形成常以瓣膜处为起始点；②静脉血流有时出现短暂的停滞；③静脉壁较薄，容易受压；④血流通过毛细血管到达静脉后，血液的黏性有所增加。

虽然心脏和动脉内的血流快，不易形成血栓，但在二尖瓣狭窄时的左心房、动脉瘤内或血管分支处血流缓慢及出现涡流时，则易并发血栓形成。

（三）血液凝固性增加

血液凝固性增加是指血液中血小板和凝血因子增多，或纤维蛋白溶解系统活性降低，导致血液处于高凝状态（blood hypercoagulability）。此状态可见于原发性（遗传性）和继发性（获得性）疾病。

1. 遗传性高凝状态 最常见为第Ⅴ因子基因突变。患有复发性深静脉血栓形成的患者中，出现第Ⅴ因子基因突变率高达60%。突变的第Ⅴ因子基因编码蛋白能抵抗激活的蛋白C对它的降解，蛋白C失去抗凝作用，第Ⅴ因子容易处于激活状态，因此造成血液高凝状态。遗传性高凝血状态还与抗凝血酶Ⅲ、蛋白C或蛋白S的先天性缺乏有关。

2. 获得性高凝状态

（1）手术、创伤、妊娠和分娩前后血液凝固性增高 与血小板增多、黏性增加以及肝合成凝血因子增加和抗凝血酶Ⅲ合成减少有关。高脂血症、吸烟以及老年人的血栓形成倾向也可能与此有关。

（2）DIC 在羊水栓塞、溶血、严重创伤或烧伤时，大量促凝物质进入血液循环，引起急性DIC。晚期肿瘤（尤其是腹部肿瘤，如胰腺癌、早幼粒细胞性白血病）及一些已浸润血管和转移的肿瘤，可不断释放组织因子样促凝因子入血，激活外源性凝血途径，引起慢性DIC。黏液癌细胞释出的黏液含半胱氨酸蛋白酶能直接激活X因子，患者血浆中凝血因子如FV、FⅧ、FⅦ和纤维蛋白原常升高，使血液处于高凝状态。除微血栓外，患者可有以反复、多发性静脉血栓形成为特征的迁徙性静脉炎（migratory phlebitis），或伴有非细菌性血栓性心内膜炎（non-bacterial thrombotic endocarditis），在左心瓣膜上形成血栓，或有动脉内血栓形成。

（3）抗磷脂抗体综合征（antiphospholipid antibody syndrome） 多数与系统性红斑狼疮等自身免疫性疾病有关，此时机体产生抗磷脂抗体，可通过直接激活血小板或干扰内皮细胞产生PGI_2而导致血液高凝状态。

必须强调，上述血栓形成的条件往往是同时存在的。虽然心血管内膜损伤是血栓形成的最重要和最常见的原因，但在不同的状态下，血流缓慢及血液凝固性的增高也可能是重要的因素。

二、血栓的类型和形成过程

无论是心脏还是动、静脉内的血栓，其形成过程都是从内膜表面的血小板黏集堆开始。此后所形成血栓的组成、形态和大小决定于局部血流的速度和血栓发生的部位（图4-4）。一般分为白色血栓、混合血栓、红色血栓和透明血栓4种类型。

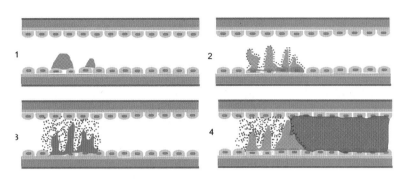

图 4 - 4　血栓形成过程示意图

1. 血管内膜粗糙，血小板沉积，局部形成漩涡；2. 血小板继续黏集形成多数小梁，小梁周围
有白细胞黏附；3. 血小板梁之间形成纤维素网，网眼中充满红细胞；4. 血管腔阻塞，局部血
流停滞导致血流凝固

（一）白色血栓

白色血栓（pale thrombus）的形成有两个阶段。①血小板黏集堆形成：血栓形成过程中，血小板首先黏附于内膜损伤后裸露的胶原表面，并被胶原激活而肿胀变形，随后释出血小板颗粒，颗粒释放出 ADP、TXA_2、5 - HT 等物质，促使血液中的血小板不断地在局部黏附，形成血小板堆，此时血小板的黏附是可逆的，可被血流冲散消失；②血小板血栓形成：随着内外源性凝血系统的启动，凝血酶原活化为凝血酶，后者使纤维蛋白原转变为纤维蛋白，纤维蛋白与受损内膜处基质中的纤维连接蛋白结合，使得血小板堆牢固地黏附于内膜表面，不再脱落，成为不可逆的血小板血栓。

肉眼观，血栓呈灰白色，质硬，表面粗糙有波纹，与瓣膜或血管壁紧密相连。光镜下，白色血栓呈无结构的淡红色，主要由血小板及少量纤维素构成。

白色血栓常见于血流较快的心瓣膜、心腔和动脉内，如风湿性心内膜炎瓣膜上的血栓。在静脉性血栓中，白色血栓位于**延续性血栓**（propagating thrombus）的起始部，即构成延续性血栓的头部。

（二）混合血栓

白色血栓形成后，在不断生成的凝血酶、ADP 和 TXA_2 的协同作用下，血小板不断激活并黏附于血小板血栓上，致使血小板血栓不断增大。受阻碍的血流在其下游形成漩涡，又形成新的血小板黏集堆。上述过程沿血流方向一再重复出现，黏附的血小板逐渐形成许多条索状或珊瑚状的血小板小梁，其表面有许多中性粒细胞黏附，形成白细胞边层。血小板小梁间血流近乎停滞，血液发生凝固，纤维素形成网状结构，网内充满大量红细胞。这一过程反复交替进行，形成与血管壁黏着的层状结构，称为**混合血栓**（mixed thrombus）。

肉眼观，血栓呈粗糙、干燥的圆柱状。由于血小板小梁为灰白色，血液凝固为红褐色，混合血栓呈灰白色与红褐色相间的条纹，故又称层状血栓。光镜下，混合血栓主要由淡红色无结构的分支状或不规则珊瑚状的血小板小梁和充满小梁间纤维蛋白网的红细胞所构成，小梁边缘黏附有中性粒细胞（图 4 -5）。

在静脉血栓中，混合血栓常构成延续性血栓的体部。在动脉瘤内、动脉粥样硬化溃疡部位或心肌梗死区域对应的心内膜处常形成不堵塞管腔的混合血栓，称为**附壁血栓**（mural thrombus）。在二尖瓣狭窄和心房颤动时的

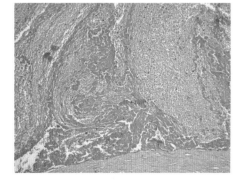

图 4 -5　混合血栓（光镜下）

血小板凝集成小梁状，小梁之间血液凝固，
充满大量凝固的纤维蛋白和红细胞

心房内，因血流发生涡流，混合血栓可呈球形。

（三）红色血栓

红色血栓（red thrombus） 主要见于静脉内，成为延续性血栓的尾部。随着混合血栓逐渐增大阻塞血管腔，血流极度缓慢甚至停止，血栓下游血液凝固，其形成过程与血管外凝血过程相似，又称为凝固性血栓。

肉眼观，血栓呈暗红色，新鲜时光滑湿润，并有一定的弹性，与血管壁无粘连，与血凝块相似。陈旧的红色血栓由于水分被吸收，变得干燥、质脆易碎，失去弹性，易于脱落造成栓塞。光镜下，在纤维素网眼内充满如正常血液分布的血细胞，主要为红细胞和少量均匀分布的白细胞。

（四）透明血栓

透明血栓（hyaline thrombus） 主要由嗜酸性同质性纤维素构成，又称为纤维素性血栓（fibrinous thrombus），呈均匀红染半透明状，发生于全身微循环的小血管内，因此只能在显微镜下见到，又称微血栓，常见于 DIC。

三、血栓的结局

（一）软化、溶解和吸收

激活的Ⅻ因子在启动凝血过程促使血栓形成的同时，也激活纤维蛋白溶解系统。血栓内活化的纤维蛋白溶解酶及中性粒细胞崩解释放的蛋白水解酶均可使血栓软化溶解。血栓的溶解快慢取决于血栓的大小和新旧程度。小的新鲜血栓可被快速完全溶解；大的血栓多为部分软化，若被血液冲击可形成碎片状或整个脱落，随血流运行到组织器官中，停留在与血栓大小相应的血管中，造成血栓栓塞。

（二）机化和再通

如果纤溶酶系统活性不足，血栓存在时间较长时则发生机化。在血栓形成后的 1～2 天，已开始有内皮细胞、成纤维细胞和肌成纤维细胞从血管壁长入血栓并逐渐取代血栓。由肉芽组织逐渐取代血栓的过程，称为**血栓机化（thrombus organization）**。较大的血栓约 2 周便可完全机化，此时血栓与血管壁紧密黏着不再脱落。在血栓机化过程中，由于水分被吸收，血栓干燥收缩或部分溶解而出现裂隙，周围新生的血管内皮细胞长入并被覆于裂隙表面形成新的血管，并相互吻合沟通，使被阻塞的血管部分重建血流，此过程称为**再通（recanalization）**。

（三）钙化

若长时间存在的血栓既未被溶解又未完全机化时，可发生钙盐沉着，称为**钙化（calcification）**。血栓钙化后成为静脉石（phlebolith）或动脉石（arteriolith）。机化的血栓，在纤维组织玻璃样变的基础上也可发生钙化。

四、血栓形成对机体的影响

（一）对机体有利的影响

血栓形成对破裂的血管起止血作用，这是对机体有利的一面。如慢性胃溃疡、十二指肠溃疡底部和肺结核性空洞壁的血管，在病变侵蚀前已形成血栓，可避免大出血的可能性。

（二）对机体不利的影响

多数情况下，血栓形成对机体有不同程度的不利影响，这取决于血栓的部位、大小、类型和血管腔阻塞的程度，以及有无侧支循环的建立。

1. 阻塞血管　动、静脉血栓形成主要引起血管阻塞，进而影响相应组织器官的血液供应，其后果决定于器官和组织内有无充分的侧支循环。动脉血管管腔未完全阻塞时，可引起局部器官或组织缺血，实质细胞萎缩；若完全阻塞而又无有效的侧支循环，则引起梗死。如脑动脉血栓引起脑梗死；心冠状动脉血栓引起心肌梗死；血栓闭塞性脉管炎时引起患肢的梗死，合并腐败菌感染而发生坏疽等。静脉血栓形成发生于浅表静脉时，由于有丰富的侧支循环，通常不引起明显的症状；发生于深部静脉时，若未能建立有效的侧支循环，则引起淤血、水肿、出血，甚至坏死（如肠出血性梗死）。

2. 栓塞　当血栓与血管壁黏着不牢固时，或在血栓软化、碎裂过程中，血栓的整体或部分脱落成为栓子，随血流运行，引起栓塞。深部静脉形成的血栓或在心室、心瓣膜上形成的血栓最容易脱落成为栓子。若栓子内含有细菌，可引起组织的败血性梗死或脓肿形成。

3. 心瓣膜变形　风湿性心内膜炎和感染性心内膜炎时，心瓣膜上可反复形成血栓，发生机化后可使瓣膜增厚变硬、瓣叶之间粘连，造成瓣膜口狭窄；瓣膜增厚、卷缩，腱索增粗缩短，则引起瓣膜关闭不全。

4. 广泛性出血　DIC 时，微循环内广泛性纤维素性血栓形成可导致广泛性出血。由于严重创伤、大面积烧伤、羊水栓塞、癌肿等原因致使促凝物质释放入血液，启动外源性凝血；或由于感染、缺氧、酸中毒等引起广泛性内皮细胞损伤，启动内源性凝血。引起微血管内广泛性纤维素性血栓形成，主要发生在肺、肾、脑、肝、胃肠、肾上腺和胰腺等器官，导致组织广泛坏死及出血。在纤维蛋白凝固过程中，凝血因子大量消耗，加上纤维素形成后促使血浆素原激活，血液凝固障碍，可引起患者全身广泛性出血和休克，称耗竭性凝血障碍病（consumption coagulopathy）。

第四节　栓　塞

在循环血液中出现不溶于血液的异常物质，随血流运行阻塞血管腔的现象称为**栓塞**（embolism）。阻塞血管的异常物质称为**栓子**（embolus）。栓子可以是固体、液体或气体。最常见的栓子是脱落的血栓或其节段，其他的栓子包括脂肪滴、空气、羊水、肿瘤细胞团、寄生虫及其虫卵、异物等。

一、栓子的运行途径

栓子的运行途径一般与正常血流方向一致，最终停留在口径与其相当的血管并阻断血流。少数情况下可发生动静脉系统交叉性运行或罕见的逆血流运行（图4-6）。

1. 顺行性栓塞　体循环静脉系统或右心的栓子，可栓塞于肺动脉的主干或其分支，引起肺动脉栓塞。气泡、羊水或脂肪等体积小而富有弹性的栓子，有可能通过肺泡壁毛细血管回流入左心，再次进入体循环，进而引起动脉分支的栓塞。左心和体循环动脉系统的栓子，可栓塞于体循环各器官的动脉分支内，常见于心、脑、脾、肾及四肢的指、趾部等。肠系膜静脉或脾静脉的栓子进入门静脉系统，栓塞在肝内门静脉的各级分支。

2. 交叉性栓塞（crossed embolism）　又称为反常性栓塞（paradoxical embolism），偶见来自右心腔或腔静脉系统的栓子，在右心腔压力升高的情况下通过先天性房（室）间隔缺

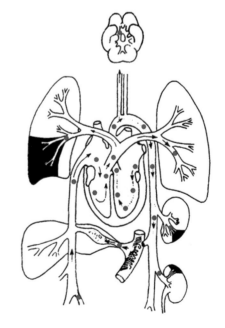

图4-6　栓子运行途径与栓塞部位模式图

栓子运行途径一般与血流方向一致

损到达左心，再进入体循环系统引起栓塞。罕见有静脉脱落的小血栓经肺动脉未闭的动脉导管进入体循环而引起栓塞。

3. 逆行性栓塞（retrograde embolism） 极罕见于下腔静脉内血栓，在胸、腹压突然升高（如咳嗽或深呼吸）时，使血栓一时性逆流至肝、肾、髂静脉分支并引起栓塞。

二、栓塞的类型和对机体的影响

栓塞主要分为血栓栓塞、脂肪栓塞、气体栓塞、羊水栓塞四种类型。

（一）血栓栓塞

由血栓或血栓的一部分脱落引起的栓塞称为**血栓栓塞（thromboembolism）**。血栓栓塞是栓塞最常见的原因，占所有栓塞的99%以上。由于血栓栓子的来源、大小和栓塞部位的不同，对机体的影响也有所不同。

1. 肺动脉栓塞 造成肺动脉栓塞（pulmonary embolism）的栓子95%以上来自下肢膝以上的深部静脉，特别是腘静脉、股静脉和髂静脉，偶尔可来自盆腔静脉或右心附壁血栓。根据栓子的大小和数量，其引起栓塞的后果不同。①中、小栓子多栓塞肺动脉的小分支：常见于肺下叶，除多发性或短期内多次发生栓塞外，一般不引起严重后果，因为肺有双重血液循环，肺动脉和支气管动脉间有丰富的吻合支，侧支循环可起代偿作用。这些栓子可被溶解而消失或机化。若在栓塞前，肺已有严重的淤血，微循环内压升高，使支气管动脉供血受阻，可引起肺组织的出血性梗死。②大的血栓栓子栓塞肺动脉主干或大分支：较长的栓子可同时阻塞于肺动脉主干分权处，称为骑跨性栓塞（saddle embolism）。患者可突然出现呼吸困难、发绀、休克等症状。严重者可因急性呼吸和循环衰竭死亡（猝死）。③若栓子小且数目多，可广泛地栓塞肺动脉多数小分支，亦可引起右心衰竭猝死。

肺动脉栓塞引起猝死的机制尚未完全清楚。一般认为：①肺动脉主干或大分支栓塞时，肺动脉内阻力急剧增加，造成急性右心衰竭；同时肺缺血缺氧，左心回心血量减少，冠状动脉灌流量不足导致心肌缺血；②动物实验及临床资料表明，肺栓塞可刺激迷走神经，通过神经反射引起肺动脉、冠状动脉、支气管动脉和支气管平滑肌的痉挛，致急性右心衰竭和窒息；血栓栓子内血小板释出 5 - HT 及血栓素亦可引起肺血管的痉挛，故新鲜血栓栓子比陈旧性血栓栓子危害性大。

2. 体循环动脉栓塞 约80%体循环动脉栓塞的栓子来自左心腔，常见有亚急性感染性心内膜炎时心瓣膜上的赘生物、二尖瓣狭窄时左心房附壁血栓、心肌梗死区心内膜上的附壁血栓，其余见于动脉粥样硬化溃疡或动脉瘤的附壁血栓，罕见有来自腔静脉的栓子，通过房间隔缺损进入左心，发生交叉性栓塞。动脉栓塞的主要部位为下肢、脑、肠、肾和脾。栓塞的后果取决于栓塞的部位和局部的侧支循环情况以及组织对缺血的耐受性。当栓塞的动脉缺乏有效的侧支循环时，可引起局部组织的梗死。上肢动脉吻合支丰，肝脏有肝动脉和门静脉双重供血，故很少发生梗死。

（二）脂肪栓塞

循环血流中出现较大脂肪滴并阻塞小血管，称为**脂肪栓塞（fat embolism）**。脂肪栓塞的栓子常来源于长骨骨折、脂肪组织严重挫伤和烧伤等，这些损伤可导致脂肪细胞破裂和释出脂滴，由破裂的骨髓血管窦状隙或静脉进入血液循环引起脂肪栓塞。脂肪肝时，由于上腹部猛烈挤压、撞击，使肝细胞破裂释放出脂滴进入血流。在非创伤性的疾病如糖尿病、酗酒和慢性胰腺炎血脂过高或精神受强烈刺激，过度紧张使呈悬乳状态的血脂不能保持稳定而游离并互相融合形成脂肪滴。

创伤性脂肪栓塞时，脂肪栓子从静脉入右心腔，再到达肺，直径大于20mm的脂滴栓子引起肺动脉分支、小动脉或毛细血管的栓塞；直径小于20mm的脂滴栓子可通过肺泡壁毛细血管经肺静脉至左心达体循环的分支，引起全身多器官的栓塞。最常阻塞脑血管，引起脑水肿和血管周围点状出血。少量脂肪栓塞组织和器官可无肉眼变化，仅在组织的冷冻切片脂肪染色时可见小血管腔内有脂滴。

　　发生脂肪栓塞的患者在损伤后 1 ~ 3 天内可出现突发性的呼吸急促、呼吸困难和心动过速。从脂滴释出的游离脂肪酸还能引起局部中毒，损伤内皮细胞，出现特征性的瘀斑皮疹，也可能与血小板黏附在脂滴上数量迅速减少有关。脑脂肪栓塞引起的神经症状包括兴奋、烦躁不安、谵妄和昏迷等。

　　脂肪栓塞的后果取决于栓塞部位及脂滴数量的多少。少量脂滴入血，可被巨噬细胞吞噬吸收，或由血中脂酶分解清除，无不良后果。若大量脂滴（9 ~ 20g）短期内进入肺循环，使 75% 的肺循环面积受阻时，可引起窒息和因急性右心衰竭而死亡。

　　（三）气体栓塞

　　大量空气迅速进入血液循环或原溶于血液内的气体迅速游离，形成气泡而阻塞心血管，称为**气体栓塞（gas embolism）**。前者为空气栓塞（air embolism），后者是在高气压环境急速转到低气压环境的减压过程中发生的气体栓塞，称减压病（decompression sickness）。

　　1. 空气栓塞　多由于静脉损伤破裂，外界空气由缺损处进入血流所致。如头颈、胸壁和肺手术或创伤时损伤静脉、使用正压静脉输液以及人工气胸或气腹误伤静脉时，空气可因吸气时静脉腔内负压而被吸引，由损伤处进入静脉。分娩或流产时，由于子宫强烈收缩，可将空气挤入子宫壁破裂的静脉窦内。

　　空气进入血液循环的后果取决于进入的速度和气体量。少量气体入血，可溶解于血液内，不会发生气体栓塞。若大量气体（多于100ml）迅速进入静脉，随血流到右心后，因心脏搏动，将空气与血液搅拌形成大量血气泡，使血液变成泡沫状充满心腔，阻碍了静脉血的回流和向肺动脉的输出，造成了严重的循环障碍。患者可出现呼吸困难、发绀，致猝死。进入右心的部分气泡，可直接进入肺动脉，阻塞小的肺动脉分支，引起肺小动脉气体栓塞。若部分空气经肺循环进入体循环，则常栓塞于脑，引起患者抽搐和昏迷。

　　空气栓塞动物实验时，发现在肺动脉终末分支内有纤维素凝块，可能是气泡激活血小板，血小板和凝血因子Ⅲ启动凝血系统致纤维素析出，引起 DIC，从而加重栓塞症状和导致死亡。

　　2. 减压病　又称沉箱病（caisson disease）或潜水员病（diver disease），是气体栓塞的一种。人体从高气压环境迅速进入常压或低气压环境，原来溶于血液、组织液和脂肪组织的气体（包括氧气、二氧化碳和氮气）迅速游离形成气泡。氧和二氧化碳可再溶于体液内被吸收，但氮气在体液内溶解迟缓，致在血液和组织内形成很多微气泡或融合成大气泡，引起气体栓塞，故又称为氮气栓塞。氮气析出时，因气体所在部位不同，患者临床表现也不同。位于皮下时引起皮下气肿（特别是富于脂肪的皮下组织）；位于肌肉、肌腱、韧带内引起关节和肌肉疼痛；位于局部血管内引起局部缺血和梗死，常见于股骨头、胫骨和髂骨的无菌性坏死；全身性特别是四肢、肠道等末梢血管阻塞可引起痉挛性疼痛；若短期内大量气泡形成，阻塞多数血管，特别是冠状动脉受阻，可引起严重血液循环障碍甚至迅速死亡。

　　（四）羊水栓塞

　　羊水栓塞（amniotic fluid embolism）是分娩过程中一种罕见严重并发症（1/50000），死亡率大于80%。在分娩过程中，羊膜破裂、早破或胎盘早期剥离，又逢胎儿阻塞产道时，由于子宫强烈收缩，宫内压增高，可将羊水压入子宫壁破裂的静脉窦内，经血液循环进入肺动脉分支、小动脉及毛细血管内引起羊水栓塞。少量羊水可通过肺的毛细血管经肺静脉达左心，引起体循环器官的小血管栓塞。羊水栓塞的证据是在显微镜下观察到肺小动脉和毛细血管内有羊水的成分，包括角化鳞状上皮、胎毛、胎脂、胎粪和黏液等。亦可在母体血液中找到羊水的成分。本病发病急，后果严重，患者常在分娩过程中或分娩后突然出现呼吸困难、发绀、抽搐、休克、昏迷，甚至死亡。

羊水栓塞引起猝死主要与以下机制有关：①羊水中胎儿代谢产物入血引起过敏性休克；②羊水栓子阻塞肺动脉及羊水内含有血管活性物质，引起反射性血管痉挛；③羊水具有凝血凝血酶的作用引起 DIC。

（五）其他栓塞

肿瘤细胞和胎盘滋养叶细胞均可侵蚀血管，骨折时骨髓细胞可进入血流，这些情况都可引起细胞栓塞；动脉粥样硬化灶中的胆固醇结晶脱落引起动脉系统的栓塞；寄生在门静脉的血吸虫及其虫卵栓塞肝内门静脉小分支；细菌、真菌团和其他异物如子弹（弹片）偶尔可进入血液循环引起栓塞。

第五节　梗　死

器官或局部组织由于血管阻塞、血流停滞导致缺氧而发生的坏死，称为**梗死**（infarction）。梗死一般是由于动脉的阻塞而引起的局部组织缺血坏死。静脉阻塞使局部血流停滞造成组织缺氧，也可引起梗死。

一、梗死形成的原因和条件

任何引起血管管腔阻塞，导致局部组织血液循环中断和缺血的原因均可引起梗死。

（一）梗死形成的原因

1. 血栓形成　血管血栓形成导致动脉血流中断或灌流不足是梗死形成的最常见原因。主要见于冠状动脉、脑动脉粥样硬化合并血栓形成时引起的心肌梗死和脑梗死。伴有血栓形成的足背动脉闭塞性脉管炎可引起足部梗死。静脉内血栓形成一般只引起淤血、水肿，但肠系膜静脉血栓形成且无有效侧支循环时，可引起所属静脉引流肠段的梗死。DIC 形成的微血栓可造成**微小梗死**（microinfarct）。

2. 动脉栓塞　多为动脉血栓栓塞，亦可为气体、羊水、脂肪栓塞，常引起脾、肾、肺和脑的梗死，其中由栓塞引起者比血栓形成引起者多见。

3. 动脉痉挛　在严重的冠状动脉粥样硬化或合并硬化灶内出血的基础上，如有情绪激动、过度劳累、寒冷刺激等诱因作用下，冠状动脉可发生强烈和持续的痉挛，可致血流中断而引起心肌梗死。

4. 血管受压闭塞　如位于血管外的肿瘤压迫血管；肠扭转、肠套叠和嵌顿疝时，肠系膜静脉和动脉受压或血流中断；卵巢囊肿扭转及睾丸扭转致血流供应中断等引起的坏死。

（二）影响梗死形成的因素

血管阻塞后是否造成梗死，与下列因素有关。

1. 器官血供特性　有双重血液循环的器官，其中一条动脉阻塞，因有另一条动脉可以维持供血，通常不易引起梗死。如肺有肺动脉和支气管动脉供血，肺动脉小分支的血栓栓塞不会引起梗死。肝有肝动脉和门静脉双重血液供应，肝内门静脉阻塞一般不会发生肝梗死，但肝动脉血栓栓塞，偶尔会造成梗死。前臂和手有平行走向的桡动脉和尺动脉供血，之间有丰富的吻合支，因此前臂和手绝少发生梗死。而肾和脾是由终末动脉供血的器官，心和脑虽有一些侧支循环，但吻合支的管腔狭小，一旦动脉血流被迅速阻断，因不易建立有效的侧支循环导致梗死。

2. 局部组织对缺血的敏感程度　大脑的少突胶质细胞和神经细胞对缺血缺氧最为敏感，3~4 分钟的缺血即引起梗死。心肌细胞对缺血也很敏感，缺血 20~30 分钟就会死亡。骨骼肌、纤维结缔组织对缺血耐受性最强。严重的贫血或心功能不全，血氧含量降低，可促进梗死的发生。

二、梗死的病变及类型

（一）梗死的形态特征

梗死是局部组织的坏死，其形态因不同组织器官而有所差异。

1. 梗死灶的形状　取决于发生梗死的器官血管分布方式。多数器官的血管呈锥形分支，如脾、肾、肺等脏器梗死灶呈锥形，切面呈扇面形或三角形，其尖端位于血管阻塞处，常指向脾门、肾门、肺门，底部为器官的浆膜面（图4-7）；肠系膜动脉呈扇形分支和支配某一肠段，故肠梗死灶呈节段形；心冠状动脉分支不规则，故心肌梗死灶的形状也不规则，呈地图状；脑内动脉分布不甚规则，故梗死区常呈不规则状，以后组织变软、液化形成囊状。

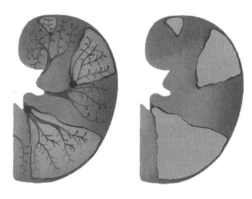

图4-7　肾动脉分支栓塞及肾贫血性梗死模式图

2. 梗死灶的质地　取决于坏死的类型。实质器官如心、脾、肾的梗死为凝固性坏死。新鲜时，由于组织崩解，局部胶体渗透压升高而吸收水分，使局部肿胀，表面和切面均有微隆起。梗死若靠近浆膜面，则浆膜表面常有一层纤维素性渗出物被覆。陈旧性梗死因含水分较少而略呈干燥，质地变硬，表面下陷。脑梗死为液化性坏死，新鲜时质软疏松，日久后逐渐液化成囊状。

3. 梗死灶的颜色　取决于病灶内的含血量。含血量少时颜色灰白，称为贫血性梗死（anemic infarct）或白色梗死（white infarct）。含血量多时，颜色暗红，称为出血性梗死（hemorrhagic infarct）或红色梗死（red infarct）。

（二）梗死的类型

根据梗死灶内含血量的多少和有无合并细菌感染，将梗死分为以下三种类型。

1. 贫血性梗死　发生于组织结构较致密、侧支循环不充分的实质器官，如脾、肾、心和脑组织。当动脉分支阻塞时，局部组织缺血缺氧，使其所属微血管通透性增高，病灶边缘侧支血管内的血液通过通透性增高的血管漏出于病灶周围，在肉眼或在光镜下呈现为梗死灶周围的出血带。由于梗死灶组织致密，故出血量反而不多，以后由于红细胞崩解，血红蛋白溶于组织液中并被吸收，梗死灶呈灰白色。发生于脾、肾的梗死灶呈锥形，尖端指向血管阻塞的部位，底部靠脏器表面，浆膜面常有纤维素性渗出物被覆。心肌梗死灶呈不规则地图状。梗死的早期，梗死灶与正常组织交界处因炎症反应常见充血出血带，数日后因红细胞被巨噬细胞吞噬后转变为含铁血黄素而变成黄褐色。晚期病灶表面下陷，质地变坚实，黄褐色出血带消失，梗死灶发生机化，初由肉芽组织取代，以后形成瘢痕组织。光镜下贫血性梗死灶呈凝固性坏死，早期细胞尚可见核固缩、核碎裂和核溶解等改变，胞质嗜伊红染色，均匀一致，组织结构轮廓尚保存。随后肉芽组织长入，最终被瘢痕组织代替。

此外，脑梗死一般为贫血性梗死，梗死灶的脑组织坏死、变软、液化，以后形成囊状，或被增生的星形胶质细胞和胶质纤维所代替，最后形成胶质瘢痕。

2. 出血性梗死

（1）发生条件

1）严重淤血　当器官原有严重淤血时，血管阻塞引起的梗死为出血性梗死，如肺淤血。严重淤血是肺梗死形成的重要先决条件，因为在肺淤血情况下，肺静脉和毛细血管内压增高，影响了肺动脉分支阻塞后建立有效的肺动脉和支气管动脉侧支循环，致肺出血性梗死。

2）组织疏松　肠和肺的组织较疏松，梗死初期疏松的组织间隙内可容纳多量漏出的血液，当坏死组织吸收水分而膨胀时，也不能把漏出的血液挤出梗死灶外，因而梗死灶为出血性。若肺因有炎症而实变时，所发生的肺梗死一般为贫血性梗死。

3）动脉阻塞同时伴有静脉阻塞　如卵巢扭转、肠扭转。在动脉供血停止的同时，静脉回流也受阻，血液从淤血的毛细血管内漏出，形成出血性梗死。

4）双重血供（如肺有肺动脉和支气管动脉供血）　并行的未阻塞血管血流可进入坏死区，但这种灌流又不足以弥补局部的缺血时发生出血性梗死。

（2）常见类型

1）肺出血性梗死　常位于肺下叶，尤好发于肋膈缘，常多发，病灶大小不等，呈锥形（楔形），尖端朝向肺门，底部紧靠肺膜，肺膜表面有纤维素性渗出物。梗死灶质实，因弥漫性出血呈暗红色，略向表面隆起，时间久后，由于红细胞崩解颜色变浅，肉芽组织长入逐渐机化，梗死灶变成灰白色，由于瘢痕组织收缩使病灶表面局部下陷。光镜下，梗死灶呈凝固性坏死，可见肺泡轮廓，肺泡腔、小支气管腔及肺间质充满红细胞。早期（48小时内）红细胞轮廓尚保存，以后崩解。梗死灶边缘与正常肺组织交界处的肺组织充血、水肿及出血。

2）肠出血性梗死　多见于肠系膜动脉栓塞和静脉血栓形成，或在肠套叠、肠扭转、嵌顿疝、肿瘤压迫等情况下引起出血性梗死。肠梗死灶呈节段性暗红色，肠壁因淤血、水肿和出血呈明显增厚，随之肠壁坏死，质脆易破裂，肠浆膜面可有纤维素性脓性渗出物被覆。

3. 败血性梗死（septic infarct）　由含有细菌的栓子阻塞血管引起。常见于急性感染性心内膜炎，含细菌的栓子从心内膜脱落，顺血流方向运行而引起相应组织器官动脉栓塞所致。梗死灶内可见有细菌团及大量炎细胞浸润，若有化脓性细菌感染时，可形成脓肿。

三、梗死对机体的影响和结局

（一）梗死对机体的影响

梗死对机体的影响大小取决于发生梗死的器官、梗死灶的大小和部位，以及有无细菌感染等因素。重要器官的大面积梗死可引起器官严重功能障碍，甚至导致患者死亡。例如大面积心肌梗死可导致心功能不全或死亡；大面积脑梗死可导致瘫痪或死亡。梗死若发生在脾、肾，则对机体影响较小，常常仅引起局部症状。如肾梗死可出现腰痛和血尿，不影响肾功能。肺梗死有胸痛、咳嗽和咯血。肠梗死常出现剧烈腹痛、呕吐、血便、麻痹性肠梗阻和腹膜炎症状。肺、肠、四肢的梗死，若继发腐败菌感染，可引起坏疽，后果严重。

（二）梗死的结局

梗死灶是组织的不可逆性病变，梗死组织可被溶解、吸收，或发生机化、包裹和钙化。

第六节　治疗血栓性疾病的药物

一、抗凝血药

生理状态下，机体内血液凝固、抗凝血和纤维蛋白溶解作用维持动态平衡，使循环系统中的血液处于流动状态。如果凝血功能增强，可出现血栓或弥漫性血管内凝血。血液凝固是由许多凝血因子参与的复杂的蛋白质的水解活化过程，包括内源性激活途径和外源性激活途径。凝血过程主要有三个阶段：①凝血因子活化，形成凝血酶原激活物。内源性凝血途径主要是凝血因子Ⅻ与损伤血管内皮的胶原表面接触或受激肽释放酶作用而活化开始。外源性凝血途径主要是从受损组织释放的组织因子激活凝血因子Ⅶ开始。二者共同激活凝血因子Ⅹ，在凝血因子Ⅴ、Ca^{2+}、磷脂参与下形成凝血酶原激活物。②凝血酶原（凝血因子Ⅱ）转化为凝血酶（凝血因子Ⅱa）。③纤维蛋白原（凝血因子Ⅰ）转化为可溶的纤维蛋白（凝血因子Ⅰa），聚集的纤维蛋白形成难溶的凝血块（图4-8）。体内能抑制凝血过程的抗凝血成分主要有抗凝血酶Ⅲ，可使凝血因子灭活，产生抗凝血作用。

抗凝血药（anticoagulants）是通过干扰正常血液凝固过程中的某些环节，阻止血液凝固的药物，临床主要用于预防和治疗血栓栓塞性疾病。主要有间接抑制凝血酶药肝素、直接抑制凝血酶药水蛭素等、维生素K拮抗药香豆素类及一些新型抗凝血酶药。

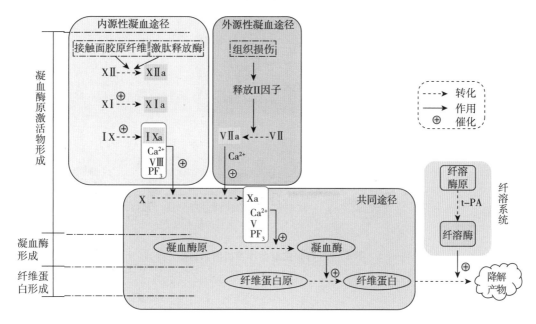

图4-8　血液凝固过程和纤溶系统作用示意图

肝　素

肝素（Heparin）因最早在动物肝脏中被发现而得名。现在药用肝素多从猪肠黏膜和牛肺脏中提取。肝素是由d-葡萄糖胺、l-艾杜糖醛酸及d-葡萄糖醛酸交替组成的黏多糖硫酸酯，带有大量负电荷，呈强酸性，分子量为5~30kDa，平均约15kDa。

【体内过程】

肝素极性高，口服不易吸收，肌内注射易引起局部出血和刺激症状，临床常静脉注射给药。注射后约80%与血浆蛋白结合，不易透过胸膜、腹膜和胎盘。主要经肝脏单核－巨噬细胞系统的肝素酶分解代谢，原形及降解产物经肾排出。肝素的 $t_{1/2}$ 因给药剂量而异，静脉注射100、400和800 U/kg肝素的 $t_{1/2}$ 分别为1小时、2.5小时和5小时。

【药理作用】

1. 抗凝　肝素在体内、外均有强大抗凝作用，静脉注射10min内就可以延长血液凝固时间及部分凝血酶时间（activated partial thromboplastin time，APTT）。肝素的抗凝作用需要有抗凝血酶Ⅲ（Antithrombin Ⅲ，AT－Ⅲ）的存在。带负电荷的肝素与带正电荷的 AT－Ⅲ 赖氨酸残基结合形成可逆性复合物，使 AT－Ⅲ 构型改变，精氨酸活性部位充分暴露，并迅速与因子Ⅱa、Ⅸa、Ⅹa、Ⅺa、Ⅻa 等的丝氨酸活性中心结合，加速 AT－Ⅲ 对凝血因子灭活（图4－9）。肝素－AT－Ⅲ－凝血酶复合物形成后，肝素从复合物分离，再与另外的 AT－Ⅲ 结合，反复利用。AT－Ⅲ－凝血酶被体内单核－吞噬细胞系统降解。肝素对凝血酶和凝血因子Ⅹa的抑制作用最强。近年研究发现，肝素的抗凝作用还可能与激活肝素辅助因子Ⅱ（heparin cofactor Ⅱ，HCⅡ）和促进纤溶系统激活等途径有关。

2. 降血脂　肝素可促进脂蛋白酯酶从血管内皮细胞释放到血液中，水解血中乳糜微粒和VLDL，具有降血脂作用。

3. 抑制血小板聚集　肝素能抑制凝血酶诱导的血小板聚集，也与其抗凝血作用有关。

4. 其他　肝素能抑制血管平滑肌细胞增殖和血管内膜增生，具有抗动脉粥样硬化作用；也能抑制炎症介质活性，发挥抗炎作用。

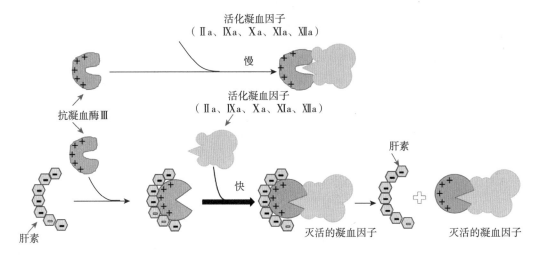

图4－9　肝素抗凝血作用机制示意图

【临床应用】

1. 血栓栓塞性疾病　肝素能阻止血栓的形成和扩大，如深静脉血栓、肺栓塞、脑栓塞、不稳定型心绞痛患者心肌梗死、人工瓣膜置换术及外周静脉术后血栓形成等。

2. 弥散性血管内凝血（DIC）　在各种原因如脓毒血症、胎盘早期剥离、恶性肿瘤溶解等所致DIC的早期应用，可防止因纤维蛋白原和凝血因子的消耗而引起的继发性出血。

3. 体外抗凝　用于心导管检查、体外循环及血液透析等。

【不良反应】

1. 出血　肝素的主要不良反应是引起自发性出血，表现为各种黏膜出血、关节腔积血和伤口出血等。故应用时需控制剂量及监测凝血时间或部分凝血活酶时间（activated partial thromboplastin time，APTT），使APTT维持在正常值（50～80秒）的1.5～2.5倍。一旦出血需停用肝素，出血严重者，需缓慢静脉注射带有正电荷的强碱性鱼精蛋白（protamine）解救，每 1.0mg 的鱼精蛋白可灭活 100U 的肝素。

2. 血小板减少症　发生率可达 5%～6%，多数发生在给药后 2～14 天，可能由肝素和血小板因子 4 结合后再与抗体 IgG 和 IgM 形成复合体，引起免疫反应所致。

3. 其他　长期应用肝素（6 个月或更长）可致骨质疏松、自发性骨折和脱发。虽然肝素不易透过胎盘屏障，但孕妇应用可致早产及死胎。偶有哮喘、荨麻疹和发热等过敏反应。

【禁忌证】

对肝素过敏、有出血倾向、血友病、血小板功能不全和血小板减少症、紫癜、严重高血压、细菌性心内膜炎、肝肾功能不全、溃疡病、颅内出血、活动性肺结核、孕妇、先兆流产、内脏肿瘤、外伤及术后等患者禁用。

低分子量肝素

低分子量肝素（low molecular weight heparin，LMWH）是一类分子量低于 7kDa 的肝素，从普通肝素中分离或由普通肝素降解后得到的短链制剂。与普通肝素相比，具有以下特点。① 明显增加抗凝血因子 Ⅹa 活性/抗凝血因子 Ⅱa 活性比值：LMWH 选择性抗凝血因子 Ⅹa 活性，而对凝血酶及其他凝血因子影响较小，抗凝血因子 Ⅹa 活性/抗凝血因子 Ⅱa 活性比值为 1.5～4.0，而普通肝素为 1.0 左右，分子量越低，抗凝血因子 Ⅹa 活性越强，保持了肝素的抗血栓作用而降低了出血危险；②抗凝作用增强：因分子量小而较少受血小板因子 4（PF4）抑制。③ 生物利用度高，半衰期长，皮下注射每日只需 1～2 次。④ 个体差异小，抗凝剂量易掌握，一般不需实验室监测抗凝活性。⑤ 引起骨质疏松的发生率较肝素低。LMWH 也可引起出血、血小板减少、过敏反应等不良反应，故临床应用时仍应根据制剂特点选择剂量和注意不良反应。临床常用制剂有依诺肝素（Enoxaparin）、替地肝素（Tedelparin）、弗希肝素（Fraxiparin）、洛吉肝素（Logiparin）、硫酸皮肤素（Dermatan sulfate）和合成肝素衍生物磺达肝癸钠（Fondaparinux sodium）等。

依诺肝素（Enoxaparine）是第一个上市的 LMWH，分子量为 3.5～5.0kDa，是从猪小肠黏膜制得的肝素苯甲基酯再经碱性解聚制备而成。皮下注射后吸收迅速且完全，注射后 3 小时出现血浆最高活性，而血浆中抗凝血因子 Ⅹa 活性可持续 24 小时。不易通过胎盘屏障，部分经肾排泄。$t_{1/2}$ 为 4.4 小时。抗因子 Ⅹa 与因子 Ⅱa 活性比值超过 4，具有强大而持久的抗血栓形成和溶血栓作用。主要用于预防外科手术和整形外科（如膝、髋人工关节置换）手术后静脉血栓形成，血液透析时防止体外循环发生凝血。预防深静脉血栓形成及肺栓塞，治疗已经形成的深静脉血栓。与肝素相比，较少出现出血，如有出血严重者，可用鱼精蛋白解救。偶见血小板减少，转氨酶升高。对本品过敏、凝血功能异常、严重肝、肾功能障碍患者禁用。

水蛭素

水蛭素（Hirudin）是从水蛭唾液中分离得到的含 65 个氨基酸的多肽成分，分子量约为 7kDa 的天然凝血酶抑制剂。水蛭素口服不吸收，静脉注射后能进入细胞间隙，不易透过血脑屏障。主要以原形经肾脏迅速排出，$t_{1/2}$ 约 1 小时。水蛭素的抗凝作用，不依赖于 AT-Ⅲ，能直接与凝血酶的催化位点和阴离子外位点结合，抑制凝血酶活性，减少纤维蛋白的生成和抑制凝血酶引起的血小板聚集和分泌，产生强大的抗血栓作用。主要用于预防术后血栓形成、经皮冠状动脉成形术后再狭窄、不稳定型心绞痛、急性心肌梗死后溶栓的辅助治疗、DIC、血液透析及体外循环等。大剂量可引起出血，肾衰竭患者慎用。目前尚无有效的水蛭素解毒剂。

重组水蛭素（Lepirudin）仅在 63 位络氨酸残基上无硫酸，作用与天然水蛭素相同。

阿加曲班

阿加曲班（Agatroban）为合成的精氨酸衍生物。与凝血酶的催化部位结合，抗凝作用与水蛭素相似。主要在肝脏代谢、经胆汁从粪便排泄，$t_{1/2}$短，治疗安全范围窄，且过量无对抗剂，需监测 APTT 使之保持在 55~85 秒。

香豆素类

香豆素类（Coumarins）抗凝药的基本结构是 4 - 羟基香豆素，是人工合成的口服抗凝药，无体外抗凝作用。包括双香豆素（Dicoumarol）、华法林（Warfarin）和醋硝香豆素（Acenocoumarol）等，其中以华法林最为常用。

【体内过程】

华法林和醋硝香豆素口服后吸收快且完全，双香豆素口服吸收慢且不规则，抗凝作用维持时间较长。吸收后三药的血浆蛋白结合率高（> 97%），尤其是双香豆素几乎全部和血浆蛋白结合。华法林分布容积很小，但能透过胎盘屏障，双香豆素主要分布于肺、肝、脾和肾。华法林和双香豆素主要在肝脏经肝药酶羟基化代谢，代谢物由肾排出，醋硝香豆素大部分以原型经肾脏排泄。

【药理作用】

氢醌型维生素 K 是肝脏 γ - 羧化酶的辅酶，参与凝血因子Ⅱ、Ⅶ、Ⅸ、Ⅹ、抗凝血蛋白 C 和抗凝血蛋白 S 谷氨酸残基的 γ - 羧化作用而发挥促凝血作用。香豆素类是维生素 K 拮抗药，抑制维生素 K 在肝脏由环氧化物向氢醌型转化，从而阻止维生素 K 的反复利用，进而影响上述凝血因子的活化而发挥抗凝血作用（见图 4 - 10）。但对已经 γ - 羧化的上述因子无抑制作用，须在原有的上述凝血因子耗竭后才发挥抗凝作用，故口服起效慢，仅体内有效，停药后作用维持时间较长。

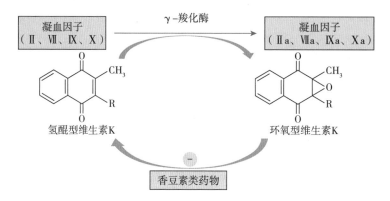

图 4 - 10 香豆素类药物抗凝血作用机制示意图

【临床应用】

主要用于防治深静脉血栓和肺栓塞，预防心房纤颤、心脏瓣膜病、心脏瓣膜修复手术、髋关节手术患者静脉血栓形成，可与抗血小板药合用。由于华法林起效慢，维持时间较长，剂量不易控制等特点，如需快速抗凝需先用肝素治疗后，再用华法林维持治疗。

【不良反应】

口服过量易引起自发性出血，用药期间须监测凝血酶原（prothrombin time，PT）时间。出血时应立即停药并缓慢静注维生素 K 对抗。因容易透过血脑屏障，可导致胎儿出血和骨骼异常，孕妇禁用。可引起胆汁淤积性肝损伤，停药可消失，故严重的肝功能损伤和肝硬化患者禁用。偶见恶心、呕吐、腹泻等胃肠道反应及瘙痒性皮疹等过敏反应，罕见"华法林诱导的皮肤坏死"。

【药物相互作用】

肝药酶诱导药苯巴比妥、苯妥英钠、利福平等能加速香豆素类的代谢，降低其抗凝作用，肝药酶抑制药胺碘酮等可增强其凝血作用。血浆蛋白结合率高的药物保泰松、甲磺丁脲、水合氯醛、阿司匹林等使血浆中游离香豆素类浓度升高，抗凝作用增强。广谱抗生素抑制肠道菌群产生维生素 K 的生成而增强香豆素类的作用。与抗血小板药合用有协同作用，可增加出血风险。

新型口服抗凝血药

达比加群是其前体达比加群酯（Dabigatran etexilate）在体内转化产生的，能竞争性抑制凝血酶，阻止纤维蛋白原裂解为纤维蛋白，抑制血小板活化和聚集，产生抗凝血作用。生物利用度低，不被肝脏代谢，主要经肾脏排泄。主要用于关节置换术后血栓形成的预防。其特异性拮抗剂为依达赛珠单抗（Idarucizumab）。

利伐沙班（Rivaroxaban）、阿哌沙班（Apixaban）、依度沙班（Edoxaban）均为噁唑烷酮类衍生物，通过竞争性抑制凝血因子 Xa 发挥抗凝作用。口服容易吸收，生物利用度高。用药后发生出血可使用重组型 Xa 因子制剂 Andexanet alfa 拮抗。

二、纤维蛋白溶解药

纤维蛋白溶解药（fibrinolytics）又称血栓溶解药（thrombolytics），可使纤溶酶原（plasminogen）转变为纤溶酶（plasmin），降解纤维蛋白和纤维蛋白原，限制血栓增大和溶解血栓。目前，纤维蛋白溶解药主要有第一代的链激酶和尿激酶，第二代的组织型纤溶酶原激活物，如 t - PA 和阿尼普酶，第三代的葡萄球菌激酶、瑞替普酶等。纤维蛋白溶解药主要用于急性血栓栓塞性疾病，如急性心肌梗死、脑栓塞等，尤其对新形成的血栓疗效好，对陈旧性血栓无明显作用。

链激酶

链激酶（Streptokinase，SK）是从 C 族 β - 溶血性链球菌培养液中提取或基因重组技术制备的蛋白质，分子量约 47kDa。链激酶先与内源性纤溶酶原结合成 SK - 纤溶酶原复合物，间接性促使纤溶酶原转变为纤溶酶，迅速水解血栓中的纤维蛋白而溶解血栓。链激酶作用时间短，但对生理性和病理性纤维蛋白均有溶解作用，故易引起出血，可注射抗纤溶药氨苯甲酸对抗。链激酶具有抗原性，可引起皮疹、药热等过敏反应。脑出血、消化道溃疡、新近（2 周内）手术或创伤、严重高血压、严重的肝肾功能障碍、孕妇及对链激酶过敏患者禁用。

尿激酶

尿激酶（Urokinase）是从人尿或胚胎肾细胞培养液中提取或基因重组技术制备的类似胰蛋白酶的丝氨酸蛋白水解酶。尿激酶可直接激活纤溶酶原，使其从精氨酸 560 - 缬氨酸 561 间的肽键断裂而转变为纤溶酶，发挥溶栓作用。尿激酶可被血液循环中的纤溶酶原激活剂的抑制物（plasminogen activator inhibitor，PAI）中和，而产生的纤溶酶可被 α - 抗纤溶酶（α - antiplasmin，α - AP）灭活，故需大量尿激酶将 PAI 和 α - AP 耗竭后，才能发挥溶栓作用。尿激酶的适应证和禁忌证同链激酶，作用短暂，可引起全身出血，但无抗原性，不引起过敏反应，可用于对链激酶过敏者。

组织型纤维酶原激活物

组织型纤溶酶原激活物（Tissue - type plasminogen activator，t - PA）是含有 527 个氨基酸的单链丝氨酸蛋白酶，可以选择性的激活结合在纤维蛋白上的内源性纤溶酶原转变成纤溶酶，对血液循环中的纤溶酶原作用很弱，常规剂量下，出血风险相对小，但剂量多大仍可引起出血。t-PA主要在肝代谢，半衰期短，作用维持时间短。现已用基因工程技术生产人重组 t-PA 如阿替普酶、西替普酶（Silteplase）和那替普酶（Nateplase）、瑞替普酶（Reteplase）等。

阿尼普酶（Anistreplase）又称茴酰化纤溶酶原 - 链激酶激活剂复合物（Anisoylated plasminogen streptokinase activator complex，ASPAC），是链激酶与赖氨酸 - 纤溶酶原（1：1）形成的复合物，分子量约 131kDa。阿尼普酶通过茴酰化保护纤溶酶原的活性中心，容易进入血凝块与纤维蛋白结合，在体内缓慢缓慢脱掉茴酰基后，促进纤维蛋白表面的纤溶酶原变为纤溶酶，溶解血栓。与链激酶比较，阿尼普酶起效缓慢；因茴香酰化基团的存在，在血中不受 α - 抗纤溶酶的抑制，作用时间长；可选择性溶栓。大剂量可引起出血；有抗原性，可出现过敏反应。

葡萄球菌激酶

葡萄球菌激酶（Staphylokinase，SAK，葡激酶）是从金黄色葡萄球菌中分离或 DNA 重组技术制备的一种能够特异溶解血栓的酶类物质。正常情况下，血液中的纤溶酶原葡激酶复合物容易被 α - 抗纤溶酶中和，当有纤维蛋白存在时，纤溶酶原葡激酶复合物与血凝块结合，降低 α - 抗纤溶酶的抑制作用，可选择性与血栓部位的纤溶酶原结合，暴露纤溶酶原的赖氨酸活性部位，激活纤溶酶原转变为纤溶酶，从而溶解血栓，故对富含血小板的血栓和已收缩血栓的溶栓作用强于链激酶。葡激酶的临床应用和禁忌证与链激酶相似，有免疫原性。

目标检测

答案解析

1. 简述其血栓形成的条件。
2. 简述血栓形成的结局及对机体的影响？
3. 简述栓子的运行途径。
4. 简述肝素的抗凝作用机理及特点？以及肝素的临床应用及主要不良反应？
5. 简述纤维蛋白溶解药的作用机制及临床应用。

第五章 休 克

📖 学习目标
  1. **掌握** 休克的概念和发生的始动环节；休克各期的微循环改变的特点、发生机制及其意义。
  2. **熟悉** 休克的病因和分类；休克各期的临床表现；常见休克的病变特点。
  3. **了解** 休克的细胞代谢改变及器官功能障碍；休克防治的病理生理基础。
  4. **学会** 结合临床表现，能够初步判断患者是否发生休克，或处于休克的哪个阶段。采取措施有效地防治休克的发生发展。

⇒ 案例引导

临床案例 患者，女，56岁。主诉：反复上腹部不适10余年，加重伴恶心、呕吐、黄疸、便血1个月。既往史：20年前，患乙型肝炎，余无特殊。经查体和实验室检查明确诊断为：肝硬化患者入院第5天傍晚进食生地瓜后，突发大口呕血，考虑"上消化道大出血"，出血总量约1200mL。立即给予止血药及三腔二囊管压迫治疗后，由于患者血型属于罕见血型，未能及时输血，仅进行了补液处理（生理盐水1000ml），很快出现血压下降，患者意识模糊，心音低钝，虽经吸氧及静滴血管活性药物及对症处理，但终因病情严重，血压进行性下降，抢救无效死亡。

讨论 1. 分析患者的直接死因。
    2. 结合案例资料，分析患者发生了哪些病理生理过程？
    3. 试述该病在发生发展过程中微循环变化的特点及发生机制。

休克是指机体在各种强烈致病因子的作用下，有效循环血量急剧减少，组织血液灌流量严重不足，引起细胞缺血、缺氧，以致各重要生命器官的功能、代谢障碍及结构损害的全身性危重病理过程。

"休克"（shock）原意为震荡或打击。自1731年法国医师Le Dran首次使用法语secousseuc一词描述创伤引起的危重临床状态并译成英语shock以来，医学界对休克的认识和研究已有200多年的历史，其间经历了症状描述阶段、急性循环衰竭的认识阶段、微循环学说的创立阶段和细胞分子水平研究阶段等四个主要发展阶段。其中，微循环学说认为交感 – 肾上腺髓质系统强烈兴奋引起的微循环功能障碍是各型休克发生发展的关键机制。根据该学说，临床对休克的救治措施发生了根本性改变，休克救治成功率显著提升。近年来，休克的研究热点从低血容量性休克转向感染性休克，并从细胞、亚细胞和分子水平深入探究其发病机制。

第一节 病因与分类

一、病因

许多强烈的致病因子作用于机体可引起休克，常见的以下原因。

（一）失血和失液

1. 失血　大量失血可引起失血性休克（hemorrhagic shock），多见于创伤失血、胃溃疡出血、食管静脉出血、宫外孕、产后大出血等。失血性休克的发生取决于失血量和失血速度。

2. 失液　剧烈呕吐或腹泻、肠梗阻、大汗淋漓以及糖尿病时的多尿等均可导致大量失液，使有效循环血量锐减而引起休克，过去称为虚脱（collapse）。

（二）烧伤

严重的大面积烧伤常伴有大量血浆渗出导致有效循环血量减少，使组织灌流量不足引起烧伤性休克（burn shock）。其早期与低血容量和疼痛有关，晚期因继发感染，发展为感染性休克。

（三）创伤

严重的创伤可因剧烈的疼痛、失血失液、组织坏死而引起休克，称为创伤性休克（traumatic shock），多见于战争和自然灾害期间。

（四）感染

细菌、病毒、真菌、立克次体等病原微生物的严重感染可引起感染性休克（infectious shock），因常伴有败血症，又称败血症性休克（septic shock）。在革兰阴性菌引起的休克中，细菌内毒素发挥重要作用。

（五）过敏

过敏体质的人可因注射某些药物（如青霉素）、血清制剂或疫苗，甚至进食某些食物或接触某些物品（如花粉）发生Ⅰ型超敏反应而引起休克，称为过敏性休克（anaphylactic shock）。

（六）心脏功能障碍

各种引起心脏舒缩功能严重障碍的病因，均可导致心输出量急剧减少、有效循环血量和组织灌流量严重不足而引起休克，称为心源性休克（cardiogenic shock）。

（七）强烈的神经刺激

剧烈疼痛、脊髓损伤或高位脊髓麻醉、中枢镇静药过量可抑制交感缩血管功能，使阻力血管扩张，血管床容积增大，有效循环血量相对不足而引起休克，称为神经源性休克（neurogenic shock）。这种休克的微循环灌流量无明显减少，常不需治疗而自愈。故有人称之为低血压状态（hypotensive state），并非休克。

二、分类

引起休克的病因多而复杂，分类方法也有多种。临床上常用的分类方法如下。

（一）按病因分类

可按上述病因将休克分为失血性休克、烧伤性休克、创伤性休克、感染性休克、过敏性休克、心源性休克、神经源性休克等。这种分类方法有利于及时认识并清除病因，是目前临床上常用的分类方法。

（二）按始动环节分类

尽管引起休克的病因各异，但有效循环血量减少是多数休克的发生的共同发病学环节。机体有效循环血量的维持，由三个因素决定：①充足的血容量；②正常的血管舒缩功能；③正常心泵功能。各种病因均可通过干预上述一个或几个因素，影响有效循环血量，使微循环功能障碍导致组织灌流量减少而引起休克。因此，将血容量减少、血管床容量增加、心泵功能障碍这三个因素称为休克的三个始动环节（图5-1）。按此方法将休克分为三类。

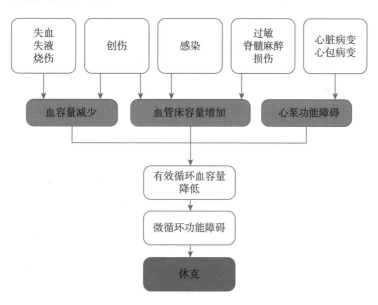

图5-1 休克发生的始动环节

1. 低血容量性休克（hypovolemic shock） 是指机体血容量减少所引起的休克。常见病因为失血、失液、烧伤、创伤等。大量体液丢失或血管通透性增加，可导致血容量急剧减少，静脉回流不足，心排血量减少，使微循环灌流不足引起休克。低血容量性休克的典型临床表现为三低一高：即中心静脉压（central venous pressure，CVP）、心排血量（cardiac output，CO）及动脉血压降低，而外周阻力（peripheral resistance，PR）增高。

2. 血管源性休克（vasogenic shock） 是指由于外周血管扩张，血管床容量增加，大量血液淤滞在扩张的小血管内，使有效循环血量减少且分布异常，导致组织灌流量减少而引起的休克，故又称低阻力性休克（low-resistance shock）或分布性休克（distributive shock）。机体的血管床总量很大，血管全部舒张开放时的容量远远大于血液量。如肝毛细血管全部开放时，就能容纳全身血量。正常时，体内微血管开放闭合交替进行，毛细血管仅有20%开放，80%呈闭合状态，并不会因血管床容量大于血液量而出现有效循环血量不足的现象。感染性休克或过敏性休克时，内源性或外源性血管活性物质可使小血管特别是腹腔内脏小血管扩张，血管床容量明显增加，大量血液淤滞在扩张的小血管内，有效循环血量减少而导致微循环障碍。神经源性休克时，严重脑部、脊髓损伤或麻醉以及创伤患者的剧痛等，可抑制交感缩血管功能，使动静脉血管张力难以维持，引起一过性血管扩张，使静脉血管容量明显增加，有效循环血量明显减少，血压下降。

3. 心源性休克（cardiogenic shock） 是指由于心脏泵血功能障碍，心输出量急剧减少，使有效循环血量和微循环灌流量显著下降所引起的休克。其病因可分为心肌源性和非心肌源性两类。心肌源性病因包括大面积心肌梗死、心肌病、严重的心律失常、瓣膜性心脏病及其他严重心脏病的晚期。非心肌源性病因包括压力性或阻塞性的病因，如急性心脏压塞、心脏肿瘤和张力性气胸，或心脏射血受阻如肺血管栓塞、肺动脉高压等。这种由非心肌源性原因引起的心源性休克又被称为阻塞性休克（obstructive shock）。心源性休克发病急骤，死亡率高，预后差。

将病因与始动环节结合起来进行分类，将更有利于临床对休克的诊断和治疗。

第二节　发生机制

休克的发生机制尚未完全阐明。目前，微循环机制和细胞分子机制受到大多数学者的重视。

一、微循环机制

20世纪60年代，Richard C. Lillehei 等对休克的微循环变化进行了深入研究，认为各种类型休克的基本发病环节是微循环血液灌流障碍，提出了休克的微循环学说。

微循环（microcirculation）是指微动脉和微静脉之间的微血管内的血液循环，是血液和组织进行物质交换的基本结构和功能单位。这些微血管包括：微动脉、后微动脉、毛细血管前括约肌、真毛细血管、直捷通路、动静脉短路和微静脉（图5-2A）。微动脉、后微动脉和毛细血管前括约肌又称前阻力血管，决定微循环的灌入血量，并参与全身血压调节和血液分配。真毛细血管又称交换血管，是血管内外物质交换的主要场所。经直捷通路的血液可迅速回到静脉，较少进行物质交换。微静脉又称后阻力血管，决定微循环的流出血量，参与回心血量的调节。

微循环主要受神经体液的调节。交感神经支配微动脉、后微动脉和微静脉平滑肌，兴奋时通过 α 肾上腺能受体使血管收缩，血流减少。全身性体液因子如儿茶酚胺、血管紧张素Ⅱ、血管加压素、血栓素 A_2（TXA_2）和内皮素（ET）等可使微血管收缩；而局部血管活性物质如组胺、激肽、腺苷、乳酸、PGI_2、内啡肽、TNF 和一氧化氮（nitric oxide，NO）等则引起血管舒张。

生理情况下，全身血管收缩物质浓度很少发生变化，微循环的舒缩活动及血液灌流主要由局部产生的舒血管物质进行反馈调节，以保证毛细血管前括约肌节律性的收缩与舒张和毛细血管的交替开放，调节微循环的灌流量。

休克时微循环的改变，以失血性休克为例可分为三期：微循环缺血期、微循环淤血期、微循环衰竭期（图5-2）。

（一）微循环缺血期

1. 微循环变化特点　微循环缺血期为休克早期或休克代偿期（compensatory stage）。此期微循环血液灌流减少，组织缺血缺氧，故又称缺血性缺氧期（ischemic anoxia phase）。全身小血管，包括小动脉、微动脉、后微动脉、毛细血管前括约肌和微静脉、小静脉都发生收缩痉挛，口径明显变小，尤其是毛细血管前阻力血管收缩更明显，前阻力增加，大量真毛细血管网关闭，微循环灌流量明显减少，血流速度显著减慢。血流主要通过直捷通路或动静脉短路回流。所以，此期微循环灌流特点是：少灌少流，灌少于流，组织呈缺血缺氧状态（图5-2B）。

2. 微循环变化机制　此期微循环变化主要机制是交感-肾上腺髓质系统强烈兴奋和缩血管物质增多。

（1）交感神经兴奋　已证明，各种休克病因通过不同机制均可导致应激性交感神经兴奋，使血中儿茶酚胺含量比正常高几十至几百倍。低血容量性休克和心源性休克时，心排出量减少，动脉血压下降，使减压反射受抑而引起交感神经兴奋；感染性休克时内毒素的拟交感神经作用、创伤性休克和烧伤性休克时的疼痛刺激等可直接引起交感神经兴奋。异常增加的儿茶酚胺引起：①a 受体效应：皮肤、腹腔脏器和肾脏的小血管收缩，外周阻力升高，组织器官血液灌流不足，微循环缺血缺氧，但对心脑血管影响不大。②β 受体效应：微循环动静脉短路开放，血液绕过真毛细血管网直接进入微静脉，使组织灌流量减少，组织缺血缺氧；肺微循环的动-静脉短路大量开放，则可影响静脉血的氧合，使 PaO_2 降低，加重组织缺氧。

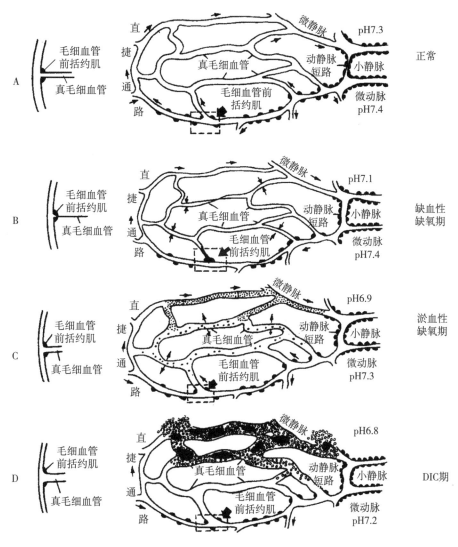

图 5-2　休克各期微循环变化示意图

（2）其他缩血管体液因子释放　低血容量、交感-肾上腺髓质系统兴奋及儿茶酚胺的释放，可刺激机体产生多种缩血管物质，如血管紧张素Ⅱ、血管升压素、血栓素 A_2、内皮素、白细胞三烯类物质等。

3. 微循环变化的代偿意义　休克早期微循环变化既可引起皮肤、腹腔内脏等多器官缺血缺氧，也具有重要的代偿意义。

（1）有助于动脉血压的维持　动脉血压的维持主要通过以下三方面机制来实现。

1）回心血量增加　静脉血管属容量血管，可容纳总血量的60%～70%。上述缩血管反应，形成了休克时增加回心血量的两道防线：①肌性微静脉、小静脉和肝脾等储血器官的收缩，可减少血管床容量，迅速而短暂地增加回心血量，起到"自身输血"的作用，是休克时增加回心血量和循环血量的"第一道防线"。②由于毛细血管前阻力血管比微静脉收缩强度更大，致使毛细血管中流体静压下降，组织液进入血管增加，起到"自身输液"的作用，是休克时增加回心血量的"第二道防线"。据 Moore 测定发现，中度失血的患者，进入毛细血管的组织液达 50～120ml/h，成人24小时组织液入血量可达 1500ml。

2）心排出量增加　休克早期，心脏尚有足够的血液供应，在回心血量增加的基础上，交感神经兴奋引起的 β 受体效应可使心率加快，心肌收缩力加强，心排血量增加。

3）外周阻力增高　交感神经兴奋引起的α受体效应使全身小动脉痉挛收缩，外周阻力增高。

回心血量和心排出量的增加、外周阻力的升高，共同维持了动脉血压，使休克代偿期血压可以正常或轻度升高。

（2）有助于心脑血液供应　不同器官血管对交感神经兴奋和儿茶酚胺增多的反应性是不一致的。皮肤、骨骼肌以及内脏血管的α受体密度高，对儿茶酚胺的敏感性较高，收缩明显；心脑动脉受局部代谢产生的扩血管物质影响强于交感神经的调节作用，而维持扩张状态。这种不同器官微循环反应的差异，导致了血液的重新分布，保证了心、脑重要生命器官的血液供应。

4. 主要临床表现　患者因皮肤缺血，汗腺分泌增加，出现脸色苍白，四肢湿冷；交感神经的正性心率和缩血管作用使脉搏细速；因肾缺血，尿量减少；因脑灌流正常，一般神志清醒，但因交感兴奋常引起烦躁不安（图5-3）。该期患者血压可骤降（如大失血），也可因代偿作用保持正常或轻度升高。所以，不能以血压下降与否作为判断早期休克的指标。

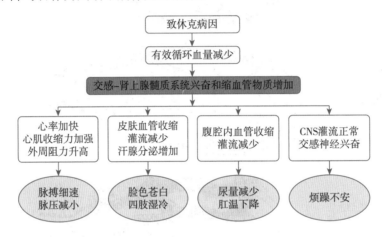

图5-3　微循环缺血期的主要临床表现

（二）微循环淤血期

如果休克的原始病因不能及时消除，组织缺血缺氧持续存在，休克将继续发展进入微循环淤血期。

1. 微循环变化特点　微循环淤血期为休克进展期（progressive stage of shock）或可逆性休克失代偿期（decompensatory stage）。此期微循环血液流速显著减慢，血液"泥化"（sludge）淤滞，组织灌流量进一步减少，缺氧更为严重，故又称微循环淤血性缺氧期（stagnant anoxia phase）。这是因为微动脉、后微动脉和毛细血管前括约肌收缩性减弱甚至扩张，大量血液涌入真毛细血管网，而微静脉虽也表现为扩张，但因血流缓慢，细胞嵌塞，使微循环流出道阻力增加，毛细血管后阻力大于前阻力而导致血液淤滞于微循环中。此期微循环灌流特点是：灌而少流，灌大于流，组织呈淤血性缺氧状态（图5-2C）。

2. 微循环变化机制　此期微循环改变的主要机制是组织细胞长时间缺氧，导致酸中毒、扩血管物质生成增多、白细胞黏附及血液浓缩等改变。

（1）微血管扩张机制　进入微循环淤血期后，尽管交感-肾上腺髓质系统持续兴奋，血浆儿茶酚胺浓度进一步增高，但微血管却表现为扩张，与下面两个因素有关：①酸中毒：微循环缺血期长时间的缺血缺氧引起二氧化碳和乳酸堆积，血液中［H^+］增高，致使微血管对儿茶酚胺反应性下降。②扩血管物质生成增多：长时间缺血缺氧、酸中毒使肥大细胞释放组胺增多；ATP分解产物腺苷在局部堆积；细胞解体时释出K^+增加；血管内皮受损致激肽类物质生成增多。

（2）血液淤滞机制　血液流变学改变在休克进展期微循环淤血的发生发展中起重要作用。在缺氧、酸中毒、感染等因素的刺激下，炎症细胞活化，炎症因子和细胞表面黏附分子（cell adhesion molecules,

CAMs）大量表达，引起微循环血流变化。①白细胞黏附于微静脉：首先，选择素（selectin）介导白细胞与血管内皮细胞（vessel endothelial cell，VEC）间的可逆性黏附，即白细胞滚动（rolling），以增加二者的接触。随后，白细胞膜上的整合素（integrin）如 CD11/CD18 与其内皮细胞上的受体细胞间黏附分子 - 1（intercellular adhesion molecule - 1，ICAM - 1）相互作用，使白细胞牢固黏附于微静脉，增加了微循环流出通路的血流阻力，导致毛细血管中血流淤滞。黏附并激活的白细胞还可通过释放氧自由基和溶酶体酶导致内皮细胞和其他组织细胞损伤，进一步引起微循环障碍。②血液浓缩：组胺、激肽、降钙素基因相关肽（CGRP）等物质生成增多，可导致毛细血管通透性增高，血浆外渗，血液浓缩，血细胞比容增高，血液黏度增加，红细胞和血小板聚集，进一步减慢微循环血流速度，加重血液泥化淤滞。

3. 失代偿及恶性循环的产生 本期属于失代偿期，动脉血压降低，心脑血液供应得不到保证，并形成恶性循环。

（1）动脉血压降低 ①微血管床大量开放，以及细胞嵌塞、静脉回流受阻，使血液被分隔并淤滞在内脏器官内，"自身输血"停止。使回心血量急剧减少。②微循环后阻力大于前阻力，血管内流体静压升高，毛细血管管壁通透性升高，使血浆渗出到组织间隙，"自身输液"停止。③血浆外渗导致血液浓缩，血黏度增加，红细胞聚集，形成恶性循环。以上变化导致本期回心血量急剧减少，心输出量下降，动脉血压进行性下降。

（2）心脑血液灌流量减少 由于回心血量及有效循环血量进一步减少，动脉血压进行性下降。当平均动脉血压低于 50mmHg 时，心、脑血管对血流量的自身调节作用丧失，导致冠状动脉和脑血管血液灌流量严重减少。

4. 临床表现 此期患者的临床表现与其微循环变化特点密切相关，主要表现为：①血压和脉压进行性下降，血压常明显下降，脉搏细速，静脉萎陷；②心脑血供明显不足，患者出现心搏无力、心音低钝、神志淡漠甚至昏迷；③肾血流量严重不足，出现少尿甚至无尿；④微循环淤血，使脱氧血红蛋白增多，皮肤黏膜发绀或出现花斑（图 5 - 4）。

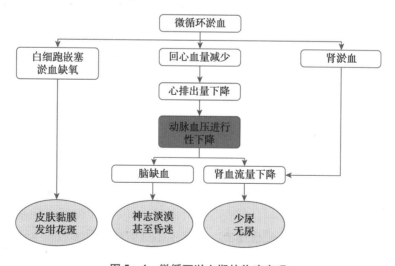

图 5 - 4 微循环淤血期的临床表现

微循环缺血期发展至微循环淤血期后，休克即由代偿期进入了失代偿期。此时如果治疗方案正确，休克仍是可逆的。否则，休克将进入微循环衰竭期。

（三）微循环衰竭期

微循环衰竭期（microcirculatory failure stage）又称难治期（refractory stage）、DIC 期。有学者认为，休克进入此期便不可逆，故又称不可逆期（irreversible stage）。尽管采取输血、补液及多种抗休克措施，仍难以纠正休克状态。此期微循环淤滞更加严重，但不像休克由微循环缺血期进入微循环淤血期那样具有明显的微循环变化特征。因此，如何从微循环和临床角度去判断休克不可逆期的出现，一直存在争议。有人把该期包括在休克失代偿期内，认为休克的不可逆期是休克失代偿期患者临终前的表现。

1. 微循环变化特点　此期微血管发生麻痹性扩张，毛细血管大量开放，微循环中可有微血栓形成，血流停止，出现不灌不流状态，组织几乎完全不能进行物质交换，得不到氧气和营养物质供应，甚至可出现毛细血管无复流现象（no - reflow phenomenon），即指在输血补液治疗后，血压虽可一度回升，但微循环灌流量仍无明显改善，毛细血管中淤滞停止的血流也不能恢复流动的现象（图 5 - 2D）。

2. 微循环变化机制　严重的酸中毒、大量一氧化氮和局部代谢产物的释放以及血管内皮细胞和血管平滑肌的损伤等，均可使微循环衰竭，导致微血管麻痹性扩张或 DIC 的形成。

（1）微血管麻痹性扩张　其机制目前尚不完全清楚，可能既与酸中毒有关，也与一氧化氮和氧自由基等炎症介质生成增多有关。

（2）DIC 形成　微循环衰竭期易发生 DIC，其机制涉及以下三个方面。①血液流变学的改变：血液浓缩、血细胞聚集使血黏度增高，使血液处于高凝状态。②凝血系统激活：严重缺氧、酸中毒或脂多糖（lipopolysaccharide，LPS）等损伤血管内皮细胞，使组织因子大量释放，启动外源性凝血系统；内皮细胞损伤还可暴露胶原纤维，激活因子Ⅻ，启动内源性凝血系统；同时，在严重创伤、烧伤等引起的休克，组织大量破坏可导致组织因子的大量表达释放；各种休克时红细胞破坏释放的 ADP 等可启动血小板的释放反应，促进凝血过程。③TXA_2 - PGI_2平衡失调：休克时内皮细胞的损伤，既可使 PGI_2 生成释放减少，也可因胶原纤维暴露，使血小板激活、黏附、聚集，生成和释放 TXA_2 增多。因为 PGI_2 具有抑制血小板聚集和扩张小血管的作用，而 TXA_2 则具有促进血小板聚集和收缩小血管的作用，上述 TXA_2 - PGI_2 的平衡失调，可促进 DIC 的发生。

3. 微循环变化的严重后果　微循环的无复流现象及微血栓形成，导致全身器官的持续低灌流，内环境受到严重破坏，特别是溶酶体酶的释放以及细胞因子、活性氧等的大量产生，造成组织器官和细胞功能的损伤，严重时可导致多器官功能障碍或衰竭，甚至死亡（详见本章第三节）。

4. 临床表现　本期病情危重，患者濒临死亡，其临床表现主要体现在三个方面。

（1）循环衰竭　患者出现进行性顽固性低血压，甚至测不到，采用升压药难以恢复；心音低弱，脉搏细弱而频速，甚至摸不到，中心静脉压下降；浅表静脉塌陷，静脉输液十分困难。

（2）并发 DIC　本期常可并发 DIC，出现出血、贫血、皮下瘀斑等典型临床表现。由于休克的原始病因和机体自身反应性的差异，并非所有休克患者都会发生 DIC。患者一旦发生 DIC，则会使休克进一步恶化。

（3）重要器官功能障碍　持续严重低血压及 DIC 引起血液灌流停止，加重细胞损伤，使心、脑、肺、肝、肾等重要器官功能代谢障碍加重，可出现呼吸困难、少尿或无尿、意识模糊甚至昏迷等多器官功能障碍或多器官功能衰竭的临床表现。

由于引起休克的病因和始动环节不同，休克各期的出现并不完全遵循循序渐进的发展规律。上述典型的三期微循环变化，常见于失血、失液性休克，而其他休克虽有微循环功能障碍，但不一定遵循以上典型的三期变化。如严重过敏性休克的微循环障碍可能从淤血性缺氧期开始；严重感染或烧伤引起的休克，可能直接进入微循环衰竭期，很快发生 DIC 或多器官功能障碍。微循环学说的创立对于阐明休克的发病机制，加强休克的防治，发挥了重要作用。

二、细胞分子机制

20 世纪 60 年代以来的研究发现，微循环学说并不能完全解释休克的有关问题。如：①休克时某些细胞分子水平的变化，发生在血压降低和微循环紊乱之前；②器官微循环灌流恢复后，器官功能却未能恢复；③细胞功能恢复促进了微循环的改善；④促进细胞功能恢复的药物，具有明显的抗休克疗效。上述研究表明，休克时的细胞和器官功能障碍，既可继发于微循环紊乱之后，也可由休克的原始病因直接引起或通过释放多种有害因子引起。因此，休克的发生发展还与许多细胞分子机制有关，其机制十分复杂，现仅从细胞损伤和炎症介质表达增多两个方面进行阐述。

（一）细胞损伤

细胞损伤是休克时各器官功能障碍的共同基础。其损伤首先发生在生物膜（包括细胞膜、线粒体膜、溶酶体膜等），继而细胞器发生功能障碍或结构破坏，直至细胞凋亡或坏死。

1. 细胞膜的变化 细胞膜是休克时细胞最早发生损伤的部位。缺氧、ATP 减少、酸中毒、高钾血症、溶酶体酶、氧自由基以及其他炎症介质等都可损伤细胞膜，引起膜离子泵功能障碍或通透性增高，使 K^+ 外流而 Na^+、Ca^{2+} 内流，导致细胞水肿。如内皮细胞肿胀可使微血管管腔狭窄，组织细胞肿胀可压迫微血管，加重微循环障碍。

2. 线粒体的变化 休克时最先发生变化的细胞器是线粒体，表现为肿胀、致密结构和嵴消失，钙盐沉着，甚至膜破裂。由于线粒体是细胞氧化磷酸化的部位，其损伤可使 ATP 合成减少，细胞能量生成严重不足，进一步影响细胞功能。

3. 溶酶体的变化 休克时缺血缺氧和酸中毒等，可致溶酶体肿胀、空泡形成并释放溶酶体酶。溶酶体酶包括酸性蛋白酶（组织蛋白酶）和中性蛋白酶（胶原酶和弹性蛋白酶）以及 β 葡萄糖醛酸酶等，其主要危害是水解蛋白质引起细胞自溶。溶酶体酶进入血液循环后，可损伤血管内皮细胞、消化基底膜，扩大内皮窗，增加微血管通透性；可激活激肽系统、纤溶系统，并促进组胺等炎症介质的释放。因此，溶酶体酶的大量释放加重了休克时微循环障碍，导致组织细胞损伤和多器官功能障碍，在休克发生发展和病情恶化中起着重要作用。

4. 细胞死亡 休克时的细胞死亡是细胞损伤的最终结果，包括凋亡（apoptosis）和坏死两种形式。休克原发致病因素的直接损伤，或休克发展过程中所出现的缺血缺氧、酸中毒、代谢障碍、能量生成减少、溶酶体酶释放、炎症介质产生等，均可导致细胞凋亡或坏死。细胞凋亡和坏死是休克时器官功能障碍或衰竭的病理基础（图 5 - 5）。

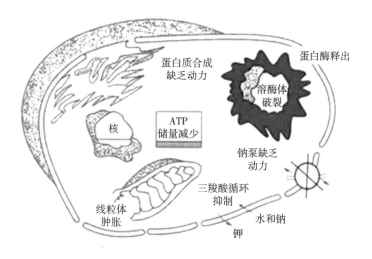

图 5 - 5 休克时细胞损伤示意图

（二）炎症细胞活化及炎症介质表达增多

休克的原发致病因素或休克发展过程中所出现的内环境和血流动力学的改变等，都可刺激炎症细胞活化，使其产生大量炎症介质，引起全身炎症反应综合征（systemic inflammatory response syndrome，SIRS）而加速休克的发生发展。各种休克都可引起全身炎症反应，但以感染、创伤性休克更为明显。

第三节　机体代谢与功能变化

休克时，由于微循环灌流障碍，能量生成减少，神经内分泌功能紊乱和炎症介质的泛滥等，可使机体发生多方面的代谢与功能紊乱。

一、物质代谢紊乱

休克时物质代谢变化一般表现为氧耗减少，糖酵解加强，糖原、脂肪和蛋白分解代谢增强，合成代谢减弱。1996 年，Michie 将脓毒性休克时出现的这种现象，称为"脓毒性自身分解代谢"（septic auto-catabolism）。休克早期由于休克病因引起的应激反应，可出现一过性高血糖和糖尿，这与血浆中胰高血糖素、皮质醇及儿茶酚胺浓度升高有关。上述激素促进脂肪分解及蛋白质分解，导致血中游离脂肪酸、甘油三酯、极低密度脂蛋白和酮体增多，血中氨基酸特别是丙氨酸水平升高，尿氮排出增多，出现负氮平衡。特别在脓毒性休克、烧伤性休克时，骨骼肌蛋白分解增强，氨基酸从骨骼肌中溢出向肝脏转移，促进急性期蛋白合成。

休克过程中机体因高代谢状态，能量消耗增高，所需氧耗量增大而导致组织氧债增大。氧债（oxygen debt）指机体所需的氧耗量与实测氧耗量之差。氧债增大说明组织缺氧，主要原因有：①组织利用氧障碍：微循环内微血栓形成使血流中断，组织水肿导致氧弥散到细胞的距离增大，使细胞摄取氧受限；②能量生成减少：休克时由于线粒体的结构和功能受损，使氧化磷酸化发生障碍，ATP 生成减少。

二、电解质与酸碱平衡紊乱

（一）代谢性酸中毒

休克时的微循环障碍及组织缺氧，使线粒体氧化磷酸化受抑制，葡萄糖无氧酵解增强及乳酸生成增多。同时，由于肝功能受损不能将乳酸转化为葡萄糖，肾功能受损不能将乳酸排除，结果导致高乳酸血症及代谢性酸中毒。增高的 H^+ 对 Ca^{2+} 具竞争作用，使心肌收缩力下降和血管平滑肌对儿茶酚胺反应性降低，导致心排血量减少和血压下降。酸中毒可损伤血管内皮，激活溶酶体酶，诱发 DIC，进一步加重微循环紊乱和器官功能障碍。

（二）呼吸性碱中毒

在休克早期，创伤、出血、感染等刺激可引起呼吸加深加快，通气量增加，$PaCO_2$ 下降，导致呼吸性碱中毒。呼吸性碱中毒一般发生在血压下降和血乳酸增高之前，可作为早期休克的诊断指标之一。但应注意，休克后期由于休克肺的发生，患者因通气、换气功能障碍，又可出现呼吸性酸中毒，使机体处于混合性酸碱失衡状态。

（三）高钾血症

休克时的缺血缺氧使 ATP 生成明显减少，进而使细胞膜上的钠泵（Na^+,K^+ – ATP 酶）运转失灵，细胞内 Na^+ 泵出减少，导致细胞内钠水潴留，细胞外 K^+ 增多，引起高 K^+ 血症。酸中毒还可经细胞内外 H^+ – K^+ 离子交换而加重高钾血症。

三、器官功能障碍

休克过程中由于微循环功能障碍及全身炎症反应综合征，常引起肺、肾、肝、胃肠、心、脑等器官受损，甚至导致多器官功能障碍综合征（multiple organ dysfunction syndrome，MODS）或多器官衰竭。

第四节 几种常见休克的特点

前面介绍了休克发生发展的一般规律。由于休克的病因不同，始动环节各异，各型休克还有各自的特点。

一、失血性休克

失血后是否引起休克，取决于失血量和失血速度：一般 15 ~ 20 分钟内失血少于全身总血量的 10% ~ 15% 时，机体可通过代偿使血压和组织灌流量基本保持在正常范围内；若在 15 分钟内快速大量失血超过总血量的 20%（约 1000ml），则超出了机体的代偿能力，即可引起心排血量和平均动脉压（mean arterial pressure，MAP）下降而发生失血性休克。如果失血量超过总血量的 45% ~ 50%，会很快导致死亡。

失血性休克分期较明显，临床症状典型，是休克研究的基础模型。其发展过程基本上遵循缺血性缺氧期、淤血性缺氧期、微循环衰竭期逐渐发展的特点，具有"休克综合征"的典型临床表现。失血性休克易并发急性肾衰竭和肠源性内毒素血症。大量失血后，血容量迅速减少。为保证心脑血液供应，血液发生重新分配，故休克早期就出现肾血流灌注不足，导致急性肾衰，即休克肾；同时，肠血流灌注减少而使肠屏障功能降低，引起肠源性内毒素移位及细菌移位，导致肠源性内毒素血症或脓毒性休克。这是失血性休克向休克难治期发展的重要原因之一。

二、脓毒性休克

脓毒性休克是指病原微生物（如细菌、病毒、真菌、立克次体等）感染所引起的休克，是临床上常见的休克类型之一，可见于流行性脑脊髓膜炎、细菌性痢疾、大叶性肺炎和腹膜炎等严重感染性疾病。G^- 菌感染引起的脓毒性休克在临床最为常见，细菌所释放的内毒素即脂多糖（LPS）是其重要的致病因子。如给动物直接注射 LPS，可引起脓毒性休克类似的表现，称为内毒素性休克（endotoxic shock）。

脓毒性休克的死亡率可达 60% 左右，仅美国每年就有 10 万人死于这类休克。尽管目前临床上采用多种抗生素和器官支持疗法，但死亡率仍居高不下。脓毒性休克的发生机制十分复杂，尚有待进一步研究阐明。目前已知，脓毒性休克的发生与休克的三个始动环节均有关。感染灶中的病原微生物及其释放的各种毒素均可刺激单核 – 巨噬细胞、中性粒细胞、肥大细胞、内皮细胞等，表达释放大量的炎症介质，引起 SIRS，促进休克的发生发展。其中某些细胞因子和血管活性物质可增加毛细血管通透性，使大量血浆外渗，导致血容量减少；或引起血管扩张，使血管床容量增加，导致有效循环血量的相对不足。此外，细菌毒素及炎症介质可直接损伤心肌细胞，造成心泵功能障碍。

脓毒性休克按其血流动力学变化可分为两种类型。

（一）高动力型休克

高动力型休克（hyperdynamic shock）指病原体或其毒素侵入机体后，引起高代谢和高动力循环状态，即出现发热、心排出量增加、外周阻力降低、脉压增大等临床特点，又称为高排低阻型休克或暖休克（warm shock）。患者临床表现为皮肤呈粉红色，温热而干燥，少尿，血压下降及乳酸酸中毒等。其机制如下：①β 受体激活：脓毒性休克时交感 – 肾上腺髓质系统兴奋，儿茶酚胺分泌增多，后者作用于β 受体使心收缩力增强，动 – 静脉短路开放，回心血量增多，心排出量增加。②外周血管扩张：脓毒性休克时机体产生大量 TNF – α、IL – 1、一氧化氮或其他扩血管性物质（如 PGE_2、PGI_2、IL – 2、缓激肽等），使外周血管扩张，外周阻力下降。此外，细胞膜上的 K_{ATP} 通道被激活，Ca^{2+} 内流减少也是导致外周血管扩张的重要原因。高动力型休克时，虽然心排出量增加，但由于动 – 静脉短路开放，真毛细血管网血液灌流量仍然减少，组织仍然缺血缺氧。脓毒性休克一般首先表现为高动力型休克，可继续发展为低动力型休克。

（二）低动力型休克

低动力型休克（hypodynamic shock）具有心排出量减少、外周阻力增高、脉压明显缩小等特点，又称低排高阻型休克或称冷休克（cold shock）。临床上表现为皮肤苍白、四肢湿冷、尿量减少、血压下降及乳酸酸中毒，类似于一般低血容量性休克。其发生与下列因素有关：①病原体毒素、酸中毒及某些炎症介质可直接抑制或损伤心肌，使心肌收缩力减弱；微循环血液淤滞导致回心血量减少，心排出量下降。②严重感染使交感 – 肾上腺髓质系统强烈兴奋，缩血管物质生成增多，而扩血管物质生成减少，致使外周阻力增加（表5 – 1）。

表5 – 1　高动力型休克与低动力型休克特点的比较

	高动力型	低动力型
血压	略降或正常	明显降低
心输出量	高	低
外周阻力	低	高
脉搏	缓慢有力	细速
脉压	较高（>30mmHg）	较低（<30mmHg）
皮肤色泽	淡红或潮红	苍白或发绀
皮肤温度	温暖干燥	湿冷
尿量	减少	少尿或无尿

三、过敏性休克

过敏性休克又称变应性休克，属 I 型变态反应，即速发型变态反应，常伴有荨麻疹以及呼吸道和消化道的过敏症状，发病急骤，如不紧急使用缩血管药，可导致死亡。其发生主要与休克的两个始动环节有关：①过敏反应使血管广泛扩张，血管床容量增大；②毛细血管通透性增高使血浆外渗，血容量减少。当过敏原（如青霉素或异种蛋白等）进入机体后，可刺激机体产生抗体 IgE。IgE 的 Fc 段能持久地吸附在微血管周围的肥大细胞以及血液中嗜碱性粒细胞和血小板等靶细胞表面，使机体处于致敏状态；当同一过敏原再次进入机体时，可与上述吸附在细胞表面的 IgE 结合形成抗原抗体复合物，引起靶细胞脱颗粒反应，释放大量组胺、5 – HT、激肽、补体 C3a/C5a、慢反应物质、PAF、前列腺素类等血管活性物质。这些活性物质可导致后微动脉、毛细血管前括约肌舒张和血管通透性增加，外周阻力明显降低，真毛细血管大量开放，血容量和回心血量急剧减少，动脉血压迅速而显著地下降。

四、心源性休克

心源性休克的始动环节是心泵功能障碍导致的心输出量迅速减少。此型休克特点表现为血压在休克早期就显著下降，其微循环变化发展过程基本与低血容量性休克相同，死亡率高达80%。根据血流动力学的变化，心源性休克亦可分为两型。①低排高阻型：大多数患者表现为外周阻力增高，与血下降，减压反射受抑而引起交感 – 肾上腺髓质系统兴奋和外周小动脉收缩有关；②低排低阻型：少数患者表现为外周阻力降低，这可能是由于心肌梗死或心室舒张末期容积增大和压力增高，刺激了心室壁的牵张感受器，反射性抑制了交感中枢，导致外周阻力降低所致。

第五节 休克防治的病理生理基础

休克的防治应针对病因和发病学环节，以恢复重要器官的微循环灌流和减轻器官功能障碍为目的，采取综合措施。

一、病因学防治

积极处理造成休克的原始病因，如止血、止痛、补液和输血、修复创伤、控制感染、抗过敏、强心等。

二、发病学防治

有效循环血量相对或绝对减少、微血管的收缩或扩张、酸中毒以及组织缺氧，是休克发病过程中最主要的问题。因此，改善微循环，提高组织灌流量是发病学治疗的中心环节。

（一）改善微循环

1. 扩充血容量 微循环灌流量减少是各种休克发病的共同基础。除心源性休克之外，补充血容量是提高心排出量、增加有效循环血量和微循环灌流量的根本措施。在微循环缺血期要强调尽早和尽快补液，以降低交感-肾上腺髓质系统兴奋性，减少儿茶酚胺释放量，缓解微循环前阻力血管收缩程度，提高微循环灌流量，防止休克加重。在微循环瘀血期输液的原则是"需多少，补多少"。因为微循环淤血，血浆外渗，补液量应大于失液量；脓毒性休克和过敏性休克时，虽然无明显的失液，但由于血管床容量增加，有效循环血量明显减少，也应根据实际需要来补充血容量。补充血容量应适度，过量输液会导致肺水肿。因此，正确估计需要补液的总量至关重要，必须动态观察静脉充盈程度、尿量、血压和脉搏等指标，作为监护输液量是否足够的参考依据。此外，在补充血容量时，还应根据血细胞比容决定输血和输液的比例，正确选择全血、胶体或晶体溶液，使血细胞比容控制在 $35\% \sim 40\%$ 的范围内。

2. 纠正酸中毒 休克常因缺血缺氧引起的乳酸堆积或肾衰竭而发生代谢性酸中毒。酸中毒是加重微循环障碍、抑制心肌收缩、降低血管对儿茶酚胺的反应性、促进 DIC 形成和高钾血症的重要原因，对机体危害很大。同时，由于酸中毒降低血管对儿茶酚胺的反应性，影响血管活性药物的治疗效果。因此，必须根据酸中毒的程度，及时补碱纠酸。

3. 合理使用血管活性药物 使用缩血管或扩血管药物的目的是提高微循环灌流量。对低排高阻型休克患者，应在充分扩容的基础上，使用低剂量多巴胺以提高组织的血液灌流量。对过敏性休克、神经源性休克、高排低阻型休克和血压过低的患者，应使用缩血管药物以升高血压，保证心-脑等重要器官的血液灌流。

（二）抑制过度炎症反应

阻断炎症细胞信号通路的活化、拮抗炎症介质的作用及采用血液净化疗法去除患者体内过多的毒素和炎症介质，均能减轻 SIRS 和 MODS，提高患者生存率。

（三）细胞保护

休克时，细胞损伤可原发，亦可继发于微循环障碍之后。去除休克病因，改善微循环是防止细胞损伤的根本措施。此外，还可采用葡萄糖、胰岛素、钾（GIK）液、$ATP-MgCl_2$ 等改善细胞能量代谢，稳定溶酶体膜；采用自由基清除剂、钙拮抗剂等减轻细胞损伤。

三、器官支持疗法

应密切监控各器官功能的变化，及时采取相应支持疗法。如发生休克肾时，应尽早利尿和透析；发生休克肺时，应保持呼吸道通畅，并正压给氧；发生急性心力衰竭时，应减少或停止输液，并强心利尿，适当降低前后负荷等。

四、营养与代谢支持

保持正氮平衡是对严重创伤、感染等患者进行代谢支持的基本原则。在摄入的营养物中，应提高蛋白质和氨基酸的量，尤其是提高支链氨基酸的比例。如条件许可，应鼓励经口摄食，尽可能缩短禁食时间，以促进胃肠蠕动，维持肠黏膜屏障功能。临床实践表明，经胃肠适当补充谷氨酰胺，可提高机体对创伤和休克的耐受力。

目标检测

答案解析

1. 什么是休克？简述休克发生的始动环节？
2. 简述休克早期微循环变化的特征、机制及其代偿意义？
3. 简述休克晚期 DIC 形成的机制？
4. 休克分几期？各期微循环的变化特点是什么？
5. 试述休克与 DIC 有什么关系？并阐释为什么？

第六章　凝血功能与抗凝血平衡紊乱

📖 学习目标

1. **掌握**　DIC 的基本概念、发病机制及主要临床表现；促进 DIC 发生、发展的影响因素。
2. **熟悉**　DIC 的分期及各期的病理生理特点。
3. **了解**　DIC 的分型及病理生理学防治基础；3P 试验、D - 二聚体测定的意义。
4. **学会**　依据临床表现和实验室检查结果，及时判断 DIC 的发生。

➡️ 案例引导

　　临床案例　患者，女，因车祸急诊入院，查体评估大约失血 2000ml，患者面色苍白，四肢厥冷，冷汗淋漓，烦躁不安，神志尚清，尿少。脉搏 134 次/分，血压 110/70mmHg。由于患者血型属于罕见血型，未能及时输血，仅进行了补液处理（生理盐水 1000ml）。2 小时后，患者病情进一步恶化，皮肤发凉、发绀加重，手背部皮肤出现花斑。血压降至 80/50mmHg，心音低钝。给予稀释后去甲肾上腺素每分钟 0.02μg/kg 持续静脉泵入，最高浓度达每分钟 0.2μg/kg。病情未见好转，血压降至 60/40mmHg，并出现进行性呼吸困难，无尿，神志不清进而昏迷，皮肤黏膜多处出现出血点。实验室检查：出、凝血时间延长，鱼精蛋白副凝试验（3P 试验）阳性，外周血涂片发现大量裂体红细胞。虽经吸氧及静滴血管活性药物及对症处理，但终因病情严重，血压进行性下降。

　　讨论　1. 患者可能发生了什么病理生理过程？

　　　　　2. 患者为什么出现血压下降？

　　　　　3. 患者为什么持续给予去甲肾上腺素病情没有好转？说明理由。

　　　　　4. 为什么外周血涂片发现大量裂体红细胞？

第一节　凝血系统功能异常

　　凝血系统激活后产生的凝血酶是凝血的关键，但凝血酶产生的同时也激活了抗凝系统和纤溶系统，以维持机体新的凝血与抗凝血平衡。当机体凝血功能异常时，可发生凝血与抗凝血平衡紊乱，在临床上表现为出血或血栓形成倾向。

一、凝血系统的激活

　　凝血系统包括外源性凝血系统和内源性凝血系统。目前认为，在启动凝血过程中起主要作用的是外源性凝血系统。外源性凝血系统的激活主要是从组织因子（tissue factor，TF）释放开始。血管外层的平滑肌细胞、成纤维细胞、周细胞、星形细胞、足状突细胞等与血液不直接接触的细胞，在正常的生理情况下，是这些细胞不表达组织因子，但当出现血管壁损伤时，它们均可恒定表达组织因子，即启动凝血过程产生止血作用。因此，虽然血液中可能有少量激活的凝血因子Ⅶ（FⅦa），但正常时由于血管内没有组织因子释放，凝血过程不能启动。内源性凝血系统是从 FⅫ 的激活开始，当血液与带负电荷的异物表面（如胶原）接触时，FⅫ 被激活为 FⅫa，接着再激活 FⅪ 为 FⅪa，从而启动内源性凝血途径。

血液中的 FⅦ 含有 Ca^{2+} 结合氨基酸，组织因子释放后，形成 TF – Ca^{2+} – Ⅶ 复合物，FⅦ 被激活为 FⅦa。TF – Ⅶa 可激活 FX，FXa 与 FVa、PL – Ca^{2+} 形成凝血酶原激活物，凝血酶原被激活为凝血酶，凝血酶使纤维蛋白原转变为纤维蛋白单体，纤维蛋白单体相互聚合，最终形成不溶于水的交联纤维蛋白多聚体；凝血酶还可使血小板活化，从而启动凝血过程。此外，TF – Ⅷa 除激活 FX 以外，还可激活 FⅨ，FⅨa 与 FⅧa、PL – Ca^{2+} 形成 X 因子激活物，产生更多的凝血酶，呈现自我放大效应。

正常情况下，组织因子释放后启动的凝血反应仅限于局部，由于血液中存在 FⅦa 抑制物，即组织因子途径抑制物（tissue factor pathway inhibitor，TFPI）。TFPI 主要由血管内皮细胞合成，是外源性凝血途径的特异性抑制物，体现凝血反应自我约束的作用。

外源性凝血系统激活后，只产生少量凝血酶，不足以维持和加速凝血过程。维持凝血过程所需的高浓度凝血酶的产生主要与下列因素有关：①外源性凝血系统激活后产生的少量凝血酶可激活 FⅪ、FⅧ 和 FV，使内源性凝血系统激活，从而产生更高浓度凝血酶；②外源性凝血系统激活后产生的少量凝血酶可使血小板活化，促进凝血酶诱导的 FⅪ 活化，进一步促进凝血酶的产生；③凝血过程中形成的纤维蛋白可包绕、结合凝血酶，防止凝血酶被血液中的抗凝血酶 – Ⅲ 抑制。由此可见，外源性凝血系统和内源性凝血系统密切联系，在启动并维持凝血过程中发挥十分重要的作用（图 6 – 1）。

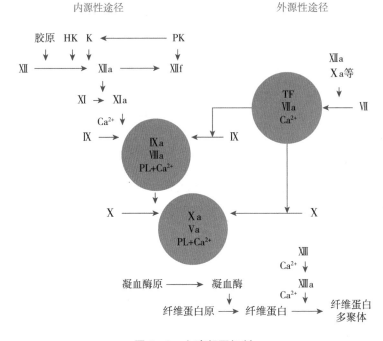

图 6 – 1　血液凝固机制

二、凝血因子的异常

（一）与出血倾向有关的凝血因子异常

凝血因子数量减少或结构异常可导致机体的凝血功能障碍，产生出血倾向。

1. 遗传性血浆凝血因子缺乏　主要见于血友病和血管性假性血友病。血友病患者由于 FⅧ、FⅨ、FⅪ 缺乏，凝血酶原激活物形成障碍，出现凝血功能异常，引起出血倾向。血管性假血友病患者由于血管性假血友病因子（von Willebrand factor，vWF）缺乏，导致血小板的黏附、聚集障碍和 FⅧ 促凝活性降低，引起出血倾向。

2. 获得性血浆凝血因子减少

（1）凝血因子生成障碍　①维生素 K 缺乏：F Ⅱ、F Ⅶ、F Ⅸ及 F X 的生成需维生素 K 参与。当维生素 K 缺乏时，可出现上述凝血因子生成减少，引起出血倾向。②肝功能严重障碍：凝血因子合成减少，影响抗凝、纤溶等功能，引起出血倾向。

（2）凝血因子消耗增多　DIC 时广泛微血栓形成消耗了大量凝血因子，这是 DIC 导致出血的重要原因之一。

（二）与血栓形成倾向有关的凝血因子异常

1. 遗传性凝血因子异常　血浆凝血因子水平和活性增高与凝血因子基因的改变相关，例如：F Ⅶ多态性基因 R353Q 是缺血性心脏病的危险因素；F V 的变异 R506Q、R306T 可产生 APC 抵抗（activated protein C resistance，APCR），促进血栓形成。

2. 获得性血浆凝血因子增多　肥胖、糖尿病、高脂血症和吸烟等可使纤维蛋白原浓度增高；恶性肿瘤、吸烟、酗酒及口服避孕药等可使 F V D 浓度增高；肾病综合征可使 F Ⅱ、F V、F Ⅶ和 F Ⅷ等浓度增高。这些病理性因素引起凝血因子增多，特别是纤维蛋白原增多与心肌梗死、缺血性心脏病等关系密切。

第二节　抗凝系统和纤溶系统功能异常

正常时，凝血系统一旦被激活，抗凝和纤溶系统也被相继激活，这样可有效止血，又可防止凝血的扩大化，保证血液的正常流动。因此，当机体抗凝或纤溶系统功能异常时，可发生凝血与抗凝血平衡紊乱，引起出血或血栓形成倾向。

一、抗凝系统功能异常

抗凝系统功能异常，在临床上多表现为血栓形成倾向。

（一）抗凝血酶 - Ⅲ减少或缺乏

抗凝血酶 - Ⅲ（AT - Ⅲ）主要由肝脏和血管内皮细胞产生，可使 F Ⅶa、F Ⅸa、F X a、F Ⅺa 等灭活，其单独灭活速度慢，与肝素或血管内皮细胞上表达的硫酸乙酰肝素结合后，灭活速度增加约 1000 倍。AT - Ⅲ数量不足和（或）功能异常可影响抗凝作用导致血栓形成倾向。

1. 遗传性缺乏　AT - Ⅲ基因变异可导致 AT - Ⅲ缺乏，引起反复性、家族性深部静脉血栓症。

2. 获得性缺乏

（1）AT - Ⅲ生成减少　肠道消化吸收蛋白质功能障碍时，因底物不足使其合成减少；肝功能严重障碍亦可导致 AT - Ⅲ合成减少。此外，口服避孕药时，雌激素等成分可使 AT - Ⅲ减少，因而也易导致静脉血栓形成。

（2）AT - Ⅲ丢失或消耗增多　肾病综合征患者可从肾脏丢失大量 AT - Ⅲ，此类患者往往还伴有肝脏合成纤维蛋白原等促凝物质增加，因而易有血栓形成；大面积烧伤患者，可出现 AT - Ⅲ随血浆丢失现象；DIC 时也可有 AT - Ⅲ消耗增多。

（二）蛋白 C 和蛋白 S 缺乏

蛋白 C（PC）在肝脏合成，以酶原形式存在于血液中，凝血酶可将之活化为激活的蛋白 C（APC）。APC 可水解 F Va、F Ⅷa，使其灭活，阻碍了由 F Ⅷa 和 F Ⅸa 组成的 F X 激活物的形成，另一方面也阻碍了由FVa和FXa组成的凝血酶原激活物的形成。此外，APC还可限制FXa与血小板结合，灭活纤溶酶原激活物抑制物，并促进纤溶酶原激活物的释放。蛋白S（PS）作为APC的辅助因子，可促进APC清除凝血酶原激活物中的FXa。

血栓调节蛋白（thrombomodulin，TM）是内皮细胞膜上的凝血酶受体之一，其与凝血酶结合后，降低其凝血活性，同时显著增强凝血酶激活蛋白C作用。因此，血栓调节蛋白是使凝血酶由促凝转向抗凝的重要血管内凝血抑制因子（图6-2）。

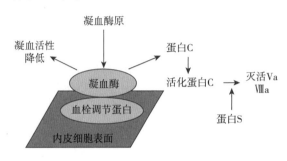

图6-2　蛋白C、蛋白S及血栓调节蛋白的作用

1. 遗传性缺乏或异常和APC抵抗

（1）遗传性蛋白C、蛋白S缺乏或异常　包括数量缺乏和结构异常，临床上多发生深部静脉血栓症或血栓形成倾向。

（2）APC抵抗　正常情况下，在血浆中加入APC，活化部分凝血活酶时间（APTT）延长。但一部分静脉血栓症患者的血浆标本，若想获得同样的APTT延长时间，必须加入更多的APC，称为APC抵抗。产生APC抵抗的主要原因有蛋白S缺乏、抗蛋白C抗体和抗磷脂抗体的产生以及FV或FⅧ基因突变等。

1）抗磷脂综合征（antiphospholipid syndrome，APS）引起的APC抵抗　APS是一种自身免疫性疾病，血清中有高滴度抗磷脂抗体（antiphospholipid antibody，APA）。抗磷脂抗体可抑制蛋白C的活化和APC的活性，并可使蛋白S减少，产生APC抵抗，抗磷脂综合征时血液处于高凝状态，易引起血栓形成。

2）FV基因突变引起的APC抵抗　被APC分解的FVa可作为辅助因子参与APC对FⅧa的分解。FV基因突变R506Q使FⅧa对APC的分解产生抵抗，同时使FⅧa对APC的分解产生抵抗，该突变亦被称为FV Leiden突变。FV基因的另一种突变R306T也可产生APC抵抗。APC抵抗在使抗凝活性明显降低的同时，FVa和FⅧa的促凝活性明显增强，导致血栓形成倾向。

2. 获得性缺乏　蛋白C和蛋白S属于维生素K依赖性抗凝因子。当维生素K缺乏或应用维生素K拮抗剂，以及严重肝病、肝硬化等疾病，可使其合成障碍，引起蛋白C、蛋白S缺乏。

二、纤溶系统功能异常

（一）纤溶系统的激活与抑制

纤溶系统主要包括纤溶酶原激活物（plasminogen activator，PA）、纤溶酶原、纤溶酶、纤溶抑制物等成分。其主要功能是使纤维蛋白凝块溶解，保证血流畅通。另外，纤溶系统也参与组织的修复和血管再生等。

纤溶酶原主要在肝脏、骨髓、嗜酸性粒细胞和肾脏合成，可被纤溶酶原激活物水解为纤溶酶。纤溶酶可使纤维蛋白（原）降解为纤维蛋白（原）降解产物，还能水解凝血酶、FV、FⅧ、FⅫ等，参与抗凝作用。纤溶抑制物主要有纤溶酶原激活物抑制物-1（plasminogen activator inhibitor type-1，PAI-1）、补体 C1 抑制物、α_2 - 抗纤溶酶、α_2 - 巨球蛋白和凝血酶激活的纤溶抑制物（thrombin activatable fibrinolysis inhibitor，TAFI）等。

（二）纤溶功能亢进引起的出血倾向

1. 遗传性纤溶功能亢进　目前已发现先天性 α_2 抗纤溶酶缺乏症和 PAI - 1 缺乏症可引起出血倾向。

2. 获得性纤溶功能亢进　可见于下列几种情况：①富含纤溶酶原激活物的器官，如子宫、卵巢、前列腺、心、肺、脑等脏器大手术或严重损伤时，可释放大量纤溶酶原激活物，引起纤溶亢进；②某些恶性肿瘤（如白血病等）也可释放大量组织型纤溶酶原激活物入血，引起纤溶亢进；③肝脏功能严重障碍，如肝硬化、肝癌、肝叶切除等，可因 PAI - 1 合成减少或组织型纤溶酶原激活物灭活减少引起纤溶亢进；④DIC 时可产生继发性纤溶亢进；⑤溶栓疗法时，溶栓药物等可引起纤溶亢进，甚至引起出血。

（三）纤溶功能降低与血栓形成倾向

1. 遗传性纤溶功能降低

（1）PAI - 1 基因多态性　已证明 4G/4G 基因型高表达 PAI - 1，5G/5G 基因型低表达 PAI - 1，4G/5G 基因型中等水平表达 PAI - 1。其中 4G/4G 基因型与心肌梗死或血栓性疾病的发生有一定关系。

（2）先天性纤溶酶原异常症　纤溶酶原基因突变可能与血栓形成倾向有关。

2. 获得性纤溶功能降低　临床上常见于血栓前状态（多种因素引起的血小板和白细胞激活，凝血因子被活化，抗凝和纤溶系统功能降低以及血液黏滞度增加等一系列病理变化）、动、静脉血栓形成、高脂血症、缺血性脑卒中及口服避孕药等。这类患者血浆中往往有组织型纤溶酶原激活物降低及 PAI - 1 增高等纤溶功能降低的变化，可能与血栓形成密切相关。

总之，血栓性疾病的发生既与遗传因素有关，也与环境因素有关，是一种多因素引发的疾病。血液的凝血因子、抗凝因子及纤溶因子的某些基因变异可能与血栓形成相关。表 6 - 1 为常见的与血栓形成相关的先天性异常。

表 6 - 1　与血栓形成相关的先天性异常

抗凝因子低下	AT - Ⅲ缺乏、异常症 PC 缺乏、异常症 PS 缺乏、异常症 APC 抵抗（肝素辅因子Ⅱ缺乏、异常症）
纤溶功能低下	异常纤溶酶原血症 低纤溶酶原血症 组织型纤溶酶原激活物释放障碍 PAI - 1 增多症
其他	异常纤维蛋白原血症 凝血酶原变异症 同型半胱氨酸尿症 富组氨酸糖蛋白缺乏症

第三节　血管、血细胞的异常

在凝血与抗凝血平衡过程中，血管和各种血细胞也发挥了重要作用，其异常时可发生凝血与抗凝血平衡紊乱。

一、血管的异常

（一）血管内皮细胞的抗凝作用

血管内皮细胞的抗凝和促进纤溶作用具体表现在：①血管内皮细胞正常时不表达组织因子，因而不会激活外源性凝血系统启动凝血；血管内皮细胞可产 TFPI，防止局部凝血扩大化；②血管内皮细胞可产生前列腺素、一氧化氮及 ADP 酶等物质，这些物质具有扩张血管、抑制血小板活化和聚集等作用；③血管内皮细胞可产生组织型纤溶酶原激活物、尿激酶型纤溶酶原激活物等，促进纤溶过程；④血管内皮细胞表面可表达血栓调节蛋白，通过血栓调节蛋白 - 蛋白 C 系统产生抗凝作用；⑤血管内皮细胞表面可表达肝素样物质，并与 AT - III 结合产生抗凝作用；⑥血管内皮细胞可产生 α_2 - 巨球蛋白等其他抗凝物质（图 6 - 3）。

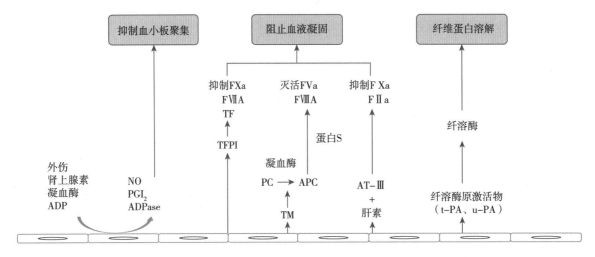

图 6 - 3　血管内皮细胞的抗凝作用

（二）血管的异常

1. 血管内皮细胞损伤　血管内皮细胞是与血液接触的细胞，血液中的各种刺激可损伤血管内皮细胞，使凝血、抗凝和纤溶平衡发生紊乱，导致明显的血栓形成倾向。①机械刺激：压力、切应力、张力等。②生化刺激：激素、细胞因子、血小板活化因子、可溶性黏附分子、增殖因子等。③免疫学刺激：内毒素、补体、活化的白细胞、体内异物（如氧化变性的低密度脂蛋白、糖化蛋白等）。

2. 血管壁结构损伤

（1）先天性血管壁异常　遗传性出血性毛细血管扩张症是一种常染色体显性遗传病，其发病机制因小血管先天性缺乏弹力纤维和平滑肌，小动脉和小静脉均由单层内皮细胞构成，易产生自发性或轻微外伤后的反复出血。此外，单纯性紫癜也是与遗传有关的血管性出血性疾病。

（2）获得性血管损伤　常见的获得性血管损伤主要是由免疫因素造成的，如：I 型超敏反应时，通过肥大细胞、嗜碱性粒细胞等释放的组胺、5 - 羟色胺、白三烯和激肽等物质可损伤血管；III 型超敏反应时，抗原抗体复合物沉积于血管壁，可通过激活补体等作用损伤血管壁。此外，维生素 C 缺乏时，可由于血管胶原合成障碍导致出血。老年人因血管周围支持组织脆性增加，也可出现出血性紫癜。

二、血细胞的异常

（一）血小板在凝血中的作用及异常

1. 血小板在凝血中的作用　血小板直接参与凝血过程，当外伤等原因导致血管内皮细胞损伤，暴露出基底膜胶原后，血小板膜上的糖蛋白 GP I b/IX 通过 vWF 与胶原结合。使血小板黏附并被激活，除胶原外，凝血酶、ADP、肾上腺素、血栓素 A_2、血小板活化因子等也可作为血小板的激活剂与血小板表面的相应受体结合，使血小板活化并释放内源性 ADP 和血栓素 A2，进而促使血小板发生不可逆性聚集，形成血小板血栓。血小板活化后，表面磷脂带负电荷，F Ⅶ、F Ⅸ、F Ⅹ、凝血酶原等通过带正电荷的 Ca^{2+} 与磷脂结合，使这些凝血因子在血小板磷脂表面浓缩、局限，并被激活，产生大量凝血酶，进而形成纤维蛋白网，网罗其他血细胞形成凝血块。其中血小板的伪足伸入网中，借助血小板中肌动蛋白的收缩，使凝血块回缩，逐渐形成坚固血栓。

2. 血小板异常

（1）血小板数量异常

1）血小板减少　血小板减少可引起出血倾向，常见原因有：①生成障碍：如再生障碍性贫血、急性白血病、放/化疗后的骨髓抑制、巨幼细胞贫血及晚期骨髓纤维化等。②破坏或消耗增多：如特发性血小板减少性紫癜、系统性红斑狼疮、血栓性血小板减少性紫癜、新生儿血小板减少症及 DIC 等。③分布异常：常见于脾功能亢进，如肝硬化、Banti 综合征等，此外还可见于输入大量库存血或血浆等情况。

2）血小板增多　包括原发性增多和继发性增多，原发性增多常见于骨髓增生性疾病，如慢性粒细胞白血病、真性红细胞增多症、早期骨髓纤维化、原发性血小板增多症等。原发性血小板增多时，若伴有血小板功能缺陷可引起出血；若伴有血小板活化功能增强，易促进血栓形成。血小板继发性增多常见于急性感染、溶血等，某些癌症患者也可有轻度增多。

（2）血小板功能异常

1）遗传性血小板功能异常　如 Bernard - Soulier 综合征（亦称巨大血小板综合征）、Glanzmann 血小板无力症等。

2）获得性因素　获得性血小板功能降低常见于尿毒症、肝硬化、骨髓增生性疾病、急性白血病及服用抗血小板药物和低（无）纤维蛋白原血症等。获得性血小板功能增强常见于血栓前状态、血栓性疾病、糖尿病、妊娠高血压综合征、口服避孕药、妊娠晚期、高脂血症和人工心瓣膜移植术等。

（二）白细胞异常

各种病因引起白细胞增多时，毛细血管血流受阻，导致微循环障碍，诱发微血栓（见 DIC 部分）。白细胞激活后可释放溶酶体酶，其中弹性蛋白酶、胶原酶可损伤血管基底膜和基质等。激活的白细胞可通过自分泌和（或）旁分泌产生大量炎性细胞因子，如肿瘤坏死因子和白细胞介素 - 1 等，使内皮细胞、单核细胞等释放大量组织因子，启动凝血系统。此外，由于炎症介质还可使血管通透性增高、液体外渗、血液浓缩，也促进血栓形成。

白细胞的异常也可引起出血倾向，如急性白血病早期，40% 患者可有出血倾向。其原因主要与该病引起的血小板减少及释放大量纤溶酶原激活物等有关。

（三）红细胞异常

红细胞数量增多如真性红细胞增多症等，可使血液黏滞度增高，同时红细胞释放更多 ADP，促进血小板的聚集和血栓形成。红细胞大量破坏时（如溶血）也可发生 DIC。

第四节　弥散性血管内凝血

弥散性血管内凝血（disseminated intravascular coagulation，DIC）是指在某些致病因子的作用下，大量促凝物质入血，凝血因子和血小板被激活，使凝血酶增多，微循环中形成广泛的微血栓，继而因凝血因子和血小板大量消耗，引起继发性纤维蛋白溶解功能增强，机体出现以止、凝血功能障碍为特征的病理生理过程。主要临床表现为出血、休克、器官功能障碍和微血管病性溶血性贫血等，是一种危重的综合征。

一、病因和发病机制

（一）病因

DIC 的常见病因见表 6 - 2。此外，疾病过程中并发的缺氧、酸中毒以及相继激活的纤溶系统、激肽系统和补体系统等也可促进 DIC 的发生、发展。

表 6 - 2　DIC 常见病因

类型	所占比例	主要疾病
感染性疾病	（31% ~43%）	革兰阴性或阳性菌感染、败血症等；病毒性肝炎、流行性出血热、病毒性心肌炎等
肿瘤性疾病	（24% ~34%）	胰腺癌、结肠癌、食管癌、胆囊癌、肝癌、胃癌、白血病、前列腺癌、肾癌、膀胱癌、绒毛膜上皮癌、卵巢癌、子宫颈癌、恶性葡萄胎等
妇产科疾病	（4% ~12%）	流产、妊娠中毒症、子痫及先兆子痫、胎盘早期剥离、羊水栓塞、子宫破裂、宫内死胎、腹腔妊娠、剖宫产手术等
创伤及手术	（1% ~5%）	严重软组织创伤、挤压伤综合征、大面积烧伤，前列腺、肝、脑、肺、胰腺等脏器大手术，器官移植术等

（二）发病机制

1. 组织因子释放，外源性凝血系统激活，启动凝血过程　严重的创伤、烧伤、大手术、产科意外等导致的组织损伤，肿瘤组织坏死，白血病放、化疗后所致的白血病细胞大量破坏等情况下，可释放大量组织因子入血，激活外源性凝血系统，启动凝血过程。同时，FⅦa 激活 FⅨ和 FⅩ产生的凝血酶又可反馈激活 FⅨ、FⅩ、FⅪ、FⅫ等，扩大凝血反应，促进 DIC 的发生。

2. 血管内皮细胞损伤，凝血、抗凝调控失调　缺氧、酸中毒、抗原 - 抗体复合物、严重感染、内毒素等原因，均可损伤血管内皮细胞，产生如下作用：①损伤的血管内皮细胞释放组织因子，启动外源性凝血系统；②血管内皮细胞的抗凝作用降低，主要表现在血栓调节蛋白 - 蛋白 C 和肝素 - AT - Ⅲ系统功能降低及产生的 TFPI 减少；③血管内皮细胞产生组织型纤溶酶原激活物减少，PAI - 1 增多，使纤溶活性降低；④血管内皮细胞损伤使一氧化氮、前列腺素、ADP 酶等产生减少，其抑制血小板黏附、聚集的功能降低，而且由于血管内皮细胞损伤，基底膜胶原暴露，血小板的黏附、活化和聚集功能增强；⑤胶原暴露后，可激活 FⅫ，启动内源性凝血系统，并可激活激肽和补体系统，促进 DIC 的发生。

3. 血细胞大量破坏，血小板被激活

（1）红细胞大量破坏　异型输血、疟疾、阵发性睡眠性血红蛋白尿等，特别是伴有较强免疫反应的急性溶血时，可引起红细胞大量破坏，一方面，破坏的红细胞释放大量 ADP 等促凝物质，促进血小板黏附、聚集，导致凝血；另一方面，红细胞膜磷脂可浓缩并局限 FⅦ、FⅨ、FⅩ及凝血酶原等，生成大量凝血酶，促进 DIC 的发生。

（2）白细胞的破坏或激活　急性早幼粒细胞白血病患者放、化疗导致白细胞大量破坏时，释放组织因子样物质，激活外源性凝血系统，启动凝血，促进 DIC 的发生。内毒素、白细胞介素 - 1、肿瘤坏死因子 α 等可诱导血液中的单核细胞和中性粒细胞表达组织因子，启动凝血。

（3）血小板的激活　在 DIC 的发生发展中，血小板多为继发性作用，只有在少数情况下，如血栓性血小板减少性紫癜时，血小板起原发性作用。

4. 促凝物质进入血液　急性坏死性胰腺炎时，大量胰蛋白酶入血，可激活凝血酶原，促进凝血酶生成。蛇毒,如斑蝰蛇毒含有的两种促凝成分或在 Ca^{2+} 参与下激活 FX,可加强 FV 的活性,促进 DIC 的发生;锯鳞蝰蛇毒可直接将凝血酶原变为凝血酶。某些肿瘤细胞也可分泌促凝物质,激活 FX 等,羊水中含有组织因子样物质。此外,内毒素可损伤血管内皮细胞,并刺激血管内皮细胞表达组织因子,促进 DIC 的发生(图6-4)。

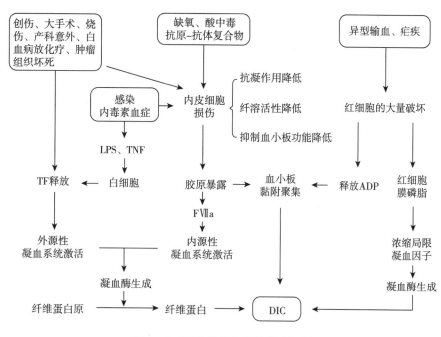

图 6-4 DIC 常见病因及发生机制

多数情况下,DIC 的病因通过多种机制引起 DIC 的发生、发展。例如,严重感染是临床上引起 DIC 最常见的原因。相关机制如下:①内毒素及严重感染时产生的肿瘤坏死因子 α、白细胞介素-1 等细胞因子作用于血管内皮细胞使组织因子表达增加,血栓调节蛋白和肝素表达减少(可减少到正常的 50% 左右),血管内皮细胞表面由抗凝状态变为促凝状态。②内毒素可损伤血管内皮细胞,暴露胶原,使血小板黏附、活化、聚集,同时释放 ADP、血栓素 A_2 等,进一步促进血小板的活化、聚集,从而促进微血栓的形成。此外,内毒素也可通过激活血小板活化因子,促进血小板的活化、聚集。③严重感染时释放的细胞因子可激活白细胞释放蛋白酶和活性氧等炎症介质,损伤血管内皮细胞,使其抗凝功能降低。④细胞因子可使血管内皮细胞产生组织型纤溶酶原激活物减少,PAI-1 增多,使生成的血栓溶解障碍,这也与微血栓的形成有关。

总之,严重感染时,由于机体凝血功能增强,抗凝和纤溶功能不足,以及血小板、白细胞激活等,使凝血与抗凝血平衡发生紊乱,促进微血栓的形成,导致 DIC 的发生、发展。

二、影响 DIC 发生发展的因素

(一)单核-吞噬细胞系统功能受损

单核-吞噬细胞系统具有吞噬功能,可吞噬、清除血液中的凝血酶、纤维蛋白原及其他促凝物质;也可清除纤溶酶、纤维蛋白降解产物(fibrin degradation product,FDP)及内毒素等。当其吞噬功能严重障碍或由于吞噬了大量坏死组织、细菌等,使其功能"封闭"时,可促进 DIC 发生。如全身性 Shwartzman 反应时,由于第一次注入小剂量内毒素,使单核-吞噬细胞系统功能"封闭",第二次注入内毒素时易引起 DIC。

（二）肝功能严重障碍

主要的抗凝物质，如蛋白 C、AT – Ⅲ 以及纤溶酶原等均在肝脏合成。FⅨa、FⅩa、FⅪa 等凝血因子也在肝脏灭活。当肝功能严重障碍时，可使凝血、抗凝、纤溶过程失调。病毒、某些药物等，既可损害肝细胞，引起肝功能障碍，也可激活凝血因子。此外，肝细胞大量坏死时可释放组织因子等，启动凝血系统，促进 DIC 的发生。

（三）血液高凝状态

妊娠第三周开始，孕妇血液中血小板及凝血因子（Ⅰ、Ⅱ、Ⅴ、Ⅶ、Ⅸ、Ⅹ、Ⅻ 等）逐渐增多；而 AT – Ⅲ、组织型纤溶酶原激活物、尿激酶型纤溶酶原激活物降低；胎盘产生的 PAI 增多。随着妊娠时间的增加，血液渐趋高凝状态，妊娠末期最明显。故当发生产科意外（胎盘早期剥离、宫内死胎、羊水栓塞等）时，易发生 DIC。

酸中毒所致的血液高凝状态，是促进 DIC 发生发展的重要原因之一。一方面，酸中毒可损伤血管内皮细胞，启动凝血系统，引起 DIC 的发生。另一方面，由于血液 pH 降低，使凝血因子的酶活性增高，肝素的抗凝活性减弱，并促进血小板的聚集，这些均使血液处于高凝状态，促进 DIC 的发生发展。

（四）微循环障碍

休克等原因导致微循环严重障碍时，血液淤滞，甚至"泥化"。此时，红细胞聚集，血小板黏附、聚集。微循环障碍所致的缺血、缺氧可引起酸中毒及血管内皮细胞损伤等，这也可促进 DIC 的发生发展。巨大血管瘤时，由于微血管中血流缓慢，甚至出现涡流，以及伴有的血管内皮细胞损伤等可促进 DIC 的发生、发展。低血容量时，由于肝、肾血液灌流减少，使其清除凝血物质及纤溶产物功能降低，也可促进 DIC 的发生发展。

除上述各种诱因外，临床上不当地应用纤溶抑制剂（如 6 – 氨基己酸）等药物，过度抑制了纤溶系统，导致血液黏度增高等也可促进 DIC 的发生发展。

三、分期和分型

（一）分期

根据 DIC 的发展过程，典型的 DIC 可分为三期。

1. 高凝期　各种病因导致凝血系统激活，凝血酶产生增多，血液凝固性异常增高，微循环中形成大量微血栓。

2. 消耗性低凝期　大量凝血酶的产生和微血栓形成，使凝血因子和血小板被大量消耗，同时可能继发性激活纤溶系统，使血液处于消耗性低凝状态。此期患者可有明显的出血症状。

3. 继发性纤溶亢进期　DIC 时产生的大量凝血酶及 FⅫa 等激活了纤溶系统，产生大量纤溶酶，导致纤溶亢进和 FDP 的形成。此期出血十分明显。

（二）分型

1. 按 DIC 的发生速度分型

（1）急性型 DIC　在数小时或 1 ~ 2 天内发病，临床表现明显，常以出血和休克为主，病情迅速恶化，分期不明显。实验室检查明显异常。常见于严重感染，特别是革兰阴性菌引起的败血症性休克、异型输血、严重创伤、急性移植排斥反应等。

（2）亚急性型 DIC　在数天内逐渐形成 DIC，临床表现介于急性与慢性之间。常见病因有恶性肿瘤转移、宫内死胎等。

（3）慢性型 DIC　病程长，由于此时机体有一定的代偿能力，且单核 – 吞噬细胞系统功能较健全，临床表现较轻，常以器官功能不全为主要表现，有时仅有实验室检查异常。慢性型 DIC 在一定条件下可转为急性型。常见于恶性肿瘤、胶原病、慢性溶血性贫血等。

2. 按 DIC 的代偿情况分型　在 DIC 的发生、发展过程中，一方面凝血因子和血小板被消耗；另一方面，肝脏合成凝血因子及骨髓生成血小板的能力相应增强。根据凝血物质的消耗与代偿情况可将 DIC 分为代偿型、过度代偿型及失代偿型。

（1）失代偿型 DIC　凝血因子和血小板的消耗超过生成。实验室检查可见血小板和纤维蛋白原明显减少。患者常有明显的出血和休克等。常见于急性型 DIC。

（2）代偿型 DIC　凝血因子和血小板的消耗与代偿基本保持平衡。实验室检查常无明显异常。临床表现不明显或仅有轻度出血或血栓形成症状，可转为失代偿型。常见于轻度 DIC。

（3）过度代偿型 DIC　机体代偿功能较好，凝血因子和血小板代偿性生成迅速，甚至超过消耗，可出现纤维蛋白原等暂时性升高，出血或血栓形成症状不明显。常见于慢性 DIC 或恢复期 DIC，也可转为失代偿型 DIC。

有时 DIC 主要发生于病变局部，称为局部性 DIC。如静脉瘤、主动脉瘤、心脏室壁瘤、人造血管、体外循环、器官移植后的排斥反应等，病变局部常有凝血过程的激活，主要产生局限于某一器官的多发性微血栓症，但全身也有轻度的血管内凝血存在，严格地说，局部性 DIC 是全身性 DIG 的一种局部表现。

四、临床表现的病理生理基础

（一）出血

出血常为 DIC 患者最初的症状，可有多部位出血，如皮肤瘀斑、紫癜、呕血、黑便、咯血、血尿、牙龈出血、鼻出血及阴道出血等。严重者可同时多部位大量出血，轻者只有伤口或注射部位渗血不止等。DIC 导致出血的机制可能与下列因素有关。

1. 凝血物质被消耗而减少　在 DIC 发生、发展过程中，大量血小板和凝血因子被消耗，虽然肝脏和骨髓可代偿性产生增多，但若其消耗过多、代偿不足，则使血液中纤维蛋白原、凝血酶原、F V、F Ⅷ、F X 及血小板明显减少，使凝血过程发生障碍，导致出血。

2. 纤溶系统激活　血液中 F Ⅻ激活的同时，激肽系统也被激活，产生激肽释放酶，使纤溶酶原变成纤溶酶，激活纤溶系统。有些器官富含纤溶酶原激活物，如子宫、前列腺、肺等，当大量微血栓形成，导致这些器官缺血、缺氧、变性坏死时，可释放大量纤溶酶原激活物。应激时，交感－肾上腺髓质系统兴奋，肾上腺素等增多，可促进血管内皮细胞合成、释放纤溶酶原激活物。缺氧等原因使血管内皮细胞损伤时，也可使纤溶酶原激活物释放增多，从而激活纤溶系统，导致大量纤溶酶生成。

纤溶酶是活性较强的蛋白酶，除可使纤维蛋白降解外，还可水解凝血因子，如 F V、F Ⅷ、凝血酶、F Ⅻ等，使凝血功能发生障碍，引起出血。

3. 纤维蛋白（原）降解产物形成　如前所述，在凝血过程中，凝血酶使纤维蛋白原转变为纤维蛋白单体，最终形成交联的纤维蛋白多聚体。纤溶系统激活后，纤溶酶分解纤维蛋白原，裂解出纤维肽 A（FPA）和纤维肽 B（FPB），余下为 X 片段，继续被分解为 D 片段和 Y 片段，Y 片段可继续分解为 D 和 E 片段。如果纤维蛋白原先经凝血酶作用为纤维蛋白，纤溶酶再分解纤维蛋白，则可使其分解为 X′、Y′、D、E′及各种二聚体、多聚体等片段。

纤溶酶水解纤维蛋白（原）产生的各种片段，统称为纤维蛋白（原）降解产物（FgDP 或 FDP）。这些片段有明显的抗凝作用，如 X、Y、D 片段可妨碍纤维蛋白单体聚合，Y、E 片段有抗凝血酶作用。

此外，多数碎片可与血小板膜结合，降低血小板的黏附、聚集、释放等功能。因此，FDP 形成是导致 DIC 出血的一种非常重要的机制。

各种 FDP 片段检查在 DIC 的诊断中具有重要意义，目前临床常用的是 D－二聚体检查。D－二聚体（D－dimer，DD）是纤溶酶分解纤维蛋白多聚体的产物。原发性纤溶亢进时，因血中没有纤维蛋白多聚体形成，故 D－二聚体并不增高。换言之，只有在继发性纤溶亢进时，血液中才会出现 D－二聚体。因此，D－二聚体是反映继发性纤溶亢进的重要指标。

4. 微血管损伤　在 DIC 的发生、发展过程中，各种原发病因和继发性的缺氧、酸中毒、细胞因子和自由基产生增多等可引起微血管损伤，导致微血管壁通透性增高，这也是 DIC 出血的机制之一。

（二）器官功能障碍

DIC 时，大量微血栓引起微循环障碍，可导致缺血性器官功能障碍。尸检常可见微血栓，典型的微血栓为纤维蛋白血栓，亦可为血小板血栓。这些微血栓既可在局部形成，亦可来自别处。但有时因血栓尚未形成或继发性纤溶使血栓溶解等原因，患者虽有典型的临床表现，病理检查却未见微血栓。

微血栓主要阻塞局部的微循环，造成器官缺血、局灶性坏死。严重或持续时间较长可致器官功能衰竭。不同脏器受累可有不同的临床表现。如发生在肾脏可累及入球小动脉或肾毛细血管，严重时导致双肾皮质坏死及急性肾衰竭，出现少尿、蛋白尿、血尿等症状。如肺脏受累，可出现呼吸困难、肺出血及呼吸衰竭。肝脏受累可出现黄疸、肝功能衰竭等。胃、肠道受累可出现呕吐、腹泻、消化道出血。肾上腺受累可引起肾上腺皮质出血性坏死，导致沃－弗综合征（Waterhouse－Friderichsen syndrome），又称出血性肾上腺综合征。垂体受累发生坏死，可致希恩综合征（Sheehan syndrome）。神经系统受累可出现神志模糊、嗜睡、昏迷、惊厥等症状，这可能与微血管阻塞，蛛网膜下隙、脑皮质、脑干等出血有关。

总之，由于 DIC 的累及范围、病程及严重程度不同，轻者可影响个别器官的部分功能，重者可累及，同时或相继出现两种或两种以上脏器功能障碍，即发生多器官功能衰竭，这也是 DIC 引起患者死亡的重要原因之一。

（三）休克

急性 DIC 时常伴有休克。DIC 和休克可互为因果，形成恶性循环。DIC 导致休克的机制如下：①大量微血栓形成，阻塞微血管，使回心血量明显减少。②广泛出血可使血容量减少。③心肌损伤使心输出量减少。④FXII 的激活可激活激肽系统、补体系统和纤溶系统，产生一些血管活性物质，如激肽、补体成分（C3a、C5a）。C3a、C5a 可使嗜碱性粒细胞和肥大细胞释放组胺等，激肽、组胺均可使微血管平滑肌舒张，管壁通透性增强，外周阻力降低，回心血量减少。⑤FDP 的某些成分可增强组胺、激肽的作用，促进微血管的扩张。这些因素均可导致全身微循环障碍，促进休克的发生、发展。

（四）贫血

DIC 患者可出现微血管病性溶血性贫血（microangiopathic hemolytic anemia）。患者外周血涂片中可见一些特殊的形态各异的红细胞，其外形呈盔形、星形、新月形等，统称为裂体细胞（schistocyte）或红细胞碎片。由于该碎片脆性高，易发生溶血。

DIC 是产生这些碎片的主要原因。这是因为在凝血反应的早期，纤维蛋白丝在微血管腔内形成细网，当血流中的红细胞通过网孔时，被黏着、滞留或挂在纤维蛋白丝上，然后这些红细胞在血流不断的冲击下发生破裂。当微循环受阻时，红细胞还可通过血管内皮细胞间的裂隙，被挤压到血管外，出现扭曲、变形、破碎。除机械作用外，某些 DIC 的病因（如内毒素等）也可使红细胞变形能力降低，容易破碎。但是某些 DIC 患者的血涂片也可见不到裂体细胞（图 6-5，图 6-6）。

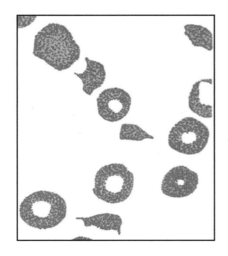

图 6-5　微血管病性溶血性贫血血涂片中的裂体细胞

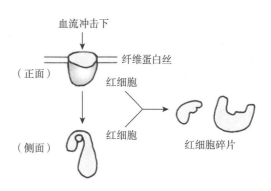

图 6-6　红细胞碎片的形成机制

五、DIC 防治的病理生理基础

1. 防治原发病　积极治疗原发病可预防和去除引起 DIC 的病因，这是防治 DIC 的根本措施。

2. 改善微循环　疏通被微血栓阻塞的微循环，增加其灌流量等，在防治 DIC 的发生、发展中具有重要作用。通常采取扩充血容量、解除血管痉挛等措施。

3. 建立新的凝血、抗凝和纤溶间的动态平衡　在 DIC 的高凝期可用低分子肝素等抗凝。消耗性低凝期和继发性纤溶亢进期不使用肝素，此时可以输入血小板，以及新鲜冰冻血浆和冷沉淀等补充凝血因子。

答案解析

目标检测

1. 简述 DIC 的概念及主要临床表现？
2. 简述 DIC 的诱因？
3. 简述 DIC 时出血的机制？
4. 简述 DIC 的分期？及每期特点？
5. 简述 DIC 的防治的病理生理基础。

第七章　缺血 - 再灌注损伤

📖 学习目标

1. **掌握**　缺血 - 再灌注损伤的概念、基本病因和发病机制，以及其对机体的重要影响。
2. **熟悉**　缺血 - 再灌注损伤的影响因素和意义。
3. **了解**　缺血 - 再灌注损伤的发现过程；防治缺血再灌注损伤的病理生理学基础。
4. **学会**　用缺血 - 再灌注损伤的发生机制，阐明缺血 - 再灌注损伤时的机体功能代谢变化。

⇒ 案例引导

　　临床案例　患者，男，66 岁，因胸闷，胸痛，大汗 1 小时入院，患者晨起 8：00 突然出现心慌、胸闷伴大汗，立刻含服硝酸甘油不能缓解，九点入院就诊。既往病史：冠心病 10 年，高血压病 12 年，经检查确诊为：急性下壁心肌梗死合并心源性休克，给予相关药物治疗，上午 9：30 用尿激酶进行静脉溶栓，10：10 出现阵发性心室纤颤，立即给予除颤，但之后反复发生室性心动过速，后经治疗后症状消失，转为窦性心律，血压平稳，意识清楚。

　　讨论　1. 患者入院后，用尿激酶进行溶栓出现室颤，是否符合缺血 - 再灌注性心律失常，说明理由？

　　　　　　2. 如果患者符合缺血 - 再灌注心律失常诊断，试分析其发生机制？

第一节　概　述

　　良好的血液循环对于组织细胞维持正常的功能代谢至关重要。由于各种原因造成组织血液灌注减少而使细胞发生的损伤，称为**缺血性损伤（ischemic injury）**。在缺血组织恢复血液灌注的治疗过程中发现，再灌注具有双重性：多数情况下，再灌注给缺血组织带来氧气和营养物质，使受损组织器官结构得以修复，收到良好的治疗效果；但在一些病理生理过程中，如心肌梗死、缺血性卒中、急性肾损伤、循环骤停等，血流恢复反而引起心、脑、肝、肾和多器官损伤。类似情况也会出现在溶栓治疗、经皮冠状动脉介入治疗、器官移植、断肢再植后等。因此，阐明缺血 - 再灌注损伤的发生机制至关重要。在对其发生机制的研究中发现，以无钙溶液灌流离体大鼠心脏 2 分钟后，再以含钙溶液灌注时，出现了心肌电信号、功能、代谢和结构的异常，这种现象称为**钙反常（calcium paradox）**。预先用低氧溶液灌注组织或在缺氧条件下培养细胞，一定时间后再恢复正常氧供，组织和细胞的损伤不仅未能恢复，反而更趋严重，称为**氧反常（oxygen paradox）**。缺血引起的代谢性酸中毒是细胞功能及代谢障碍的重要原因，但在再灌注时迅速纠正缺血组织的酸中毒，反而加重细胞损伤，称为 **pH 反常（pH paradox）**。上述现象提示钙、氧和 pH 可能参与缺血 - 再灌注损伤的发生发展。

第二节　缺血－再灌注损伤的原因和条件

凡是在组织器官缺血基础上的血液再灌注都可能成为缺血－再灌注损伤的发生原因。值得注意的是，并非所有缺血的组织器官在恢复血液供应后都会发生缺血－再灌注损伤，但许多因素可以影响其发生发展及严重程度。

一、缺血－再灌注损伤原因

1. 组织器官缺血后恢复血液供应，如休克时微循环的疏通、断肢再植和器官移植等。
2. 某些医疗技术的应用，如冠脉搭桥术、溶栓疗法、经皮冠状动脉介入治疗等。
3. 体外循环条件下心脏手术、肺血栓切除手术、心肺复苏和脑复苏等。

二、影响缺血－再灌注损伤发生条件

1. 缺血时间　缺血时间是影响缺血－再灌注损伤的首要因素。再灌注损伤与缺血时间具有明显依赖性，组织器官具有耐受一定时间缺血的能力。若缺血时间短，恢复血供后可无明显的再灌注损伤；若缺血时间长，恢复血供后则易出现再灌注损伤；若缺血时间过长，缺血器官因已发生不可逆性损伤，则无法观察到再灌注损伤。另外，不同器官发生再灌注损伤所需的缺血时间也不一致。

2. 侧支循环　缺血后侧支循环的形成有助于缩短缺血时间和减轻缺血程度。因此，侧支循环形成越早，越丰富，越不易发生再灌注损伤。

3. 需氧程度　心、脑等对氧需求高的器官，因氧易接受电子使氧自由基生成增多，易发生缺血－再灌注损伤。

4. 再灌注条件　再灌注时，液体的压力、温度、pH 以及电解质的含量都是缺血－再灌注损伤发生的重要影响因素。降低再灌注液的速度、温度、pH 以及减少灌注液中 Ca^{2+} 和 Na^+ 的含量，均能减轻再灌注损伤；适当增加 K^+ 和 Mg^{2+} 的含量，可预防或减轻再灌注损伤。

第三节　缺血－再灌注损伤的发生机制

缺血－再灌注损伤的发生机制尚未完全阐明，目前认为与自由基作用、细胞内钙超载和炎症反应过度激活三个方面因素有关。

一、自由基作用

（一）自由基的定义与分类

自由基（free radical） 是指在外层电子轨道上具有单个不配对电子的原子、原子团和分子的总称。在形成分子时，化学键中电子必须成对出现，而在反应中自由基必须获取电子（还原）或失去电子（氧化），形成稳定的结构，因此自由基的化学性质非常活泼。自由基的种类很多，生物体系中自由基主要有：

1. 氧自由基　由于特殊的电子排列结构，氧分子（O_2）极易形成自由基，这些由氧分子形成的自由基统称为**氧自由基（oxygen free radical，OFR）**，包括超氧阴离子（O_2^-）、羟自由基（$OH\cdot$）、一氧化氮自由基（$NO\cdot$）等。其中，$OH\cdot$ 是目前发现最活跃最强力的氧自由基。

体内还有其他的化学性质活泼的含氧化合物，如过氧化氢（H_2O_2）、单线态氧（$^1O_2$）、臭氧等，虽不是自由基，但其氧化作用很强，与氧自由基统称为**活性氧（reactive oxygen species，ROS）**。

2. 其他 由氧自由基与多价不饱和脂肪酸作用后生成的中间代谢产物称为脂性自由基，如烷自由基（L·）、烷氧自由基（LO·）、烷过氧自由基（LOO·）等，以及氯自由基（Cl·）和甲自由基（CH_3·）等。

（二）缺血 – 再灌注时氧自由基生成增多的机制

1. 线粒体电子传递受损 线粒体是细胞氧化磷酸化反应的主要场所。缺血、缺氧使细胞内氧分压降低、线粒体氧化磷酸化功能障碍，ATP 生成减少，Ca^{2+} 进入线粒体增多，细胞色素氧化酶系统功能失调，电子传递链受损，以致进入细胞内的氧经单电子还原途径形成的自由基增多，尤其是线粒体内 H_2O_2 及 OH· 产生成增多。

2. 中性粒细胞呼吸爆发 缺血时，机体产生的自由基作用于细胞膜，生成白三烯以及激活补体系统，激活的 C3 片段具有很强的趋化性，可促进大量中性粒细胞聚集并激活。再灌注期间，组织重新获得氧，使得激活的中性粒细胞耗氧量显著增加，产生大量氧自由基，即**呼吸爆发（respiratory burst）**或**氧爆发（oxygen burst）**，从而进一步造成组织细胞损伤。

3. 黄嘌呤氧化酶形成增多 黄嘌呤酶类主要存在于毛细血管内皮细胞内。生理情况下，黄嘌呤氧化酶（xanthine oxidase，XO）只占 10%，而其前身黄嘌呤脱氢酶（xanthine dehydrogenase，XD）占 90%。XD 转化为 XO 的过程是 Ca^{2+} 依赖性的。缺血时，一方面由于 ATP 生成减少，钙泵功能障碍，Ca^{2+} 进入细胞增多，激活 Ca^{2+} 依赖性蛋白水解酶，催化 XD 大量转变为 XO；另一方面，因氧分压降低，ATP 分解增多，ATP 依次降解为 ADP、AMP 和次黄嘌呤，以致次黄嘌呤在缺血组织内大量堆积。再灌注时，大量分子氧随血液进入缺血组织，促进 XO 催化堆积的次黄嘌呤依次生成黄嘌呤和尿酸，在这两步反应中都以分子氧为电子接受体，产生大量的尿酸和 H_2O_2 等。因此，再灌注时组织内 OH· 和 H_2O_2 等活性氧大量增加（图 7 – 1）。

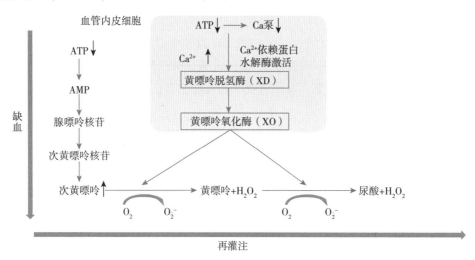

图 7 – 1 黄嘌呤氧化酶在自由基生成增多中的作用

4. 儿茶酚胺自身氧化增加 缺血作为一种强烈的应激原，可激活交感 – 肾上腺髓质系统产生大量儿茶酚胺，发挥重要的代偿作用。但再灌注时，过多的儿茶酚胺在单胺氧化酶作用下，通过自氧化产生大量氧自由基产生，参与组织损伤。

（三）自由基在缺血 – 再灌注损伤中的损伤机制

由于自由基性质极为活泼，可与各种细胞成分，如膜磷脂、蛋白质、核酸等发生反应，造成细胞结构损伤和功能代谢障碍，甚至细胞死亡。

1. 对膜脂质损伤作用 脂质双分子层对于维持细胞膜结构完整及功能正常至关重要。自由基与膜脂质不饱和脂肪酸作用引发的**脂质过氧化（lipid peroxidation）反应**，使膜结构受损和功能障碍。主要表现为以下几方面。

（1）膜正常结构遭到破坏　脂质过氧化使膜不饱和脂肪酸减少，导致不饱和脂肪酸/蛋白质的比例失调；细胞膜及线粒体、溶酶体等细胞器膜的液态性、流动性降低，通透性升高，引起细胞外 Na^+ 与 Ca^{2+} 内流增加，造成细胞水肿和 Ca^{2+} 超载。

（2）生物活性物质生成增多　膜脂质过氧化可激活磷脂酶 C 和磷脂酶 D，促进膜磷脂进一步分解，催化花生四烯酸代谢反应，产生多种生物活性物质，如前列腺素、血栓素 A_2（TXA_2）、白三烯（LTs）等，促进再灌注损伤发生。

（3）ATP 生成减少　线粒体膜脂质过氧化干扰线粒体的正常功能，造成 ATP 生成减少，从而加重细胞能量代谢障碍。

2. 对蛋白质的损伤作用　自由基可与酶和细胞结构蛋白的巯基氧化形成二硫键，使氨基酸残基氧化，引起胞质和膜蛋白与某些酶交联形成二聚体或更大的聚合物，直接损伤蛋白质的功能，如离子通道蛋白或转运体功能抑制。同时膜磷脂微环境的改变共同导致跨膜离子梯度异常，导致细胞内 Na^+、Ca^{2+} 浓度升高，出现细胞水肿和 Ca^{2+} 超载。脂质过氧化还可抑制膜受体、G 蛋白与效应器的耦联，造成细胞信号转导功能障碍。

3. 对核酸的破坏作用　自由基可导致核酸碱基羟化和 DNA 断裂，这种作用 80% 为 OH· 所致。

4. 对细胞外基质的破坏　自由基可使细胞外基质中的胶原纤维发生交联，使透明质酸降解，从而引起基质疏松，弹性下降。

总之，缺血－再灌注可引起自由基和活性氧生成增加，特别是氧自由基的产生，从而加重细胞损伤。这种由于氧化物质增多而抗氧化防御功能下降之间的不平衡所造成的损伤，又被称为氧化应激。可见，自由基是缺血－再灌注损伤极为重要的发病学因素和环节。

二、钙超载的作用

生理情况下，细胞膜内外 Ca^{2+} 浓度相差 1 万倍。这种细胞内外钙浓度差的维持是由于：①细胞膜对 Ca^{2+} 的低通透性；②细胞内 Ca^{2+} 与特殊配基形成可逆性复合物；③细胞膜能量依赖性钙泵逆电化学梯度将胞质内 Ca^{2+} 主动转运至细胞外；④通过细胞器膜上的 Ca^{2+} 泵和 $Na^+－Ca^{2+}$ 交换蛋白将胞质 Ca^{2+} 贮存于内质网和线粒体内；⑤通过细胞膜 $Na^+－Ca^{2+}$ 交换，将胞质 Ca^{2+} 转运到细胞外等（图 7－2）。

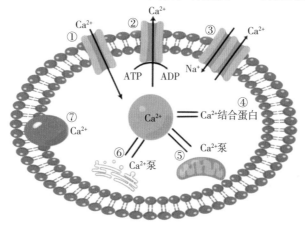

图 7－2　细胞 Ca^{2+} 转运模式图

①电压依赖性钙通道；②细胞膜钙通道；③$Na^+－Ca^{2+}$ 交换；④胞质结合钙；⑤线粒体；⑥内质网；⑦细胞膜结合钙

当各种原因引起细胞 Ca^{2+} 转运机制异常、细胞内 Ca^{2+} 含量异常增多，致细胞结构损伤和功能代谢障碍的现象称为**钙超载**（calcium overload）。

（一）缺血-再灌注时钙超载的发生机制

细胞内钙超载主要发生在再灌注期，主要原因是 Ca^{2+} 内流增多，而不是 Ca^{2+} 外流减少。钙超载的发生可能与下列因素有关。

1. $Na^+ - Ca^{2+}$ 交换异常 $Na^+ - Ca^{2+}$ 交换蛋白是心肌细胞膜钙转运蛋白之一。在跨膜 Na^+、Ca^{2+} 梯度和膜电位驱动下，对细胞内外 Na^+、Ca^{2+} 进行双向转运，交换比例为 $Na^+ : Ca^{2+} = 3 : 1$。生理情况下，$Na^+ - Ca^{2+}$ 交换蛋白以正向转运方式将胞质 Ca^{2+} 转移至细胞外，与内质网和细胞膜钙泵共同维持细胞静息状态时的低钙浓度。病理条件下，如细胞内 Na^+ 明显升高或膜内正电位等，$Na^+ - Ca^{2+}$ 交换蛋白以反向转运方式将细胞内 Na^+ 排出，细胞外 Ca^{2+} 转移至细胞内（图7-3）。现已证实，$Na^+ - Ca^{2+}$ 交换蛋白的反向运转增强是引起缺血-再灌注时 Ca^{2+} 超载的主要途径。

（1）直接激活 缺血时 ATP 生成减少，导致钠泵活性降低，细胞内 Na^+ 含量明显升高。再灌注时，缺血细胞重新获得氧和营养物质，细胞内高 Na^+ 除直接激活钠泵外，还可迅速激活 $Na^+ - Ca^{2+}$ 交换蛋白，以反向转运的方式加速 Na^+ 向细胞外转运，同时将大量 Ca^{2+} 转运入胞质，导致细胞内 Ca^{2+} 浓度增加。

（2）间接激活 缺血时，无氧代谢使 H^+ 生成增加，引起组织间液和细胞内酸中毒。再灌注时，细胞外液的 H^+ 浓度迅速下降，形成细胞内外显著的 H^+ 浓度差，激活了细胞膜 $H^+ - Na^+$ 交换蛋白，促进细胞内 H^+ 外排，细胞外 Na^+ 内流，导致细胞内 Na^+ 浓度增加。再灌注后，由于恢复能量供应和pH，从而激活细胞膜上的 $Na^+ - Ca^{2+}$ 交换蛋白，促进细胞外 Ca^{2+} 大量内流，引起细胞内 Ca^{2+} 超载。

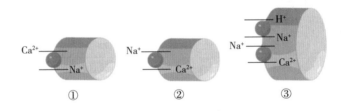

图7-3 $Na^+ - Ca^{2+}$ 交换反向运转模式图
①正常时：Na^+ 内流，Ca^{2+} 外排；②直接激活：再灌注时 Na^+ 外排和 Ca^{2+} 内流增强；③间接激活：再灌注时细胞外 H^+ 降低使 $Na^+ - Ca^{2+}$ 交换增强

2. 蛋白激酶C（PKC）激活 缺血-再灌注时，内源性儿茶酚胺释放增加，作用于 α_1 肾上腺素能受体，激活 G 蛋白-磷脂酶 C 介导的细胞信号转导通路，促进磷脂酰肌醇（PIP_2）分解，生成三磷酸肌醇（IP_3）和甘油二酯（DG）。其中，IP_3 促进肌浆网释放 Ca^{2+}；DG 经激活 PKC 促进 $H^+ - Na^+$ 交换，间接增加 $Na^+ - Ca^{2+}$ 交换，从而促进细胞外 Ca^{2+} 内流，共同引起细胞内 Ca^{2+} 浓度增加。此外，儿茶酚胺还可作用于 β 肾上腺素能受体，通过激活腺苷酸环化酶增加 L 型钙通道的开放，促进细胞外 Ca^{2+} 内流，从而进一步加重细胞内 Ca^{2+} 超载。

3. 生物膜损伤 细胞膜和细胞器膜结构的完整性是维持细胞内、外及细胞内各间区离子平衡的重要结构基础。生物膜损伤可使其对 Ca^{2+} 通透性增强，导致 Ca^{2+} 顺浓度差进入细胞，细胞内 Ca^{2+} 增加。

（1）细胞膜损伤 缺血造成细胞膜正常结构被破坏，对 Ca^{2+} 通透性增强。再灌注时生成大量的自由基，使细胞膜脂质过氧化，加重膜结构的破坏；细胞内 Ca^{2+} 增加通过激活磷脂酶，使膜磷脂降解，进一步增加细胞膜的通透性，共同促使细胞外 Ca^{2+} 顺浓度差进入细胞内。

（2）线粒体膜损伤 缺血-再灌注时线粒体膜损伤造成 Ca^{2+} 超载主要是由于：①细胞膜损伤，

Ca^{2+} 内流增多，促进大量钙盐沉积于线粒体，造成呼吸链中断、氧化磷酸化障碍，使 ATP 合成减少，导致耗能离子泵功能抑制；②缺血－再灌注使线粒体呼吸链酶类活性降低，通过单电子还原而生成自由基和活性氧增多，损伤线粒体膜；③自由基增多和膜磷脂降解，促进膜损伤，导致线粒体内的 Ca^{2+} 释放入胞质。

（3）内质网膜损伤　内质网钙摄取依赖于水解 ATP 的主动转运过程。自由基的作用及膜磷脂的降解可损伤内质网膜，使其钙泵功能障碍，降低了其对 Ca^{2+} 的摄取能力，引起胞质 Ca^{2+} 浓度增加。

（二）钙超载引起缺血－再灌注损伤的机制

细胞钙超载引起再灌注损伤的机制尚未完全阐明，可能与以下因素有关。

1. 线粒体功能障碍　聚集于胞质内的 Ca^{2+} 浓度大量增加时，可刺激线粒体钙泵摄取 Ca^{2+}，该过程会消耗大量 ATP。同时，进入线粒体的 Ca^{2+} 与含磷酸根的化合物结合形成不溶性磷酸钙，既干扰线粒体的氧化磷酸化，使 ATP 生成减少，又损伤线粒体膜而加重细胞能量代谢障碍。

缺血－再灌注促使**线粒体渗透性转导孔（mitochondrial permeability transition pore，mPTP）**开放，既可抑制线粒体呼吸功能，又可导致细胞色素 C 释放，激活凋亡蛋白酶，启动细胞凋亡途径。

2. 细胞膜及结构蛋白分解　细胞内 Ca^{2+} 增加可激活磷脂酶类，引起膜磷脂降解，造成细胞膜结构受损；还可激活钙依赖性蛋白酶，促进细胞膜和结构蛋白分解；激活核酸内切酶，引起染色体损伤。此外，缺血－再灌注还可促使溶酶体膜破裂，引起溶酶体内蛋白水解酶逸出，导致细胞自溶。

3. 加重细胞酸中毒　细胞能量代谢障碍，有氧氧化生成 ATP 减少，无氧酵解增强，乳酸增多，引起细胞酸中毒；细胞内 Ca^{2+} 浓度升高可激活某些 ATP 酶，引起细胞高能磷酸盐水解，加速 ATP 消耗并释放大量 H^+，加重细胞酸中毒。

综上所述，钙超载既是缺血－再灌注损伤的结果，又是引起缺血－再灌注损伤的原因，是再灌注损伤的重要特征。

三、炎症反应过度激活

缺血－再灌注可使体内免疫反应被激活，特别是无菌性炎症反应，再灌注时白细胞（主要是中性粒细胞）聚集、激活介导的微血管损伤在缺血－再灌注损伤的发生中发挥重要作用。

（一）缺血－再灌注引起炎症反应过度激活的机制

缺血组织内有白细胞（主要是中性粒细胞）明显聚集，其数量随缺血时间延长和再灌注的发生而大量增加，由此引发炎症反应。组织在缺血－再灌注时白细胞浸润增加的机制尚不十分清楚，可能与下列因素有关。

1. 细胞黏附分子的作用　这是导致缺血组织中白细胞大量聚集、浸润的主要因素。正常情况下，微血管内皮细胞仅表达少量黏附分子，血管内皮细胞与血流中的中性粒细胞互相排斥保证血流通畅。缺血－再灌注后损伤过程中，血管内皮细胞和白细胞表达大量黏附分子，如整合素、选择素、细胞黏附分子等，引起中性粒细胞与受损血管内皮细胞之间的广泛黏附、聚集。

2. 趋化因子与细胞因子的作用　再灌注损伤时，细胞膜磷脂降解，花生四烯酸代谢产物增多，其中白细胞三烯、血小板活化因子、补体 C5a 片段、激肽等细胞因子增多，这些物质具有很强的趋化作用，能够吸引大量白细胞黏附于血管内皮或渗出到受损区域。白细胞与血管内皮细胞黏附后被激活，释放具有趋化作用的炎症介质，使病变局部组织中的白细胞进一步增多，形成恶性循环。

（二）炎症反应引起缺血－再灌注损伤的机制

1. 微血管结构损伤　实验与临床观察发现，当恢复血液灌注后，缺血区仍得不到充分的血流灌注，此现象称为**无复流现象**（**no - reflow phenomenon**），这是白细胞介导微血管损伤的主要表现。激活的中性粒细胞和血管内皮细胞之间的相互作用，是造成微血管损伤的决定因素。微血管的损伤主要表现为。

（1）微血管血液流变学改变　正常情况下，血管内皮细胞与血液中流动的中性粒细胞之间的互相排斥作用是保证微血管血液灌流的重要条件。与红细胞相比，白细胞体积大、变形能力差。缺血 - 再灌注时，大量激活的白细胞在黏附分子的参与下黏附于血管内皮细胞上，而且不易分离，极易嵌顿、堵塞微血管。同时，由于内皮细胞肿胀、血小板栓子、微血栓形成和组织水肿等，更易形成无复流现象，加重组织缺血缺氧。缺血 - 再灌注时，白细胞的激活及其致炎因子的释放是引起无复流现象的病理生理基础。

（2）微血管通透性增高　缺血可使内皮细胞损伤，引起间隙增大，通透性增高；同时激肽等炎症因子也可促使微血管通透性增高，进而引发组织液外渗，导致血液浓缩，加重无复流现象。中性粒细胞自血管内游出并释放细胞因子又进一步使微血管通透性增高。

2. 细胞损伤　激活的白细胞与血管内皮细胞可产生大量致炎物质，如自由基、蛋白酶、溶酶体酶等，不但改变了白细胞自身的结构与功能，而且还造成周围组织细胞的损伤。如血管内皮细胞和中性粒细胞表面的黏附分子暴露，两者的亲和力增强，促使中性粒细胞黏附于血管壁，穿过血管壁趋化游走，使白细胞浸润等炎症反应进一步过度激活。

综上所述，缺血 - 再激注损伤的发生机制，主要涉及再灌注过程中的自由基生成增多、钙超载及炎症反应过度激活。自由基是各种损伤机制中重要的启动因素，细胞内钙超载是细胞不可逆损伤的共同通路，炎症反应的过度激活引起各脏器功能障碍的关键因素，三者之间相互影响、协同促进，最终共同导致组织细胞损伤。

第四节　缺血 - 再灌注损伤时机体的功能代谢变化

缺血 - 再灌注损伤是机体缺血后恢复血液灌流时发生的现象，主要表现为再灌注组织器官的代谢紊乱、功能障碍和结构损伤。研究发现，机体内的多个器官如心、脑、肝、肾、胃肠道等都可发生缺血 - 再灌注损伤。其中，心脏和脑对氧的需求较高，易于发生缺血 - 再灌注损伤。

一、心肌缺血 - 再灌注损伤的变化

人们认识最早且研究最多的是心肌缺血 - 再灌注损伤，其主要表现包括以下内容。

（一）再灌注性心律失常

缺血心肌再灌注过程中出现的心律失常，称为**再灌注性心律失常**（**reperfusion arrhythmia**）。此类心律失常通常发生在再灌注早期，发生率较高，其特点主要表现为：①再灌注区域有可逆性功能损伤的心肌细胞越多，心律失常的发生率越高；②缺血心肌数量多、缺血程度重、再灌注速度快时，心律失常的发生率高；③心律失常以室性心律失常居多，如室性心动过速和心室纤颤等。再灌注性心律失常的发生机制可能与下列因素有关。

1. 再灌注心肌之间动作电位时程的不均一性　实验研究表明，再灌注的最初 30 秒，心肌动作电位可迅速恢复，但缺血区心肌与正常区心肌的动作电位恢复程度有明显不同，即使是缺血区细胞，动作电位的恢复亦不相同。有的幅度高，持续时间较长；有的幅度低，持续时间较短。再灌注时心肌之间动作电位时程的不均一性，增强心肌兴奋折返，可能是引起心律失常的主要原因。

2. 心肌细胞的钙超载　研究发现，再灌注时细胞内高 Na^+ 激活 $Na^+ - Ca^{2+}$ 交换蛋白，进行反向转运，使动作电位平台期进入细胞内的 Ca^{2+} 增加，出现一过性内向电流。在心肌动作电位后形成短暂除

极，即延迟后除极，可导致传导减慢，触发多种心律失常。

3. 自由基和活性氧产生增多　改变心肌细胞膜的流动性及离子的通透性，引起细胞离子通道发生改变，诱发心律失常。

4. 儿茶酚胺增多　再灌注时内源性儿茶酚胺增多，激活心肌细胞膜 α 受体，促进 Ca^{2+} 进入细胞，自律性增高。

（二）心肌舒缩功能障碍

1. 再灌注性心肌顿抑（myocardial stunning）　缺血心肌恢复血供后，一段时间内出现的可逆性心肌舒缩降低的现象，称为心肌顿抑。此时心肌并未发生坏死，经抗损伤治疗或修复后心肌收缩舒张功能最终可以完全恢复。目前认为，自由基生成增多、细胞内钙超载及炎症反应过度激活，是心肌顿抑发生的主要机制。如有大量心肌发生顿抑，仍有可能引发心力衰竭。

2. 微血管阻塞　动物实验显示，缺血 - 再灌注可使心肌微血管阻塞，引起腔内血栓形成，供血障碍，ATP 合成减少，导致心肌舒缩功能障碍。在临床上，ST 段抬高的心肌梗死患者血管再通后，仍有 10% ~30% 的患者由于微血管阻塞，而引发无复流现象，造成心肌舒缩功能障碍。

（三）心肌超微结构变化

再灌注损伤心肌的结构变化与单纯缺血心肌的变化性质基本相同，但前者程度更为严重。主要表现为：心肌细胞基膜部分缺失、质膜破坏；肌原纤维出现断裂、节段性溶解和收缩带形成；线粒体极度肿胀、嵴断裂、溶解、空泡形成、基质内致密颗粒增多；严重的心肌结构损伤，甚至出现心肌细胞死亡。

二、脑缺血 - 再灌注损伤的变化

脑是对缺氧最敏感，耐受能力最差的器官，主要依赖于葡萄糖有氧氧化提供能量。脑缺血缺氧时，线粒体呼吸链功能障碍、无氧酵解增强、乳酸增多，引起细胞内酸中毒；离子分布异常、Na^+ 与 Ca^{2+} 内流增加，导致细胞水肿和神经元功能障碍。另外，再灌注还可引起自由基增多、兴奋性氨基酸生成增加、钙超载和炎症反应过度激活，进而引起继发性损伤。脑组织形态学最明显的改变是脑水肿与脑细胞坏死。缺血 - 再灌注引起脑损伤的机制如下。

1. 对脑代谢的影响　兴奋性氨基酸是指中枢神经系统中兴奋性突触的主要神经递质，主要包括谷氨酸与天门冬氨酸。脑缺血 - 再灌注引起兴奋性氨基酸过度激活，对中枢神经系统造成兴奋毒性作用，主要机制如下。①代谢障碍：缺血 - 再灌注时，突触前谷氨酸释放增多和（或）再摄取减少，超过了突触后受体结合能力，从而使谷氨酸聚集；②AMPA 受体激活：谷氨酸与其受体 α - 氨基 - 3 - 羟基 - 甲基丙酸（AMPA）结合，促进 Na^+ 通道开放，去极化，Na^+ 和水内流增多，导致神经元急性肿胀；③NMDA受体激活：当谷氨酸与其另一受体 N - 甲基 - D - 门冬氨酸（NMDA）结合时，可促使细胞外 Ca^{2+} 内流增加，导致细胞内钙超载。

2. 自由基与炎症介质增多　缺血时，神经元细胞内聚集大量的代谢物质，如 AMP、黄嘌呤、次黄嘌呤等，一旦供氧得到改善，电子不稳定地传递促进自由基生成增多，同时花生四烯酸生成也增加，促进产生更多的自由基和炎症介质，加重脑水肿和颅内高压。

3. 钙超载　钙超载可激活多种蛋白酶，从而使细胞骨架发生降解；磷脂酶可产生氧自由基，激活一氧化氮合酶促进一氧化氮生成，造成细胞膜和线粒体损伤，最终导致细胞损伤。

三、其他器官缺血 - 再灌注损伤的变化

（一）肺缺血 - 再灌注损伤的变化

肺缺血 - 再灌注期间，光镜下可见：肺不张伴不同程度肺气肿，肺间质增宽、水肿，炎症细胞浸

润，肺泡内较多红细胞渗出。电镜下观察到：肺内毛细血管内皮细胞肿胀，细胞核固缩倾向，核间隙增大；Ⅰ型肺泡上皮细胞内吞饮小泡较少；Ⅱ型肺泡上皮细胞表面微绒毛减少，线粒体肿胀，板层小体稀少，出现较多空泡；肺泡隔水肿，肺泡隔及毛细血管内炎症细胞附壁，以中性粒细胞为主。而黄嘌呤氧化酶产生的氧自由基，是引起肺缺血 – 再灌注损伤的主要介质；内皮细胞收缩，肺微血管通透性增加，引起细胞渗出和肺水肿。

（二）肝缺血 – 再灌注损伤的变化

肝移植和阻断血管的肝切除术等，可引起肝缺血 – 再灌注损伤。此时，血清丙氨酸氨基转移酶（谷丙转氨酶）、天冬氨酸氨基转移酶（谷草转氨酶）和乳酸脱氢酶活性明显增高，肝功能严重受损。再灌注时，肝组织损伤较单纯缺血明显加重，主要表现为：光镜下，肝细胞肿胀、脂肪变性、空泡变性及点状坏死；电镜下，线粒体高度肿胀、变形、嵴减少、排列紊乱，甚至出现崩解、空泡形成等；内质网明显扩张；毛细胆管内微绒毛稀少等。引起肝功能严重受损。

（三）肾缺血 – 再灌注损伤的变化

肾缺血 – 再灌注时，血清肌酐浓度明显增高，肾功能严重受损。再灌注时，肾组织损伤较单纯缺血明显加重，表现为线粒体高度肿胀、变形、嵴减少、排列紊乱，甚至崩解、空泡形成等。再灌注激活 TNF 转录因子，TNF 和受体结合可激活 NF – κB，并进一步上调 TNF 和其他致炎因子表达，形成炎症级联反应。TNF 能诱导肾细胞凋亡，引起肾小球纤维蛋白沉积、细胞浸润和血管收缩，导致肾小球滤过率降低。

（四）肠缺血 – 再灌注损伤的变化

肠套叠、血管外科手术和失液性休克等，可伴有胃肠道缺血 – 再灌注损伤，其特征为黏膜损伤和屏障功能障碍，表现为广泛上皮与绒毛分离，上皮坏死，大量中性粒细胞浸润，固有层破损、出血及溃疡形成。小肠缺血时，液体通过毛细血管滤出而形成间质水肿；再灌注时，肠壁毛细血管通透性进一步升高，肠黏膜损伤加重，并出现广泛上皮和绒毛分离、上皮坏死、肠壁出血及溃疡形成。

第五节　缺血 – 再灌注损伤防治的病理生理基础

缺血 – 再灌注损伤的发生机制尚未清楚，对其防治尚处于实验研究和临床试验观察阶段。近年来，一些研究进展为缺血 – 再灌注损伤提供了创新性的治疗策略。

一、尽早恢复血流与控制再灌注条件

针对缺血原因，采取有效措施，尽可能在再灌注损伤发生之前恢复血流，避免严重再灌注损伤。

控制再灌注条件是防止缺血 – 再灌注损伤的有效临床措施。低压、低流速灌注，可避免原缺血组织中氧和液体量急剧增高而产生大量自由基及引起组织水肿；适当低温灌注有助于降低缺血组织代谢率，减少耗氧量和代谢产物的堆积；低 pH 液灌注可降低 $Na^+ - Ca^{2+}$ 交换的过度激活；低钙液灌注可减轻因钙超载所致的细胞损伤；低钠液灌注有利于减轻细胞肿胀。

二、清除自由基与减轻钙超载

自由基损伤是缺血 – 再灌注损伤的重要发病环节，自由基主要产生于再灌注的早期。因此，临床上一般于再灌注前给予抗自由基制剂，如超氧化物歧化酶（SOD）、过氧化氢酶（CAT）、谷胱甘肽过氧化物酶（GSH – PX）及铜蓝蛋白等。

Ca^{2+} 通道阻滞剂、线粒体 Ca^{2+} 转运体以及 H^+ – Na^+ 交换蛋白可以更有效地防止 Ca^{2+} 超载的发生。

三、应用细胞保护剂与抑制剂

某些药物不是通过改变器官组织的血流量，而是增强组织细胞对内环境紊乱的耐受性而起细胞保护作用。补充糖酵解底物如磷酸己糖有保护缺血组织的作用；外源性补充 ATP 可使细胞膜蛋白磷酸化，有利于细胞膜功能恢复，避免严重的再灌注损伤；环孢素 A 可抑制线粒体渗透转导孔开放，从而减轻缺血－再灌损伤。阿昔单抗糖蛋白 Ⅱb/Ⅲa 抑制剂通过阻滞血小板－白细胞聚集而减轻缺血－再灌注损伤。

四、预适应激活内源性保护机制

长时间或永久缺血之前、之后或远端肢体的适应性缺血与再灌的反复实施，可激活内源性保护机制，提高机体对缺氧耐受性，减轻缺血－再灌注损伤。

1. 缺血预适应　缺血预适应是指在长时间缺血前，实施多次短暂缺血与再灌的循环可减轻损伤。然而，缺血为一种不可预知的因素，因此限制预适应在临床实践中的应用。

2. 缺血后适应　缺血后适应是一种与缺血预适应相反的保护机制，是指在长时间缺血后、实施多次短暂缺血与再灌的循环可减轻损伤。目前认为，缺血后适应与缺血预适应在效果上是同样的细胞保护措施。

3. 远程缺血预适应　远程缺血预适应是指对心脏和脑以外的非重要器官进行重复缺血或缺氧，以改善血管功能状态，提高远隔重要器官对严重缺血或缺氧的耐受能力。如对双上肢进行加压与减压的缺血与再灌注的循环，对心、脑缺血－再灌注损伤均有保护作用。

综上所述，治疗既要尽早恢复缺血组织的血流，又要减轻或防止再灌注继发性损伤，这是缺血－再灌注损伤防治中亟待解决的重要问题。

目标检测

答案解析

1. 简述缺血－再灌注损伤的发生机制？
2. 什么是呼吸爆发或氧爆发？
3. 线粒体膜损伤如何引起钙超载？
4. 试述氧自由基生成增多引起缺血－再灌注损伤的机制？
5. 心脏缺血再灌注损伤最容易发生何种类型的心律失常？其发生机制是什么？

第八章 心血管系统常见疾病及药物治疗

📖 学习目标

1. 掌握 动脉粥样硬化的概念及病理变化；冠心病的概念及病理类型；心肌梗死的类型及并发症；心绞痛发生的病理基础知识；他汀类药物的药理作用、调血脂机制、临床应用、不良反应及常用药特点；硝酸酯类、β受体阻断药和钙通道阻滞药抗心绞痛的药理作用、作用机制、临床应用和不良反应。高血压病对机体的影响；抗高血压药物的分类及其代表药；一线降压药物的降压作用及特点、作用机制、临床应用及主要不良反应。具备根据患者不同情况选择合理降压药物的能力。

2. 熟悉 动脉粥样硬化的危险因素和发病机制；贝特类药物的药理作用、调血脂机制及常用药特点；高血压病的分类；中枢性降压药、α_1肾上腺素受体阻断药、血管扩张药的降压作用及特点、作用机制、临床应用及主要不良反应；抗心律失常药的分类；奎尼丁、普鲁卡因胺、利多卡因、苯妥英钠、美西律、普罗帕酮、胺碘酮和地尔硫草的作用特点。

3. 了解 冠心病的病因和发病机制；抗动脉粥样硬化药的分类；其他抗动脉粥样硬化药的作用特点；其他抗高血压药的作用及抗高血压药的合理使用原则。

4. 学会 以动脉粥样硬化病变为基础的冠心病病变特点，具备对冠心病常见类型的鉴别和分析能力；临床常用抗动脉粥样硬化药的治疗选择，具备正确指导患者安全、合理用药的能力；心绞痛发作的病理机制和临床表现类型，具备正确选择及合理应用抗心绞痛药物的能力；抗心律失常药的基本作用机制，为心律失常的临床治疗奠定基础。

➡ 案例引导

临床案例 患者，男，57岁，教师。高三班主任，突然出现胸闷、疼痛等症状，上述症状在静坐休息后缓解。患者之前未出现过疼痛或胸闷不适等症状。既往史：有轻度高血压病史2年，血压在145/90mmHg上下波动；有高胆固醇血症病史1年，未服用过降压、降脂等相关药物。有吸烟史20年。

讨论 1. 该患者最可能的诊断是什么？

2. 该患者出现的阳性症状，其可能发生机制是什么？

3. 该患者病情如不及时治疗，可能会出现哪些并发症及预后如何？

心血管系统由心脏、动脉、毛细血管、静脉组成。心脏是血液循环的动力器官，它依靠节律性搏动，推动血液在血管中不断流动，通过动脉将血液运输至全身各个组织器官，流经毛细血管时，血液与组织或细胞间完成物质交换和气体交换，最后各器官的血液汇入静脉回流至心脏。

心血管系统疾病是当今严重威胁人类健康的常见重要疾病。在我国和欧美发达国家，心血管系统疾病的发病率和死亡率居于首位，并逐年上升。本章节主要介绍常见的心脏与动脉疾病。

第一节　动脉粥样硬化

动脉粥样硬化（atherosclerosis，AS） 是心血管系统疾病中最常见的疾病，以血管内膜形成粥瘤（atheroma）或纤维斑块（fibrous plaque）为病变特征，主要累及大中动脉，使动脉管壁变硬、管腔狭窄及中膜弹性减弱，引起相应器官缺血性改变，可导致严重并发症。本病发病率在我国呈明显上升趋势，多见于中、老年人。

动脉硬化（arteriosclerosis） 泛指一类以动脉壁增厚、变硬和弹性减退为特征的动脉疾病，包括以下三种类型：①AS，为最常见且最具危害性的疾病；②**动脉中层钙化（medial arterial calcification，MAC）**，很少见，好发于老年人的中等肌型动脉，表现为中膜的钙盐沉积及骨化；③**细动脉硬化（arteriolosclerosis）**，主要累及细小动脉，发生玻璃样变，常见于高血压和糖尿病患者。

一、病因和发病机制

（一）危险因素

AS 的确切病因仍不清楚。下列因素被视为危险因素。

1. 高脂血症（hyperlipidemia） 即血浆总胆固醇（total cholesterol，TC）和（或）甘油三酯（triglyceride，TG）异常增高，是 AS 的主要危险因素。血脂在血液循环中以脂蛋白形式转运。脂蛋白可分为乳糜微粒（chylomicron，CM）、极低密度脂蛋白（very low density lipoprotein，VLDL）、低密度脂蛋白（low density lipoprotein，LDL）、中间密度脂蛋白（intermediate density lipoprotein，IDL）和高密度脂蛋白（high density lipoprotein，HDL）。其中，小而致密的低密度脂蛋白（small low density lipoprotein，sLDL）具有很强的致 AS 作用，大而轻的 LDL（large buoyant - low density lipoprotein，bLDL）易渗入动脉壁并在粥样斑块中沉积，促进斑块破裂。因此，LDL 增高是 AS 发生发展的主要脂类危险因素，而 HDL 对 AS 有预防作用。

研究发现，LDL 被动脉壁细胞氧化修饰后具有促进粥样斑块形成的作用。目前认为氧化型 LDL（oxidized LDL，ox - LDL）是最重要的致粥样硬化因子，是导致内皮细胞（endothelial cell，EC）和平滑肌细胞（smooth muscle cell，SMC）损伤的主要因素。ox - LDL 不能被正常 LDL 受体识别，而易被巨噬细胞表面清道夫受体（scavenger receptor，SR）识别并快速摄取，形成泡沫细胞。相反，HDL 可通过胆固醇逆向转运机制清除动脉壁的胆固醇，防止 AS 的发生。在临床实践中以 TC 及 LDL - C 增高最受关注。

2. 高血压（hypertension） 高血压促进 AS 发生的机制尚未完全阐明。越来越多的研究表明，冠心病（coronary heart disease，CHD）的发病率和死亡率与高血压呈正相关。使用 Ca^{2+} 通道阻滞剂（CCB）和血管紧张素转换酶抑制剂（ACEI）降低血压的同时，还可同等程度地减少心血管事件的发生。据统计，高血压患者与同年龄、同性别的无高血压者相比，罹患 AS 较早，病变较重。可能是由于高血压时血流对血管壁的机械性压力和冲击，造成血管内皮损伤，使内膜对脂质的通透性增加，LDL 易渗入内膜，单核细胞和血小板黏附并迁入内膜，中膜 SMC 迁入内膜，从而促进 AS 发生。

3. 吸烟 流行病学资料表明，吸烟是冠心病主要的独立危险因子。无论是主动还是被动吸烟，都会损害血管内皮的舒张功能。吸烟可使血液中 CO 浓度增高，从而造成血管内皮细胞缺氧性损伤。大量吸烟还可引起血液中 LDL 氧化，促进血液单核细胞迁入内膜并转化为泡沫细胞。烟内含有一种糖蛋白，可激活凝血因子Ⅻ及某些致突变物质，增强血小板聚集功能及血管 SMC 增生。此外，吸烟还使血中儿茶酚胺浓度升高，不饱和脂肪酸及 HDL 含量降低，以上变化均可促进 AS 的发生发展。

4. 致继发性高脂血症的疾病 ①糖尿病（diabetes）患者血中 TG 和 VLDL 水平明显升高，HDL 水平较低，且高血糖可导致 LDL 氧化，促进泡沫细胞形成；②高胰岛素血症（hyperinsulinemia）可促进动脉壁 SMC 增生，且与血中 HDL 含量呈负相关；③甲状腺功能减退和肾病综合征均可引起高胆固醇血症，导致血浆 LDL 明显增高。

5. 遗传因素 AS 有家族聚集性的倾向，家族史是较强的独立因素。已知约有 200 多种基因可能对脂质的摄取、代谢和排泄产生影响，是导致高脂血症的最常见原因。LDL 受体的基因突变导致血浆 LDL 极度升高，引起家族性高胆固醇血症（familial hypercholesterolemia），年龄很小就可发病。另外，家族性高甘油三酯血症的不同亚型则分别与脂蛋白酯酶（LPL）或载脂蛋白 C - Ⅱ（apoC - Ⅱ）基因缺陷有因果关系。

6. 性别与年龄 女性在绝经期前 AS 发病率低于同年龄组男性，HDL 水平高于男性，LDL 水平低于男性；绝经后，两性间发病率差异消失，这可能与雌激素改善血管内皮功能、降低血浆胆固醇水平有关。此外，AS 检出率和病变程度随年龄增加而升高及加重，并与动脉壁的年龄性变化有关。

7. 代谢综合征（metabolic syndrome，MS） 是一种合并高血压及葡萄糖与脂质代谢异常的综合征，伴有 LDL 升高和 HDL 降低。MS 是高血压、血糖异常、血脂紊乱和肥胖症等多种代谢成分异常聚集的病理状态，它的直接后果是导致严重心血管事件的发生，并可造成死亡。

（二）发病机制

AS 的发病机制尚不明确。有多种学说从不同角度进行阐述，归纳如下。

1. 脂质的作用 血脂异常（TC、TG、LDL、LDL - C、IDL、sLDL、apoB 的升高与 HDL、HDL - C、apoA - Ⅰ的降低）是 AS 发病的始动性生物化学环节。高脂血症在 AS 发病中的作用机制主要是高胆固醇血症可直接引起内皮功能障碍，使内皮细胞的通透性增加，且与 LDL 的氧化修饰有关。特别是内皮细胞和单核 - 巨噬细胞，可使 LDL 被氧化为 ox - LDL，后者通过以下几种作用促进 AS 病变：①与巨噬细胞的清道夫受体结合而形成泡沫细胞；②对血液中的单核细胞具有较强的趋化作用；③通过内皮细胞黏附分子增强单核细胞的黏附；④刺激各种生长因子和细胞因子的产生；⑤对 EC 和 SMC 产生细胞趋化性等。此外，血浆中增多的胆固醇及胆固醇酯沉积于动脉内膜，可引起结缔组织增生，使动脉壁增厚、变硬，继而结缔组织发生坏死而形成 AS。

2. 内皮损伤的作用 慢性或反复内皮细胞损伤是 AS 的始动环节，各种刺激因素（机械性刺激、LDL、高胆固醇血症、吸烟、毒素和病毒等）均可使内皮细胞结构和功能发生不同程度的损伤。轻者使内皮细胞的通透性增加，重者使其变性、坏死、脱落。内皮细胞屏障功能的损伤，使血浆成分包括脂蛋白易过度沉积于内膜，同时引起血小板黏附、聚集及释放各种活性物质，进一步加重内皮细胞损伤。损伤的内皮细胞分泌细胞因子或生长因子，趋化单核细胞聚集、黏附于内皮，并迁移至内皮下间隙，促进泡沫细胞形成。此外，内皮细胞的损伤或非剥脱性的功能障碍及内皮细胞更新、增生，均可引起内皮细胞分泌生长因子，从而激活动脉中膜 SMC 经内弹力膜的窗孔迁入内膜，并发生增生、转化、分泌细胞因子及合成细胞外基质。

3. 单核 - 巨噬细胞的作用 单核细胞的黏附被认为是 AS 的早期病变。在 ox - LDL、单核细胞趋化蛋白 1（MCP - 1）、凝血酶等因子作用下，血液中单核细胞通过内皮黏附分子如细胞间黏附分子（intercellular adhesion molecule - 1，ICAM - 1）、血管黏附分子（vascular adhension molecule - 1，VCAM - 1），黏附于损伤内皮表面，迁入内皮下间隙，转化成巨噬细胞，经其表面的清道夫受体、CD36 受体和 Fc 受体的介导，源源不断地摄取已氧化修饰的脂质，形成巨噬细胞源性泡沫细胞，后者是 AS 的早期病变——脂纹、脂斑的主要细胞成分。

4. 平滑肌增殖的作用 动脉中膜 SMC 迁入内膜并增生，是 AS 进展期病变的重要环节。迁移或增生的 SMC 发生表型转变，由收缩型转变为合成型，可经其表面的 LPL 受体结合、摄取 LDL 和 VLDL，形成 SMC 源性泡沫细胞，参与 AS 病变形成。此外，增生的 SMC 还可合成胶原蛋白、蛋白多糖等细胞外基质，使病变内膜增厚、变硬，促进斑块形成，加速 AS 进展。

5. 炎症的作用 炎症机制贯穿 AS 病变的起始、进展和并发症形成的全过程，慢性促炎因素可通过慢性炎症过程导致内皮细胞损伤及内皮功能障碍，促使 LDL – C 和炎细胞进入内皮下。最主要的炎症标志物是高敏 C 反应蛋白（c – reactive protein，CRP），具有以下慢性促炎作用：①可刺激内皮细胞表达黏附分子及释放血浆纤溶酶原激活物抑制剂（PAI – 1），抑制内皮细胞产生一氧化氮（NO）；②刺激巨噬细胞吞噬 LDL – C；③激活血管紧张素 II 1 型受体（AT – 1）；④促进血管平滑肌增殖等。以上作用共同参与 AS 病变的形成（图 8 – 1）。

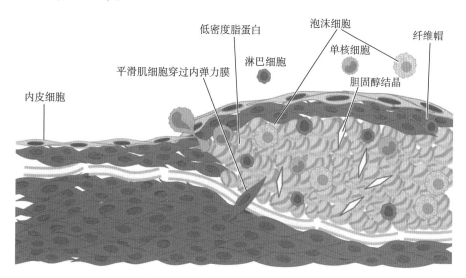

图 8 – 1 动脉粥样硬化发病机制模式图

LDL 通过受损的内皮细胞渗入内皮下间隙，单核细胞迁入内膜；ox – LDL 与巨噬细胞表面的清道夫受体结合而被摄取，形成巨噬细胞源性泡沫细胞；动脉中膜的 SMC 经内弹力膜窗孔迁入内膜，吞噬脂质形成肌源性泡沫细胞；SMC 增生向内膜迁移，合成细胞外基质，形成纤维帽；ox – LDL 使泡沫细胞坏死崩解，形成糜粥样坏死物，粥样斑块形成

二、病理变化

（一）基本病理变化

1. 脂纹（fatty streak） 是 AS 肉眼可见的早期病变，最早可出现于儿童期，属可逆性病变。肉眼观：动脉内膜面见点状或条纹状黄色不隆起或微隆起于内膜的病灶，常见于主动脉后壁及其分支开口处。光镜下：动脉内膜下局部增厚，有大量泡沫细胞聚集，泡沫细胞体积大，圆形或椭圆形，胞质呈空泡状（图 8 – 2）。泡沫细胞来源于从血中迁入内膜的单核细胞和由中膜迁入内膜的 SMC，苏丹Ⅲ染色胞质呈橘黄（红）色，提示为脂质成分。

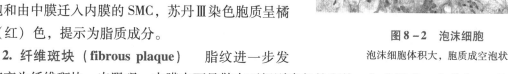

图 8 – 2 泡沫细胞

泡沫细胞体积大，胞质成空泡状

2. 纤维斑块（fibrous plaque） 脂纹进一步发展演变为纤维斑块。肉眼观：内膜表面见散在不规则隆起的斑块，初为浅黄、灰黄色，后因斑块表面胶原纤维增多及玻璃样变而呈现瓷白色，如蜡滴状（图 8 – 3）。光镜下：病灶表面为一层纤维帽，由密集

的胶原纤维、散在的 SMC 和巨噬细胞以及少量弹力纤维和蛋白聚糖组成，厚薄不一，胶原纤维可发生玻璃样变。在纤维帽下可见数量不等的泡沫细胞、SMC、细胞外基质和炎细胞。

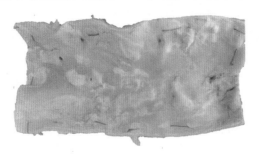

图 8-3　主动脉粥样硬化

主动脉内膜可见隆起的脂纹，纤维斑块

3. **粥样斑块（atheromatous plaque）**　亦称粥瘤，由纤维斑块深层细胞的坏死发展而来，是 AS 的典型病变。肉眼观：内膜面可见明显的灰黄色斑块，既向内膜表面隆起，又向深部压迫中膜（图 8-4）。切面见斑块表面是一层纤维帽，下方有大量黄色粥糜样物。光镜下：在纤维帽下含有大量无定形的坏死崩解产物、胆固醇结晶（HE 切片为针状或梭形空隙）（图 8-5）及沉积的钙盐，斑块底部和边缘可见肉芽组织、少量淋巴细胞和泡沫细胞；粥瘤处中膜因斑块压迫、SMC 萎缩、弹力纤维破坏而变薄（图 8-6）。外膜可见毛细血管新生、结缔组织增生及淋巴细胞、浆细胞浸润。

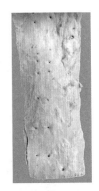

图 8-4　主动脉粥样硬化

示粥样斑块

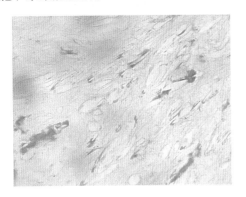

图 8-5　胆固醇结晶

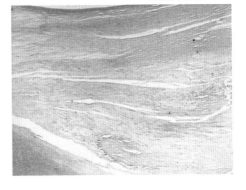

图 8-6　动脉粥样硬化（镜下图）

（二）继发性病变

继发性病变是指在纤维斑块和粥样斑块基础上的继发改变。常见有以下表现。

1. **斑块内出血**　斑块内新生的毛细血管破裂出血，或因斑块纤维帽破裂致血液流入斑块，形成斑块内血肿，可使斑块突然增大并突入管腔，甚至完全闭塞管腔，导致急性供血中断，引起该动脉供血器官发生梗死。如冠状动脉粥样硬化伴斑块内出血，可致心肌梗死。

2. **斑块破裂**　破裂常发生在斑块肩部，因该处纤维帽最薄、抗张力差。斑块表面的纤维帽破裂，粥样物自裂口溢入血流，遗留粥瘤样溃疡。排入血流的坏死物质和脂质可形成胆固醇栓子，引起栓塞。

3. **血栓形成**　病灶处内皮细胞损伤和粥瘤样溃疡，使动脉壁胶原纤维暴露，引起血小板在局部聚集，形成血栓。血栓可加重血管腔阻塞，导致心、脑等器官梗死。如血栓脱落，可致栓塞，亦可发生机化再通。

4. 钙化　钙盐沉着于纤维帽和粥瘤病灶内，严重者硬如石，导致管壁变硬、变脆，易于破裂。

5. 动脉瘤形成　严重粥样斑块底部的中膜平滑肌，可发生不同程度的萎缩、变薄及弹性下降，在血管内压力的作用下，动脉壁局限性扩张，形成动脉瘤（aneurysm）。动脉瘤破裂可致大出血。另外，血流可从粥瘤溃疡处侵入主动脉中膜，或中膜内血管破裂出血，均可造成中膜撕裂，形成夹层动脉瘤。

（三）主要动脉的病理变化

1. 主动脉粥样硬化　病变好发于主动脉的后壁及其分支开口处，以腹主动脉病变最为严重，其后依次为胸主动脉、主动脉弓和升主动脉。前述主动脉内膜出现的各种 AS 病变均可见到，由于主动脉管腔大，虽有严重动脉粥样硬化，并不引起明显的症状。但病变严重者，可因中膜萎缩及弹力板断裂，在血压作用下易形成动脉瘤，主要见于腹主动脉，破裂后可导致致命性大出血。

2. 冠状动脉粥样硬化　详见本章第二节。

3. 颈动脉及脑动脉粥样硬化　最常见于颈内动脉起始部、基底动脉、大脑中动脉和 Willis 环。病变动脉内膜不规则增厚，血管弯曲，管壁变硬，管腔狭窄甚至闭塞。由于脑动脉中膜较薄，故透过外膜及中膜可见成串排列的黄色粥样斑块。脑动脉粥样硬化可引起以下继发病变。①脑萎缩：由于脑动脉管腔狭窄，脑组织长期供血不足而发生脑萎缩，严重脑萎缩者可发生智力减退，甚至痴呆；②脑梗死：斑块处常继发血栓形成而致管腔阻塞，急性供血中断，引起脑梗死（脑软化）；③脑动脉瘤：因脑小动脉管壁较薄，AS 病变常可形成动脉瘤，多见于 Willis 环部，在患者血压突然升高时，可致小动脉瘤破裂引起脑出血。

4. 肾动脉粥样硬化　最常累及肾动脉开口处及主动脉近侧端，亦可累及叶间动脉和弓状动脉。由于斑块所致管腔狭窄，相应的肾组织缺血、肾实质萎缩和间质纤维组织增生，常引起顽固性肾血管性高血压。亦可因斑块内出血或血栓形成致肾组织梗死，梗死灶机化后遗留较大凹陷瘢痕，多个瘢痕可使肾脏体积缩小，称为动脉粥样硬化性性固缩肾。

5. 四肢动脉粥样硬化　以下肢动脉病变为重，常发生在髂动脉、股动脉及前后胫动脉。当较大的动脉管腔狭窄时，可引起下肢供血不足、耗氧量增加出现疼痛而不能行走，但休息后好转，即所谓间歇性跛行（intermittent claudication）。当肢体长期慢性缺血时，可引起营养不良性萎缩。当管腔完全阻塞，侧支循环又不能建立时，则引起足趾部干性坏疽。

6. 肠系膜动脉粥样硬化　当管腔狭窄甚至阻塞时，患者有剧烈腹痛、腹胀和发热等症状，可导致肠梗死、麻痹性肠梗阻及休克等严重后果。

（四）冠状动脉粥样硬化

冠状动脉粥样硬化（coronary atherosclerosis）是冠状动脉最常见的疾病，也是威胁人类健康最严重的疾病之一。冠状动脉狭窄在 35～55 岁时发展较快，以年平均 8.6% 的速度递增。根据病变检出率和统计结果，以左冠状动脉前降支为最高，其次为右主干、左主干或左旋支、后降支。病变检出率上有性别差异，在 20～50 岁男性显著高于女性，60 岁以后男女无明显差异。

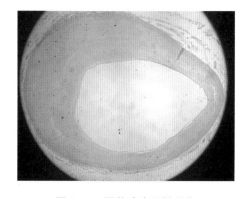

图 8-7　冠状动脉粥样硬化

AS 的基本病变均可在冠状动脉中发生。由于其解剖学和力学特点，斑块病变多发生于血管的心壁侧，在横切面上斑块多呈新月形，偏心位，使管腔呈不同程度狭窄（图 8-7）根据管腔狭窄的程度分为四级：Ⅰ级，＜25%；Ⅱ级，26%～50%；Ⅲ级，51%～75%；Ⅳ级，＞76%。

冠状血管反应性的改变是粥样硬化性冠状动脉疾病的特点。冠状动脉粥样硬化常并发冠状动脉痉挛，造成急性心脏供血减少甚至中断，引起心肌缺血和相应的心脏病变，如心绞痛、心肌梗死等，成为心源性猝死的原因。

（五）冠状动脉性心脏病

冠状动脉性心脏病（coronary artery heart disease，CHD）简称冠心病，是因冠状动脉狭窄所致心肌缺血而引起，也称为**缺血性心脏病（ischemic heart disease，IHD）**。冠状动脉粥样硬化是 CHD 最常见的原因，习惯上将 CHD 视为冠状动脉粥样硬化性心脏病，其病变程度一般与 AS 程度相一致。但由于冠状动脉比其他动脉更靠近心室，最早并且承受最大的收缩压撞击，因而冠状动脉粥样硬化的病变程度要比其他器官内同口径血管严重。CHD 多由冠状动脉粥样硬化引起，但只有当冠状动脉粥样硬化引起心肌缺血、缺氧的功能性和（或）器质性病变时，才可称为 CHD。

CHD 时心肌缺血缺氧的原因包括冠状动脉供血不足和心肌耗氧量剧增。前者主要是由于冠状动脉粥样硬化斑块致管腔狭窄（>50%），加之继发性病变和冠状动脉痉挛，使冠状动脉灌注期血量下降；当冠状动脉不同程度狭窄时，可因血压骤升、情绪激动、体力劳累、心动过速、心肌肥大等导致心肌负荷增加，冠状动脉相对供血不足，引发 CHD。CHD 根据临床表现可分为心绞痛、心肌梗死、心肌纤维化和冠状动脉性猝死。

1. 心绞痛（angina pectoris） 是由于心肌急剧的、暂时性缺血、缺氧所造成的一种常见的临床综合征。心绞痛可因心肌耗氧量暂时增加，超出已经狭窄的冠状动脉所能提供的氧而发生，也可因冠状动脉痉挛而导致心肌供氧不足而引起。典型的临床表现为：阵发性胸骨后压榨性疼痛或压迫感，可放射至心前区、左上肢，持续数分钟，可因服用硝酸酯制剂或休息后症状缓解消失，亦可因体力活动、暴饮暴食、情绪激动而发作。

1. 心绞痛的发生机制 由于心肌缺血、缺氧而造成代谢不全的酸性产物或多肽类物质堆积，这些物质可刺激心脏局部的神经末梢，信号经 1~5 胸交感神经节和相应脊髓段传至大脑，产生痛觉。所以心绞痛是心肌缺血所引起的反射性症状。

2. 分型 心绞痛根据诱因和疼痛程度，分为以下类型。

（1）稳定型心绞痛（stable angina pectoris） 又称轻型心绞痛，一般不发作，可稳定数月，仅在体力活动过度增加、心肌耗氧量增多时发作，伴有心功能障碍，往往没有心肌坏死，症状持续数分钟，经休息或舌下含服硝酸甘油后症状迅速消失。冠状动脉横切面可见斑块阻塞管腔>75%。

（2）不稳定型心绞痛（unstable angina pectoris） 是一种进行性加重的心绞痛。通常由冠状动脉粥样硬化斑块破裂和血栓形成而引发。临床症状不典型在负荷及休息时均可发作，发作强度和频度逐渐增加，休息或舌下含服硝酸甘油只能暂时或不完全性地缓解。多数患者至少有一支冠状动脉主干近侧端高度狭窄。光镜下常见到因弥漫性心肌细胞坏死而引起的弥漫性间质心肌纤维化。

（3）变异型心绞痛（variant angina pectoris） 又称 Prinzmetal 心绞痛，多无明显诱因，常在休息或梦醒时因冠状动脉收缩性增加而发作。患者冠状动脉明显狭窄，亦可因发作性痉挛所致。吸烟是变异性心绞痛的重要危险因素之一。

2. 心肌梗死（myocardial infarction，MI） 是由于冠状动脉供血中断，致供血区持续缺血而导致的较大范围的心肌坏死。通常在冠状动脉粥样硬化的病变基础上继发血栓形成或持续性痉挛所致。临床上有剧烈而较持久的胸骨后疼痛，用硝酸酯类制剂或休息后症状不能完全缓解，可并发心律失常、休克或心力衰竭。MI 多发生于中老年人。部分患者发病前有附加诱因。

MI 的部位与冠状动脉供血区域一致。MI 多发生在左心室，其中 40%~50% 的 MI 发生于左心室前壁、心尖部及室间隔前 2/3，这些部位是左冠状动脉前降支供血区；30%~40% 发生于左心室后壁、室间隔后 1/3 及右心室大部，相当于右冠状动脉供血区 15%~20% 见于左冠状动脉旋支供血的左室侧壁。

心肌梗死极少累及心房。

（1）分型 根据梗死灶占心室壁的范围和厚度，可将 MI 分为心内膜下 MI 和透壁性 MI 两个主要类型。

1）心内膜下 MI 病变主要累及心室壁内层 1/3 的心肌，并波及肉柱和乳头肌，常表现为多发性、小灶性坏死，直径为 0.5～1.5cm。病变分布常不限于某支冠状动脉的供血范围，而是不规则地分布于左心室四周，严重时病灶扩大融合累及整个心内膜下心肌，引起环状梗死（circumferential infarction）。患者通常有冠状动脉三大分支严重的动脉粥样硬化性狭窄，当附加休克、心动过速、不适当的体力活动等诱因时，可加重冠状动脉供血不足，造成各支冠状动脉最末梢的心内膜下心肌缺血、缺氧，导致心内膜下 MI。

2）透壁性 MI 是典型 MI 的类型，也称为区域性 MI。梗死部位与闭塞的冠状动脉分支供血区一致，病灶较大，直径可达 2.5cm 以上，累及心室壁全层或未累及全层而深达室壁 2/3，此型 MI 多发生在左冠状动脉前降支的供血区，其中以左心室前壁、心尖部、室间隔前 2/3 及前内乳头肌多见，约占全部 MI 的 50%。约 25% 的 MI 发生于右冠状动脉供血区的左心室后壁、室间隔后 1/3 及右心室。此外，还见于左心室后壁，相当于左冠状动脉左旋支的供血区域。右心室和心房发生 MI 者较为少见。透壁性 MI 常有相应的一支冠状动脉病变突出，并常附加动脉痉挛或血栓形成。

（2）病理变化 MI 的病理变化多属贫血性梗死，其形态学变化是一个动态演变过程。一般梗死在 6 小时后肉眼才能辨认，梗死灶呈苍白色，8～9 小时后成土黄色。光镜下：心肌纤维早期呈凝固性坏死，核碎裂、核溶解，胞质均质红染或不规则粗颗粒状，即收缩带；间质水肿，不同程度的中性粒细胞浸润。4 天后，梗死灶外围出现充血出血带。7 天至 2 周，边缘区开始出现肉芽组织，或肉芽组织向梗死灶内长入，呈红色。3 周后肉芽组织开始机化，形成灰白色的瘢痕组织。

一般心肌梗死后 30 分钟内，心肌细胞内糖原减少或消失。此后，肌红蛋白迅速从心肌细胞溢出并入血，MI 后 6～12 小时在血中出现峰值。心肌细胞坏死后，心肌细胞内的谷氨酸 - 草酰乙酸转氨酶（SGOT）、谷氨酸 - 丙酮酸转氨酶（SGPT）、肌酸磷酸激酶（CPK）和乳酸脱氢酶（LDH）透过损伤的细胞膜释放入血，引起血液内相应酶的浓度升高。

（3）并发症 MI 的并发症尤其是透壁性 MI，可并发下列病变。

1）心力衰竭（heart failure） 当心内膜下 MI 累及二尖瓣乳头肌时，可致二尖瓣关闭不全而诱发急性左心衰竭。梗死后心肌收缩力丧失，可致左、右心或全心衰竭。

2）心脏破裂（cardiac rupture） 是急性透壁性 MI 的严重并发症，占 MI 致死病例的 3%～13%，发生于梗死后的 2 周内。好发部位是左心室下 1/3 处、室间隔和左心室乳头肌。破裂原因是梗死灶失去弹性，坏死的心肌细胞，尤其是坏死的中性粒细胞和单核细胞释放大量蛋白水解酶的作用，使梗死灶发生溶解所致。发生于左心室前壁者，破裂后血液涌入心包腔造成急性心脏压塞而迅速死亡。室间隔破裂后，左心室血液流入右心室，导致急性右心室功能不全。

3）室壁瘤（ventricular aneurysm） 10%～30% 的 MI 合并室壁瘤，可发生在 MI 的急性期，但常见于 MI 的愈合期。原因是梗死心肌或瘢痕组织在左心室内压力作用下，形成的局限性向外膨隆。多发生于左心室前壁近心尖处，引起心功能不全或继发血栓形成。

4）附壁血栓形成（mural thrombosis） 多见于左心室，MI 波及心内膜使之粗糙，或因室壁瘤形成处血流形成涡流等原因，可促进局部附壁血栓的形成。血栓可脱落引起栓塞，亦可机化。

5）心源性休克（cardiogenic shock） MI 面积超过 40% 时，心肌收缩力极度减弱，心排出量显著下降，即可发生心源性休克而死亡。

6）急性心包炎（acute pericarditis） 15%～30% 患者 MI 后 2～4 天发生，由于坏死组织累及心外膜可引起纤维素性心包炎。

7）心律失常（arrhythmia）　占 MI 的 75%～95%。MI 累及传导系统，引起传导紊乱，严重者可导致心搏骤停、猝死。

3. 心肌纤维化（myocardial fibrosis）　是由于中至重度的冠状动脉狭窄引起的心肌纤维持续性和（或）反复加重的缺血、缺氧所产生的结果，是逐渐发展为心力衰竭的慢性缺血性心脏病。肉眼观：心脏体积增大，重量增加，所有心腔扩张，以左心室明显，心室壁厚度一般可正常。光镜下：心肌细胞肥大或（和）萎缩，核固缩，心内膜下心肌细胞弥漫性空泡样变，多灶性陈旧性心肌梗死灶或瘢痕。

4. 冠状动脉性猝死（sudden coronary death）　是心源性猝死中最常见的一种，多见于 40～50 岁成年人，男性比女性多 3.9 倍。可发生于饮酒、劳累、吸烟及运动等诱因后，患者表现为突然晕倒、四肢抽搐、小便失禁，或突然发生呼吸困难、口吐白沫，迅速昏迷。可立即死亡或在 1 小时至数小时后死亡，有不少病例则在夜间睡眠中死亡。

冠状动脉性猝死多发生在冠状动脉粥样硬化的基础上，由于冠状动脉中至重度粥样硬化、斑块内出血，致冠状动脉狭窄或微循环血栓致栓塞，导致心肌急性缺血，冠状动脉血流的突然中断可引起心室颤动等严重心律失常。无心肌梗死时也可发生猝死，此类患者通常有致心律失常的基础病变，如心室瘢痕或左心室功能不全。

三、抗动脉粥样硬化药

动脉粥样硬化（atherosclerosis，AS）是遗传与环境因素共同作用的慢性炎症过程，主要累及大动脉及中动脉，特别是冠状动脉、脑动脉和主动脉，是冠心病、脑卒中等心脑血管疾病的重要病理学基础。动脉粥样硬化的发生与血脂异常有直接关系，以低密度脂蛋白（low - density lipoprotein，LDL）、胆固醇（cholesterol，Ch）和（或）甘油三酯（triglyceride，TG）升高为特点。因此，有效地控制血脂异常、防治动脉粥样硬化是减少心脑血管危险事件发生的重要措施。AS 的早期或轻症治疗一般采取饮食疗法，无效或重症者则采取药物治疗。目前临床常用的抗动脉粥样硬化药（antiatherosclerotic drugs），根据其作用机制不同，可分为调血脂药、抗氧化药、多烯脂肪酸类、黏多糖和多糖类等保护动脉内皮药。

（一）调血脂药

血脂是血清中胆固醇、甘油三酯和类脂（如磷脂）等的总称，与临床密切相关的血脂主要是胆固醇和甘油三酯。胆固醇又分为游离胆固醇（free cholesterol，FC）和胆固醇酯（cholesteryl ester，CE），二者相加为总胆固醇（total cholesterol，TC）。血脂不溶于水，必须与载脂蛋白（apoprotein，Apo）结合形成脂蛋白（lipoprotein，LP）才能溶于血浆进行转运和代谢。

Apo 主要有 A、B、C、D、E 五类，各类又各分为若干亚组分，不同的脂蛋白含不同的 Apo，它们的主要功能是结合和转运脂质。其中脂蛋白（α）[lipoprotein（α），Lp（α）] 是从人的 LDL 中提取的脂蛋白，其理化性质和组成结构与 LDL 有很大的共性。血清 Lp（α）浓度主要与遗传有关，基本不受性别、年龄、体重和大多数降胆固醇药物的影响。

各种脂蛋白在血浆中有基本恒定的浓度以维持相互间的平衡，如果比例失调，则为脂代谢失常或紊乱，是引起动脉粥样硬化的重要因素。某些血脂或脂蛋白高出正常范围称为高脂血症（hyperlipidaemia）或高脂蛋白血症（hyperlipoproteinemia）。高脂血症按病因可分为原发性和继发性。原发性高脂血症多为先天性遗传性疾病，可有家族史，可能与调控脂蛋白的基因突变有关。继发性高脂血症主要继发于某种疾病，最常见如糖尿病、肾病综合征、高血压、甲状腺功能低下、酒精中毒、免疫性疾病和某些药物的影响（如服用避孕药）等。WHO 按脂蛋白升高的类型不同将高脂血症分为六型（表 8 - 1），其中 II_a、II_b、III、IV 型致 AS 风险较高，I 型和 V 型风险较低。脂代谢异常除上述高脂血症外，还应包括

HDL、Apo A 降低和 Lp（α）、Apo B 升高等其他致 AS 的危险因素。

表 8 – 1　高脂血症的分型

类型	脂蛋白变化	脂质变化	
		TC	TG
I	CM↑	↑	↑↑↑
II a	LDL↑	↑↑	
II b	LDL↑、VLDL↑	↑↑	↑↑
III	IDL↑	↑↑	↑↑
IV	VLDL↑	↑	↑↑
V	CM↑、VLDL↑	↑	↑↑

血脂异常的治疗首先应采用饮食控制、调节生活方式、避免和纠正其他心血管危险因子等措施；若经非药物干预后血脂异常仍不能显著纠正，应尽早使用调血脂药。根据药物作用机制不同，可分为主要降低 TC 和 LDL 的药物与主要降低 TG 和 VLDL 的药物。

1. 主要降低 TC 和 LDL 的药物　TC 和（或）LDL 升高是冠心病发生的重要危险因素，降低 TC、LDL 的血浆水平可降低冠心病和脑血管病的发病率和死亡率。药物通过抑制肝细胞内胆固醇的合成、加速 LDL 分解或减少肠道内胆固醇的吸收来发挥作用，包括他汀类、胆固醇吸收抑制剂等。

（1）他汀类　他汀类（statins）又称 3 – 羟基 – 3 – 甲基戊二酸单酰辅酶 A（3 – hydroxy – 3 – methyl-glutaryl CoA，HMG – CoA）还原酶抑制药，是目前最经典和最为有效的调节血脂药物。1976 年从橘青霉菌培养液中发现美伐他汀（compactin）有抑制 HMG – CoA 还原酶的作用，但因其不良反应而未被应用；1979 年从红曲霉菌中发现了洛伐他汀（lovastatin），这是第一个用于临床的 HMG – CoA 还原酶抑制药。之后又分离、合成了一系列他汀类药物，其中辛伐他汀（simvastatin）是洛伐他汀的甲基化衍生物，而普伐他汀（pravastatin）是美伐他汀的活性代谢产物，阿托伐他汀（atorvastatin）、氟伐他汀（fluvasta-tin）和瑞舒伐他汀（rosuvastatin）是人工合成品。

【体内过程】

他汀类具有二羟基庚酸结构，或为内酯环或为开环羟基酸，该结构是抑制 HMG – CoA 还原酶的必需基团，但内酯环必须转换成相应的开环羟基酸形式才具有药理活性。普伐他汀和氟伐他汀本身为具有药理活性的开环羟基酸结构；洛伐他汀和辛伐他汀是没有药理活性的内酯环结构，需要经肝水解成羟基酸型而活化。羟基酸型药物口服吸收较内酯环型好，所有他汀类均有较高的肝脏首过效应，大部分在肝脏代谢，经胆汁由肠道排泄，少部分由肾脏排泄。常用他汀类的药动学特点见表 8 – 2。

表 8 – 2　常用他汀类的药动学特点

	洛伐他汀	辛伐他汀	普伐他汀	氟伐他汀	阿托伐他汀	瑞舒伐他汀
口服吸收率（%）	30	60～85	35	>98	12	20
血浆蛋白结合率（%）	≥95	>95	50	≥98	≥98	88
活性代谢物	有	有	无	无	有	有
t_{max}（h）	2～4	1.2～2.4	1～1.5	0.6	1～2	3～5
$t_{1/2}$（h）	3	1.9	1.5～2	1.2	14	19
排泄途径						
肾（%）	<10	13	20	5	<2	10
肝（%）	85	60	70	>90	>95	90
剂量范围（mg/d）	10～80	5～40	10～40	20～40	10～80	5～40

【药理作用】

①调血脂作用：这是他汀类药物的主要药理作用。在治疗剂量下，对 LDL – C 的降低作用最强，TC 次之，降 TG 作用很弱；HDL – C 略有升高。用药 2 周可出现明显疗效，4 ~ 6 周达高峰。常用他汀类调血脂作用见表 8 – 3。

表 8 – 3　常用他汀类的调血脂作用特点

药物	剂量（mg/d）	血脂及脂蛋白变化（%）			
		TC 降低	LDL – C 降低	TG 降低	HDL – C 升高
洛伐他汀	20	17	25	10	7
氟伐他汀	40	21	23	5	2
普伐他汀	20	23	25	11	6
辛伐他汀	10	27	34	15	7
阿托伐他汀	20	34	43	26	9
瑞舒伐他汀	20	35	40	26	9

肝脏是合成内源性胆固醇的主要场所（约占总量的 70%），HMG – CoA 还原酶是肝细胞合成内源性胆固醇过程中的限速酶，催化具有开环羟酸结构的 HMG – CoA 转化成为甲羟戊酸（mevalonic acid, MVA），进一步生成鲨烯合成胆固醇。他汀类药物或其代谢产物与底物 HMG – CoA 的化学结构相似，且对 HMG – CoA 还原酶的亲和力比 HMG – CoA 高数千倍，对该酶产生竞争性抑制作用，阻碍内源性胆固醇合成；血浆和组织细胞中胆固醇浓度的降低，促进浓度依赖的 LDL 受体代偿性合成增加或活性增强，使血浆中大量的 LDL 被摄取，经 LDL 受体途径代谢为胆汁酸而排出体外，降低血浆 LDL 水平；继而引起 VLDL 代谢加快，再加上肝合成及释放 VLDL 减少，也导致 VLDL 及 TG 相应下降。他汀类对 HDL 的升高作用机制不明，可能是由于 VLDL 减少的间接结果。

②非调血脂作用：临床观察发现，他汀类在动脉粥样硬化性血管疾病的一级和二级预防以及预防心血管事件显示出的良好作用，不能仅用其降血脂作用解释，他汀类的其他作用将更多地介入其作用机制，称作他汀类的非调血脂性作用，又称多效性作用（pleiotropic effects），主要包括：a. 改善血管内皮功能，提高血管内皮对扩血管物质的反应性。b. 抑制血管平滑肌细胞的增殖和迁移，促进其凋亡。c. 减少动脉壁巨噬细胞及泡沫细胞的形成，降低血浆 C 反应蛋白，减轻动脉粥样硬化过程的炎症反应。d. 抑制单核 – 巨噬细胞的黏附和分泌功能，抑制血小板聚集和提高纤溶活性发挥抗血栓作用。e. 抗氧化作用：氧化 LDL 是粥样斑块中的主要成分，影响斑块稳定性，在斑块破裂后又能诱发血栓形成。而斑块内的 LDL 极易发生氧化修饰，他汀类通过清除氧自由基，发挥抗氧化作用。

③肾保护作用：他汀类不仅可通过降低胆固醇保护肾脏（即纠正因脂代谢异常引发的慢性肾损害），同时还具有抗细胞增殖、抗炎症、免疫抑制、抗骨质疏松等作用，减轻肾脏损伤。

【临床应用】

①调节血脂：他汀类主要用于原发性高脂血症、杂合子家族性和非家族性 II$_a$、II$_b$、III 型高脂血症，也可首选用于 2 型糖尿病和肾病综合征引起的高脂血症。

②肾病综合征：他汀类对肾功能有一定的保护和改善作用，除与调血脂作用有关外，可能还与其抑制肾小球系膜细胞的增殖、延缓肾动脉硬化有关。

③预防心脑血管急性事件：他汀类能增加粥样斑块的稳定性或使斑块缩小，故可减少缺血性脑卒中、稳定型和不稳定型心绞痛发作、致死性和非致死性心肌梗死的发生。

④血管成形术后再狭窄：血管成形术后再狭窄的发生与 AS 的形成有类似性，他汀类有一定的预防

作用。

⑤缓解器官移植后的排斥反应和治疗骨质疏松症。

【不良反应】

他汀类有较好的耐受性和安全性，不良反应较少而轻，但儿童、孕妇、哺乳期妇女及肾功能异常者不宜应用，有肝病史者慎用。主要不良反应是：大剂量应用时，患者偶可出现胃肠道反应、皮肤潮红、头痛失眠等暂时性反应。

肝毒性表现为无症状性转氨酶升高（发生率为 0.5%~3%），发生率与剂量相关，停药后即恢复正常。需在初始用药或增加剂量 3~6 个月后测定丙氨酸转氨酶（alanine aminotransferase，ALT），若 ALT 正常，需每隔 6~12 个月监测一次。用药期间应定期检测肝功能。

肌病发生率<0.1%，以强烈肌痛为特征，首先是手臂和大腿，然后全身出现类似流感样疲劳无力症状。罕见横纹肌溶解症（rhabdomyolysis），导致急性肾衰竭，西立伐他汀引起肌病的发生率较高，普伐他汀和氟伐他汀此反应少见。有肌肉不适或无力者应检测肌酸激酶（creatine kinase，CK），必要时减量或停药。

动物实验表明，超大剂量他汀类可引起犬的白内障，人体用药应注意。

【药物相互作用】

他汀类与胆固醇吸收抑制药合用，可产生良好的协同作用，与胆汁酸结合树脂类合用，可增强降低血清 TC 及 LDL-C 的效应。与贝特类或烟酸联合应用，会使循环中他汀类药物浓度增高，可增强降 TG 的效应，但也能增加肌病的发生率。与环孢素、某些大环内酯类抗生素（红霉素、克拉霉素）、吡咯类抗真菌药（伊曲康唑）等合用，也能增加肌病的危险性。与香豆素类抗凝药同时应用，有可能使凝血酶原时间延长，应注意检测凝血酶原时间。

洛伐他汀

洛伐他汀（lovastatin）为内酯环前药，口服吸收后在体内水解成开环羟酸型而呈现活性。对肝有高度选择性。调血脂作用稳定可靠，一般用药 2 周呈现明显效应，4~6 周可达最佳治疗效果，呈剂量依赖性。

辛伐他汀

辛伐他汀（simvastatin）为内酯环前药，其活性水解产物的调血脂作用较洛伐他汀强 1 倍。升高 HDL 和 Apo A I 的作用强于阿托伐他汀。长期应用辛伐他汀在有效调血脂的同时，可显著延缓动脉粥样硬化病变进展和病情恶化，减少心脏事件和不稳定型心绞痛的发生。

普伐他汀

普伐他汀（pravastatin）除降脂作用外，尚能抑制单核-巨噬细胞向内皮的黏附和聚集，通过抗炎作用减少心血管疾病的发生。急性冠脉综合征早期应用普伐他汀能迅速改善内皮功能，减少冠脉再狭窄和心血管事件的发生。

氟伐他汀

氟伐他汀（fluvastatin）除发挥调血脂作用外，还能增加 NO 活性，改善内皮功能，抗血管平滑肌细胞增殖，预防斑块形成，能降低血浆 Lp（α）水平，抑制血小板活性和改善胰岛素抵抗。

阿托伐他汀

阿托伐他汀（atorvastatin）与氟伐他汀有相似的作用特性和适应证，降 TG 作用较强，大剂量阿托伐他汀对纯合子家族性高胆固醇血症也有效。

瑞舒伐他汀

瑞舒伐他汀（rosuvastatin）抑制 HMG – CoA 还原酶活性的作用较其他常用的他汀类药物强，作用时间长，因此抑制胆固醇合成的作用明显强于其他他汀类。明显降低 LDL – C，升高 HDL – C。起效快，服药 2 周后，即可下降 LDL – C 约 10%。

（2）胆固醇吸收抑制剂

1）胆汁酸结合树脂（胆酸螯合剂）

考来烯胺和考来替泊

常用的胆汁酸结合树脂包括考来烯胺（cholestyramine，消胆胺）和考来替泊（colestipol，降胆宁），为一类碱性阴离子交换树脂，不溶于水，不易被消化酶所破坏。常用于他汀类治疗不能足够降低 LDL – C 水平时的次选药。

【药理作用】

能降低 TC 和 LDL – C，其强度与剂量有关，也相应降低 Apo B，但对 HDL 几无影响，对 TG 和 VLDL 的影响较小。其作用机制为：胆汁酸结合树脂带正电荷，能与带负电荷的胆汁酸结合随粪便排出，阻断了肠道胆汁酸的重吸收，由于大量胆汁酸丢失，可使肝内胆固醇向胆汁酸转化的限速酶（7α – 羟化酶）处于激活状态，促使肝脏将胆固醇转化为胆汁酸，加速肝脏 TC 的分解消耗，使肝胆固醇含量下降，刺激 LDL 受体增加或活性增强，增加 LDL 的清除率。在此过程中，HMG – CoA 还原酶可有继发性活性增强，但不能完全补偿胆固醇的减少，若与他汀类合用，有协同作用。

【临床应用】

适用于 II$_a$ 及家族性杂合子高脂血症，而对纯合子家族性高脂血症无效，因这类患者肝细胞表面缺乏 LDL 受体；对 II$_b$ 型高脂血症患者，应与降 TG 和 VLDL 的药物配合应用。

【不良反应】

由于本类药物应用剂量较大，且有特殊的臭味和一定的刺激性，常见便秘、腹胀、嗳气和食欲减退等胃肠道症状，一般在用药 2 周后消失。偶可出现短时的转氨酶升高、高氯酸血症或脂肪泻等。

【药物相互作用】

本类药物在肠腔内与他汀类、噻嗪类、保泰松、苯巴比妥、洋地黄毒苷、甲状腺素、口服抗凝药、脂溶性维生素（A、D、E、K）、叶酸及铁剂等结合，影响这些药物的吸收，应在服用此类药物 1 小时前或 4 小时后服上述药物。

2）胆固醇吸收抑制药

依折麦布

依折麦布（ezetimibe）为新型胆固醇吸收抑制药，在肠道吸收胆固醇的过程中起关键作用，通过与小肠上皮刷状缘上的 NPC1L1 蛋白（Niemann – Pick C1 – like 1 protein）特异性结合，抑制饮食及胆汁中胆固醇的吸收，而不影响胆汁酸和其他物质的吸收。该药可以降低 TC、LDL – C、Apo B 和 TG，升高 HDL。

成人推荐剂量为 10mg/d，$t_{1/2}$ 约 22 小时。与他汀类合用显示良好的调血脂作用，可弥补他汀类剂量增加而效果不显著增强的缺陷。在他汀类药物基础上使用依折麦布，能够进一步降低心血管事件发生率。不良反应轻微且多为一过性，与他汀类合用可致头痛、乏力、腹痛、便秘、腹泻、腹胀、恶心、

ALT 和 AST 升高、肌痛等。

3）酰基辅酶 A 胆固醇酰基转移酶抑制药 酰基辅酶 A 胆固醇酰基转移酶（acyl – coenzyme A cholesterol acyltransferase，ACAT）使细胞内胆固醇转化为胆固醇酯，促进肝细胞 VLDL 的形成和释放，使血管壁胆固醇蓄积，提高胆固醇在小肠的吸收，促进巨噬细胞和泡沫细胞的形成，因而促进动脉粥样硬化病变的形成过程。

甲亚油酰胺

甲亚油酰胺（melinamide）口服后约 50% 经门静脉吸收，在体内分布广，最后大部分被分解，约 7% 自胆汁排出。该药抑制 ACAT，阻滞细胞内胆固醇向胆固醇酯的转化，减少外源性胆固醇的吸收，阻滞胆固醇在肝形成 VLDL，并且阻滞外周组织胆固醇酯的蓄积和泡沫细胞的形成，有利于胆固醇的逆向转运，使血浆及组织胆固醇降低。适用于 Ⅱ 型高脂血症。不良反应轻微，可有食欲减退或腹泻等。

2. 主要降低 TG 和 VLDL 的药物

（1）贝特类（fibrates）又称苯氧芳酸类，1967 年氯贝丁酯（clofibrate，安妥明）批准上市，该药有降低 TG 及 VLDL 的作用，曾广泛应用。后经大规模和长期临床试验发现其严重不良反应，特别是肝胆系统并发症（胆结石发病率增高），且不能降低冠心病的死亡率，现已少用。目前应用的新型贝特类药物有吉非贝齐、苯扎贝特和非诺贝特等，不良反应减少，调血脂作用增强。

【体内过程】

口服吸收快而完全，血浆蛋白结合率高，不易分布到外周组织，主要在肝脏与葡萄糖醛酸结合，经肾脏排出。吉非贝齐和苯扎贝特具有活性酸形式，吸收后发挥作用快，持续时间短，$t_{1/2}$ 仅 1~2 小时；氯贝丁酯和非诺贝特需水解成活性酸形式发挥作用，$t_{1/2}$ 为 13~20 小时。

【药理作用】

①调血脂作用：该类药物能显著降低血浆 TG、VLDL 含量，中度降低 TC、LDL，升高 HDL。各种贝特类的作用强度不同，吉非贝齐、非诺贝特和苯扎贝特作用较强。

作用机制尚未完全阐明，可能与过氧化物酶增殖激活受体 α（peroxisome proliferator activated receptor – α，PPAR – α）有关。目前认为贝特类是 PPAR – α 的配体，通过激活 PPAR – α，调控相关基因的表达，使脂蛋白脂肪酶（lipoprotein lipase，LPL）和 Apo A I 的生成增多。LPL 增加，可促进 CM、VLDL 的分解代谢；Apo A I 增加，使 HDL 合成增加。

②非调脂作用：有抗凝血、抗血栓、抗炎和改善胰岛素敏感性等作用，从而共同发挥抗动脉粥样硬化的效应。

【临床应用】

主要用于治疗以 TG 或 VLDL 升高为主的原发性高脂血症，如 Ⅱb、Ⅲ、Ⅵ 型，也可用于低 HDL 和高动脉粥样硬化性疾病风险（如 2 型糖尿病）的高脂血症患者治疗。

【不良反应】

一般耐受性良好，消化道不良反应常见，如食欲缺乏、恶心、腹胀等。其次为乏力、头痛、失眠、皮疹、阳痿等。偶有肌痛、尿素氮增加、转氨酶升高，停药后可恢复。本类药物与他汀类联合应用，可能增加横纹肌溶解的风险，与口服抗凝药合用可增强抗凝药活性。肝、肾功能不良，妊娠及哺乳期妇女，儿童和胆石症患者禁用。

吉非贝齐

吉非贝齐（gemfibrozil）口服吸收迅速而完全，$t_{1/2}$ 1.5~2 小时，66% 经尿排出，6% 经粪便排出。

降低血浆 TG 和 VLDL，对血浆 TG 明显增高和伴有 HDL 降低或 LDL 升高类型的高脂血症疗效最好。长期应用可明显降低冠心病的死亡率。

非诺贝特

非诺贝特（fenofibrate）口服吸收快，血浆蛋白结合率 99%，$t_{1/2}$ 22 小时，约 66% 随尿排泄，肾功能不全者慎用。除有调血脂作用外，能明显降低血浆纤维蛋白原和血尿酸水平，降低血浆黏稠度，改善血流动力学，冠脉造影证明该药能阻止冠脉腔的缩小。

苯扎贝特

苯扎贝特（benzafibrate）口服易吸收，排泄较快，48 小时后 94.6% 经尿排出，3% 由粪便排出，无蓄积性，肾功能不全者应慎用。作用及应用同吉非贝齐，用于伴有血脂升高的 2 型糖尿病，除调血脂外还可降低空腹血糖；并降低血浆 FFA、纤维蛋白原和糖化血红蛋白，抑制血小板聚集。长期应用可使血浆 Lp（α）水平降低。

（2）烟酸（nicotinic acid） 是水溶性 B 族维生素，为最早使用的广谱调血脂药，大剂量应用时可明显改善血脂，但其不良反应（皮肤潮红和消化不良）限制了其应用。目前临床多用副作用较少的衍生物，如阿昔莫司、烟酸肌醇酯和烟酸维生素 E 酯等。

【体内过程】

口服吸收迅速而完全，生物利用度 95%，血浆蛋白结合率低，可迅速被肝、肾和脂肪组织摄取，以原形及代谢物形式经肾排出，$t_{1/2}$ 约为 45 分钟。

【药理作用】

①调血脂作用：烟酸能降低血浆 TG 和 VLDL，服后 1~4 小时生效；降低 LDL 作用慢而弱，用药 5~7 天生效，3~5 周达最大作用，与胆汁酸结合树脂合用作用增强，若再加他汀类，作用还可进一步加强。烟酸还可升高血浆 HDL，能显著降低 Lp（α）（降低约 40%）水平。

烟酸可降低细胞 cAMP 的水平，使激素敏感脂肪酶的活性降低，脂肪组织中的 TG 不易分解出 FFA，肝脏合成 TG 的原料不足，VLDL 的合成和释放减少，LDL 来源也减少。烟酸升高 HDL 是由于 TG 浓度降低，导致 HDL 分解代谢减少所致。HDL 的增加有利于胆固醇的逆向转运，阻止动脉粥样硬化病变的发展。

②非调血脂作用：烟酸抑制 TXA_2 的生成，增加 PGI_2 的生成，对抗血小板聚集，产生扩张血管的作用。

【临床应用】

广谱调血脂药，可用于 Ⅱ、Ⅲ、Ⅳ、Ⅴ 型高脂血症，对 Ⅱb 和 Ⅳ 型作用最好。适用于混合型高脂血症、高 TG 血症、低 HDL 血症及高 Lp（α）血症。其次，可用于防治糙皮病等烟酸缺乏症。

【不良反应】

由于用量较大，不良反应较多。最常见为皮肤潮红及瘙痒等，1~2 周后可消退，可能是前列腺素引起的皮肤血管扩张所致，与阿司匹林合用，可减轻不良反应。烟酸刺激胃黏膜，引起恶心、呕吐，引起或加重消化道溃疡，餐时或餐后服用可以减轻。大剂量偶可引起肝脏损害、高尿酸血症、高血糖、棘皮症等。溃疡病、糖尿病及肝功能异常者禁用。

阿昔莫司

阿昔莫司（acipimox）是烟酸的衍生物，口服吸收快而全，约 2 小时达到血药浓度高峰，原形由尿排出，$t_{1/2}$ 约 2 小时。药理作用类似烟酸，可使血浆 TG、VLDL、LDL 降低，HDL 升高，与胆汁酸结合树脂合用可加强其降 LDL-C 作用，作用较强而持久，不良反应少而轻。主要用于治疗 II_b、III、IV 型高脂血症，也适用高 Lp（α）血症及 2 型糖尿病伴有高脂血症患者。

（二）抗氧化药

氧自由基（oxygen free radical）在动脉粥样硬化的发生和发展中发挥重要作用。氧自由基对 LDL 进行氧化修饰后产生氧化型 LDL（ox-LDL），ox-LDL 可损伤血管内皮，诱导单核细胞黏附并向内皮下趋化，促进巨噬细胞泡沫化，泡沫细胞的脂质积累形成脂质条纹和斑块，被损伤的内皮细胞还可导致血小板聚集和血栓形成，加剧 AS 的发生和发展。因此，防止氧自由基对脂蛋白的氧化修饰，已成为阻止动脉粥样硬化发生和发展的重要措施。抗氧化药主要包括普罗布考、维生素 E 等。

普罗布考

【体内过程】

普罗布考（probucol，丙丁酚）是疏水性抗氧化剂。口服吸收低于 10%，且不规则，饭后服用可增加吸收。脂溶性强，吸收后主要蓄积于脂肪组织（可达血药浓度的 100 倍）和肾上腺。血清浓度较低，用药后 24 小时达血药浓度峰值，3~4 个月达稳态。服后 4 天内粪便排出 90%，仅 2% 经尿排泄。

【药理作用】

①抗氧化作用：普罗布考抗氧化作用强，进入体内分布于各脂蛋白，本身被氧化为普罗布考自由基，阻滞脂质过氧化，减少脂质过氧化物（lipid peroxides，LPO）的产生，从而抑制 ox-LDL 生成及其引起的一系列病变过程，如内皮细胞损伤、单核细胞向内皮下游走、泡沫细胞的形成、血管平滑肌细胞增殖及迁移等。

②调血脂作用：抑制 HMG-CoA 还原酶，减少 Ch 的合成，通过受体及非受体途径增加 LDL 的清除，可使血浆 TC 和 LDL-C 下降，HDL-C 及 Apo A I 明显下降，对 TG 和 VLDL 基本无影响。与他汀类或胆汁酸结合树脂合用，可增强调血脂作用。

③对 AS 病变的影响：长期应用可使冠心病发病率降低，已形成的动脉粥样硬化病变停止发展或消退，黄色瘤明显缩小或消除。

【临床应用】

用于各型高脂血症，包括纯合子和杂合子家族性高脂血症及黄色瘤患者。对继发于肾病综合征或糖尿病的 II 型高脂血症也有效。也可预防 PTCA 后的再狭窄。

【不良反应】

不良反应少而轻，以胃肠道反应为主，如恶心、腹泻、腹胀、腹痛等，偶有嗜酸性粒细胞增多、肝功能异常、高尿酸血症、高血糖、血小板减少、肌病、感觉异常等。偶见 Q-T 间期延长，不宜与奎尼丁等延长 Q-T 间期的药物同用。有心肌损伤者、孕妇及儿童禁用。

维生素 E

维生素 E（vitamin E）是典型的生物抗氧化剂，有很强的抗氧化作用。其抑制磷脂酶 A_2 和脂氧酶活性，减少氧自由基的生成；防止脂质过氧化，减少脂质过氧化物和丙二醛（malondialdehyde，MDA）的生成。维生素 E 能防止脂蛋白的氧化修饰及其所引起的一系列 AS 病变过程，临床上多作为 AS 性疾病的辅助用药。一般无不良反应，大剂量长期服用可出现胃肠功能紊乱。

（三）多烯脂肪酸

多烯脂肪酸（polyenoic fatty acids）又称多烯不饱和脂肪酸类（polyunsaturated fatty acids，PUFAs），

根据其不饱和键在脂肪酸链中开始出现的位置不同，分为 ω-3（或 n-3）型和 ω-6（或 n-6）型。

1. ω-3 型多烯脂肪酸　包括二十碳五烯酸（eicosapentaenoic acid，EPA）和二十二碳六烯酸（docosahexaenoic acid，DHA），主要存在于高纯度鱼油制剂中。流行病学调查发现，格陵兰因纽特人心脑血管病发生率低主要与食用海鱼等海生动物有关，后经证实这些动物的油脂中富含 ω-3 多烯脂肪酸，有调血脂及抗 AS 的效应。

【药理作用】

①调血脂作用：EPA 和 DHA 有明显调血脂作用，降低 TG 及 VLDL 的作用较强，升高 HDL-C，对 TC 和 LDL 作用弱。目前认为其作用机制是抑制肝脏合成 TG 和 Apo B，减少 VLDL 的生成，提高 LPL 活性，促进 VLDL 分解；HDL 升高主要是其激活 LCAT 和 LPL、抑制肝脂肪酶活性的结果。

②非调血脂作用：EPA 和 DHA 能抑制血小板聚集、扩张血管、抗血栓和防治动脉粥样硬化等；DHA 还能有效活化脑细胞，提高脑神经信息传递速度，增强记忆力，延缓衰老。

【临床应用】

适用于高 TG 性高脂血症患者。对心肌梗死患者的预后有明显改善作用。也可用于糖尿病并发高脂血症的治疗。

【不良反应】

一般应用无明显不良反应，长期或大剂量应用，可使出血时间延长、免疫反应降低等。

2. ω-6 型多烯脂肪酸　ω-6 型多烯脂肪酸主要来源于植物油，常见有亚油酸（linoleic acid，LA）和 γ-亚麻酸（γ-linolenic acid，γ-LNA）。目前认为其降脂作用较弱，临床疗效不确切，现已少用。

（四）保护动脉内皮药

血管内皮损伤被认为是 AS 发病的初始事件和关键环节。机械、化学、细菌毒素等因素都可以损伤血管内皮，改变其通透性，引起白细胞和血小板黏附，并释放各种活性因子，导致内皮进一步损伤，是 AS 形成的始动环节。因此保护血管内皮免受各种因子损伤，是抗 AS 的重要措施之一。

目前应用的保护动脉内皮药（agents used to protect arterial endothelium）主要为黏多糖和多糖类，包括从动物脏器内和藻类中提取或半合成的肝素（heparin）、硫酸乙酰肝素（heparan sulfate）、硫酸皮肤素（dermatan sulfate）、硫酸软骨素（chondroitin sulfate）及冠心舒等。冠心舒（脑心舒）是从猪肠黏膜提取的含硫酸乙酰肝素、硫酸皮肤素和硫酸软骨素的复合物。这类药物含有大量阴电荷，结合在血管内皮表面，阻止 LDL 与动脉壁结合，防止白细胞、血小板的黏附及有害因子的释放，产生血管内皮保护作用，也能抑制血管平滑肌细胞增生，同时也有调血脂、抗凝血、抑制血小板聚集的作用，临床主要用于防治 AS、心绞痛、心肌梗死等。

四、抗心绞痛药

心绞痛是冠心病的常见类型之一，其主要病理生理机制是心肌需氧与供氧的平衡失调，导致心肌暂时性缺血与缺氧，代谢产物（乳酸、丙酮酸、组胺、类似激肽样多肽、K^+ 等）在心肌组织聚积，刺激心肌自主神经传入纤维末梢引起疼痛（图 8-8）。

目前防治心绞痛的主要策略是：降低心肌耗氧量和（或）增加心肌供氧。临床抗心绞痛药物主要通过扩张冠状动脉血管以增加心肌供氧；扩张外周血管降低心脏前后负荷；减慢心率和心肌收缩力降低心肌耗氧，改善心肌的缺血和供血之间的不平衡。常用的抗心绞痛药物主要有硝酸酯类、肾上腺素受体阻断药和钙离子通道阻滞药。此外，冠状动脉粥样硬化斑块变化、血小板聚集和血栓形成是诱发不稳定型心绞痛的重要因素，因此，临床应用抗血小板药、抗血栓药、血管紧张素转化酶抑制药及他汀类药物等，有助于防治心绞痛。

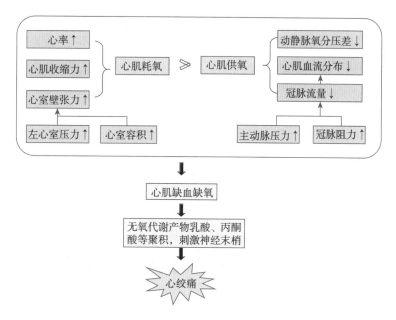

图8-8　影响心肌耗氧量和供氧量的因素及心绞痛发作的病理生理机制

（一）硝酸酯类

本类药物主要有硝酸甘油（nitroglycerin）、硝酸异山梨酯（isosorbide dinitrate）、单硝酸异山梨酯（isosorbide mononitrate）和戊四硝酯（pentaerithrityl tetranitrate）等。这些药物起效快慢和维持时间虽有不同，但作用相似。

硝酸甘油

硝酸甘油是硝酸酯类的代表药，具有起效快、疗效肯定、使用方便和经济等优点，是目前防治心绞痛的常用药物。

【体内过程】

硝酸甘油口服易被胃肠道吸收，但肝脏首过效应明显，生物利用度仅为8%，而舌下含服极易通过口腔黏膜吸收，1～2分钟起效，持续20～30分钟，$t_{1/2}$为2～4分钟，故多采用舌下含服用于控制急性心绞痛发作。硝酸甘油也可经皮肤吸收，2%硝酸甘油软膏涂抹在前臂皮肤或贴膜剂贴在胸部皮肤，有效浓度的持续时间较长。硝酸甘油在肝内经谷胱甘肽–有机硝酸酯还原酶还原成水溶性较高的二硝酸代谢物（仍具有较弱的舒张血管作用，仅为硝酸甘油的1/10），少量为单硝酸代谢物及无机亚硝酸盐，大部分脱硝酸代谢物与葡萄糖醛酸结合经肾脏排出。也有报道硝酸甘油可在血管和肝外组织中代谢。

【药理作用】

硝酸甘油主要通过松弛血管平滑肌，扩张动、静脉及冠状血管，且扩张静脉的作用强于动脉，发挥抗心绞痛作用。

①降低心肌耗氧量：小剂量的硝酸甘油可明显舒张静脉血管，减少回心血量，降低心脏的前负荷，减小心室容积和心室内压，降低心室壁张力，降低心肌耗氧量。稍大剂量的硝酸甘油也可显著舒张动脉血管，降低心脏射血的外周阻力和心室壁张力，减少心肌耗氧量。

②改善心肌血流重新分布，增加缺血区血液供应

a. 扩张冠状动脉，增加缺血区血液灌注：硝酸甘油选择性扩张较大的心外膜冠状血管和侧支血管，

增加冠状动脉血流量，在冠状动脉痉挛时更为明显。硝酸甘油对非缺血区小的冠状动脉阻力血管的舒张作用较弱。冠状动脉因动脉粥样硬化或痉挛而发生狭窄时，由于缺血区的阻力血管已因缺氧和代谢产物的堆积而处于舒张状态，故非缺血区阻力大于缺血区，有利于血液从输送血管经侧支血管流向缺血区，增加缺血区的血液供应（图 8 - 9）。

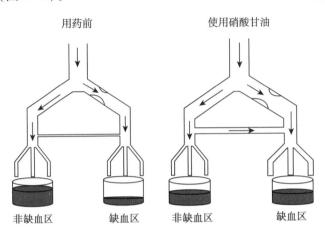

图 8 - 9 　硝酸甘油对冠脉血流分布的影响

b. 降低左室充盈压，增加心内膜供血：硝酸甘油扩张静脉血管，减少回心血量，降低心室内压；扩张动脉血管，降低外周阻力和心室壁张力，均可增加心外膜向心内膜的有效灌注压，有利于血液从心外膜流向心内膜缺血区。

③减轻缺血引起的心肌细胞损伤：硝酸甘油释放一氧化氮（nitric oxide，NO），可以促进内源性的 PGI_2、降钙素基因相关肽（calcitonin gene - related peptide，CGRP）等物质的生成与释放，具有保护心肌细胞，缩小心肌梗死范围，改善左室重构的作用。硝酸甘油还可增强缺血心肌的电稳定性，提高室颤阈，消除折返，减少心肌缺血导致的并发症。

④硝酸甘油还可以抑制血小板聚集和黏附，防止血栓形成。

【作用机制】

硝酸甘油舒张血管平滑肌的作用与增强血管内皮舒张因子（endothelium derived relaxing factor，NO）/环磷酸鸟苷（cyclic guanosine monophosphate，cGMP）作用有关。硝酸甘油被血管平滑肌细胞内的谷胱甘肽转移酶催化释放出 NO，NO 与其受体可溶性鸟苷酸环化酶活性中心的 Fe^{2+} 结合后可激活鸟苷酸环化酶（Guanylyl cyclase，GC），增加细胞内第二信使 cGMP 的含量，进而激活 cGMP 依赖性蛋白激酶（cGMP dependent protein kinase），减少细胞内 Ca^{2+} 的释放和细胞外 Ca^{2+} 内流，降低细胞内 Ca^{2+} 浓度，导致肌球蛋白轻链去磷酸化（dephosphorylation of myosin light chain phosphate）而松弛血管平滑肌（图 8 - 10）。硝酸甘油扩张血管的作用不依赖于血管内皮细胞，对内皮有病变的血管仍有作用。

【临床应用】

①心绞痛：舌下含服硝酸甘油能迅速缓解急性心绞痛症状，可用于各种类型心绞痛，也可用于预防心绞痛发作。

②急性心肌梗死：急性心肌梗死早期多静脉滴注给药，不仅能降低心肌耗氧量、增加缺血区供血，缩小梗死范围，还可抑制血小板聚集和黏附，防止血栓形成。

③充血性心力衰竭：硝酸甘油扩张动、静脉，可减轻心脏前、后负荷，降低心室充盈压，缓解肺淤血，增加心输出量，可用于充血性心力衰竭的治疗。

④其他：硝酸甘油还可舒张肺血管，降低肺血管阻力，改善肺通气，用于急性呼吸衰竭及肺动脉高

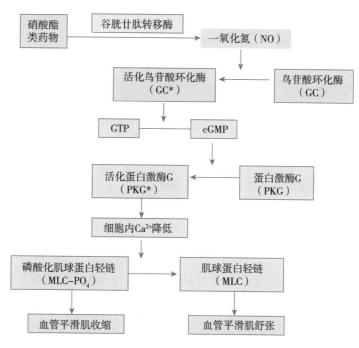

图 8-10　硝酸酯类扩张血管的作用机制

压的治疗。

【不良反应】

　　硝酸甘油的多数不良反应是由其血管舒张作用所引起的，如面颊部皮肤潮红、搏动性头痛、眼内压升高等，故脑出血、颅外伤者禁用，青光眼患者慎用。大剂量应用可见直立性低血压及晕厥。剂量过大可使血压过度下降，导致冠状动脉灌注压过低，同时反射性兴奋交感神经，增加心率，加强心肌收缩性，使耗氧量增加而加重心绞痛发作。超剂量时还会引起高铁血红蛋白血症，出现口唇发绀、呼吸急促、意识丧失等症状，采用静脉注射亚甲蓝进行治疗。

　　用药剂量大或反复应用过频易产生耐受性，且与其他硝酸酯类药物之间存在交叉耐受性，给药途径和剂量也会影响耐药性的产生，停药 1 ~2 周后耐受性可消失。硝酸甘油产生耐受性的机制还不十分清楚，目前主要的学说有两种：① 巯基（—SH）耗竭。硝酸甘油在血管平滑肌细胞中生成 NO 需要—SH，连续用药导致—SH 被耗竭，导致硝酸甘油转变成 NO 发生障碍，降低疗效，有人称之为"血管耐受"。故应避免大剂量用药、采用间歇给药（不用药时间在 6 ~8 小时），补充—SH 供体的方式来减少耐药性的发生。②神经激素激活。硝酸甘油持续的扩张血管，降低血压作用，反射性增加交感神经活性，释放去甲肾上腺素，激活肾素－血管紧张素系统，导致水钠潴留，血容量及体重增加，降低硝酸甘油抗心绞痛作用，有人称之为"伪耐受"。

硝酸异山梨酯和单硝酸异山梨酯

　　硝酸异山梨酯（Isosorbide dinitrate）又称消心痛，单硝酸异山梨酯（Isosorbide mononitrate）是硝酸异山梨酯经肝脏代谢的主要活性产物，二者作用及机制与硝酸甘油相似，但起效较慢，作用强度弱，作用维持时间较长，属长效硝酸酯类。口服用于预防心绞痛发作、冠心病和心肌梗死后的长期治疗。不良反应与硝酸甘油相似。硝酸异山梨酯口服剂量个体差异大。单硝酸异山梨酯没有明显首关效应，引起头痛等中枢神经系统的不良反应较硝酸异山梨酯轻。

（二）β肾上腺素受体阻断药

　　β 肾上腺素受体阻断药通过阻断心脏 β₁ 受体，抑制心脏的活动性，降低心肌耗氧，能减少心绞痛发作次数，改善缺血区代谢，缩小心肌梗死面积，已成为抗心绞痛的一线药物，包括非选择性 β 受体阻断药普萘洛尔（propranolol）、吲哚洛尔（pindolol）、噻吗洛尔（timolol）及选择性 β₁ 受体阻断药阿替洛尔（atenolol）、美托洛尔（metoprolol）和醋丁洛尔（acebutolol）等。其中普萘洛尔、美托洛尔和阿替洛尔最常用。

【抗心绞痛作用】

1. 降低心肌耗氧量　心绞痛发作时，交感神经兴奋性增强，心肌局部和血中儿茶酚胺含量显著增加，激动心脏和血管平滑肌上的肾上腺素受体，使心肌收缩力增强、心率加快、血管收缩，增加左心室后负荷和心肌耗氧量。心率加快引起心室舒张时间相对缩短，减少心内膜中冠脉血流量，加重心肌缺氧。β 受体阻断药通过阻断心脏 β₁ 受体，减慢心率，减弱心肌收缩力和心肌纤维缩短速度、降低血压和心肌耗氧量。但其抑制心肌收缩力可以增加心室容积，延长心室射血时间，导致心肌耗氧量增加，但总效应仍是减少心肌耗氧量。

2. 改善心肌缺血区供血　冠脉血管上 β₂ 受体被阻断后，相对缺血区血管，非缺血区血管收缩尤为明显。因此，非缺血区与缺血区血管张力差增加，促使血液流向已代偿性扩张的缺血区，从而增加缺血区血流量。此外，β 受体阻断药减慢心率，使心舒张期相对延长，有利于血液从心外膜血管流向易缺血的心内膜区。

3. 改善心肌代谢　β 受体阻断药可抑制脂肪分解酶活性，减少心肌游离脂肪酸的含量；改善心肌缺血区对葡萄糖的摄取和利用，减少耗氧；促进氧合血红蛋白结合氧的解离，增加组织供氧。

【临床应用】

主要用于对硝酸酯类不敏感或疗效差的稳定型心绞痛，可减少发作次数和程度，对伴有心律失常或高血压者尤为适用。对冠状动脉痉挛诱发的变异型心绞痛，因阻断冠状血管上的 β 受体，α 受体相对占优势，容易导致冠状动脉收缩加重心绞痛，不宜应用。该类药还能缩小梗死区范围，降低心肌梗死的死亡率，但因抑制心肌收缩力，宜从小剂量开始使用。

β 受体阻断药和硝酸酯类合用能协同降低耗氧量，同时 β 受体阻断药能对抗硝酸酯类所引起的反射性心率加快和心肌收缩力增强，硝酸酯类可缩小 β 受体阻断药所致的心室前负荷增大和心室射血时间延长，二药合用可互相取长补短，减少药物用量。通常以普萘洛尔与硝酸异山梨醇酯合用。但由于两类药都可降压，如血压下降过多，冠脉流量减少，对心绞痛不利，用药时需监测血压，调整剂量，合理使用，减轻不良反应和耐受性的产生。

【不良反应】

常见的不良反应多是阻断 β 受体引起的。对心功能不全、支气管哮喘、有哮喘既往史及心动过缓者不宜应用。β 受体阻断药一般口服给药，需从小剂量逐渐增加剂量。长期用药的患者停用 β 受体阻断药时应逐渐减量，如突然停用可加重心绞痛或诱发心肌梗死。长期应用非选择性 β 受体阻断药可掩盖糖尿病患者的低血糖症状，也可升高 TG 和 LDL－C 水平，高脂血症患者不宜使用。

（三）钙通道阻滞药

常用于治疗心绞痛的钙通道阻滞药主要有二氢吡啶类的硝苯地平（Nifedipine，又称心痛定）、尼卡地平（Nicardipine）、氨氯地平（Amlodipine）、尼群地平（Nitrendipine）和非二氢吡啶类的维拉帕米（Verapamil，又称异搏定）、地尔硫䓬（Diltiazem，又称硫氮酮）、哌克昔林（Perhexiline，又称双环己哌啶）及普尼拉明（Prenylamine，又称心可定）等。该类药物除抗心绞痛外，还具有抗心律失常和抗高血压等作用。

【抗心绞痛作用】

钙通道阻滞药通过阻滞心肌和平滑肌细胞膜上电压依赖性 L 型 Ca^{2+} 通道，抑制 Ca^{2+} 内流，减少细胞内 Ca^{2+} 浓度，而产生抗心绞痛作用。

1. 降低心肌耗氧量　钙通道阻滞药能减弱心肌收缩力，减慢心率，松弛血管平滑肌，扩张血管，降低血压，减轻心脏负荷，从而降低心肌耗氧量。

2. 舒张冠状血管　钙通道阻滞药对冠状血管（较大的输送血管和小阻力血管）有扩张作用，能显著解除血管平滑肌的痉挛状态，从而增加缺血区的血液灌注。也能增加侧支循环，改善缺血区的血流供应。

3. 保护缺血心肌细胞　心肌缺血时，外钙内流增加或细胞内 Ca^{2+} 向细胞外转运障碍，使胞内 Ca^{2+} 浓度增高，线粒体内 Ca^{2+} 浓度增高，引起线粒体功能障碍、自由基增加及细胞凋亡。Ca^{2+} 通道阻滞药通过抑制外钙内流，减轻缺血心肌细胞的 Ca^{2+} 超载而保护心肌细胞。

4. 抑制血小板聚集　动脉粥样硬化斑块破裂、局部形成血栓是诱发心绞痛和心肌梗死的重要因素，钙通道阻滞药可通过阻滞 Ca^{2+} 内流，降低血小板内 Ca^{2+} 浓度，抑制血小板黏附和聚集。

5. 其他　有报道，Ca^{2+} 通道阻滞药能促进血管内皮细胞产生和释放 NO。

【临床应用】

钙通道阻滞药有显著解除冠状动脉痉挛的作用，因此对变异型心绞痛最有效，也可用于稳定型心绞痛和急性心肌梗死，对不稳定型心绞痛需合用硝酸酯类或 β 受体阻断药。钙通道阻滞药因有松弛支气管平滑肌、血管平滑肌作用，适合用于心肌缺血伴支气管哮喘患者和心肌缺血伴外周血管痉挛性疾病患者。临床应用时需根据不同钙通道阻滞药的作用特点和不良反应进行选择。

硝苯地平

对血管平滑肌的作用强于对心脏的作用，扩张冠状动脉和外周小动脉作用强，解除血管痉挛效果显著，对变异型心绞痛效果最好，对伴高血压患者及运动时心率显著加快者尤为适用。对稳定型心绞痛也有效，对急性心肌梗死患者能促进侧支循环，缩小梗死区范围。因扩张血管作用强，血压降低可反射性引起交感神经兴奋，增加心肌耗氧，可与 β 受体阻断药合用，增加疗效，减轻不良反应。有报道称硝苯地平可增加发生心肌梗死的危险。

维拉帕米

对心脏的选择性强，抑制心脏，减慢心率，降低心肌耗氧，但扩张冠状动脉作用弱于硝苯地平，对变异型心绞痛多不单独使用本药。对稳定型心绞痛的疗效近似普萘洛尔，适合伴有心律失常的心绞痛患者。因其抑制心肌收缩力、抑制窦房结和房室结的传导，故对伴心衰、窦房结或明显房室传导阻滞的心绞痛患者应禁用。钙离子通道阻滞药与 β 受体阻断药均有心脏抑制作用，能降低心肌收缩力和减慢传导作用，故二者合用需慎重。

地尔硫䓬

选择性的扩张冠状血管，对外周血管扩张作用较弱，能减慢心率和抑制心肌收缩力，主要用于冠状血管痉挛引起的变异性心绞痛，也可用于稳定型和不稳定型心绞痛，作用强度介于上述两药之间。对伴房室传导阻滞或窦性心动过缓者、心力衰竭者应慎用。

（四）其他抗心绞痛药物

吗多明

吗多明（Molsidomine）的代谢产物能自发性的释放 NO，与硝酸酯类的作用机制相似。舌下含服或喷雾吸入用于稳定型心绞痛和心肌梗死伴高充盈压患者，疗效较好。青光眼和低血压患者禁用。

尼可地尔

尼可地尔（Nicorandil）是烟酰胺硝酸酯类扩张血管药，能激活血管平滑肌细胞膜 K^+ 通道，促进 K^+ 外流，使细胞膜超极化，抑制 Ca^{2+} 内流，还能释放 NO，增加血管平滑肌细胞内 cGMP 生成。主要用于变异型心绞痛，不易产生耐受性。同类药还有吡那地尔（Pinacidil）和克罗卡林（Cromakalim）。

曲美他嗪和雷诺嗪

曲美他嗪（Trimetazidine）和雷诺嗪（Ranolazine）属于哌嗪类衍生物，曲美他嗪通过保护细胞在缺氧或缺血情况下能量代谢，阻止细胞内 ATP 水平的下降，从而保证离子泵的正常功能和透膜钠–钾流的正常运转，维持细胞内环境的稳定。雷诺嗪通过抑制脂肪酸氧化，促进葡萄糖代谢产能，增加心肌供能，保护心肌细胞。常规治疗基础上合用本类药物用于慢性心绞痛预防和治疗，有较好疗效。

伊伐布雷定

伊伐布雷定（Ivabradine）是特异性减慢心率的抗心绞痛药，能选择性抑制窦房结细胞超极化激活的 I_f 电流而降低窦房结节律，减慢心率，降低心肌耗氧量。适用于不耐受或禁用 β 受体阻断药、窦性心律正常的慢性稳定型心绞痛患者，尤其是心率 ≥70 次/分的心绞痛患者，可降低心肌梗死的风险。

血管紧张素转化酶抑制剂

血管紧张素转化酶抑制剂（Angiotensin converting enzyme inhibitors，ACEI）包括卡托普利（Captopril）、依那普利（Enalapril）、赖诺普利（Lisinopril）和雷米普利（Ramipril）等，可以扩张动、静脉血管降低心脏前、后负荷，减少心肌耗氧；舒张冠状血管增加心肌供氧；对抗自由基，保护心肌和血管内皮细胞，能阻止血管紧张素Ⅱ引起的心脏和血管重构，有抗心肌缺血和心肌梗死的作用。

第二节　高血压病

血压（blood pressure，BP）一般指体循环动脉血压，是推动血液在动脉血管内向前流动的压力，也是血液作用于动脉管壁上的侧压力。**高血压（arterial blood pressure，HBP）** 也称血压升高，是血液在血管中流动时，对血管壁造成的压力高于正常的现象。大多数高血压患者早期症状不明显，但长期血压增高，会导致冠心病、脑卒中等重要疾病。根据《高血压防治指南》（2022 年修订版），在未服用任何降压药物的情况下，有三次（不是同一天）诊室体循环动脉血压值高于正常，即成年人收缩压（高压）≥130mmHg 和（或）舒张压（低压）≥80mmHg 被定为高血压。高血压根据血压分类（表 8-1）

表 8-1　高血压的定义和分期（中国高血压防治指南 2022）

分类	收缩压（mmHg）		舒张压（mmHg）
正常血压	<130	和	<80
高血压	≥130	和（或）	≥80
1 级高血压	130~139	和（或）	80~89
2 级高血压	≥140	和（或）	≥90

注：当收缩压和舒张压分属于不同级别时，以较高的分级为准。

据流行病学调查，我国高血压发病率高达 30%，是最常见的心血管疾病。高血压可分为原发性高血压（primary hypertension），又称特发性高血压（essential hypertension）；继发性高血压（secondary hypertension），又称症状性高血压（symptomatic hypertension）和特殊类型高血压。

原发性或特发性高血压，又称高血压病（hypertensive disease），是一种原因未明的、以体循环动脉压升高为主要表现的独立性全身性疾病。多见于中老年人，该病的发病率在不同性别和种族间是有区别的。55岁前，女性的患病率低于男性，75岁后，男性的患病率反而低于女性。不同民族间比较，藏族、满族和蒙古族高血压的患病率较汉族人群高，而回族、苗族、壮族、布依族高血压的患病率均低于汉族人群。根据我国流行病学调查，该病的发生率还在逐年上升，农村高血压病的发生率已经超过了城市，北方高于南方。

继发性高血压占较少见，是指由某些特定的原因和疾病引起的高血压，如慢性肾小球肾炎、肾动脉狭窄、肾盂肾炎所引起的肾性高血压，也称肾血管性高血压；盐皮质激素增多症、嗜铬细胞瘤和肾上腺肿瘤所引起的内分泌性高血压。继发性高血压患者发生心血管病、脑卒中、肾功能不全的危险性更高，因此近年来对继发性高血压的鉴别已成为高血压诊断治疗的重要方面。

特殊类型高血压是指妊娠高血压和某些疾病导致的高血压危象，如颅内出血、不稳定性心绞痛、急性心肌梗死、急性左心衰竭伴肺水肿、主动脉缩窄及子痫等。

一、病因和发病机制

目前认为高血压病是一种遗传因素和环境因素相互作用所致的疾病，但其机制仍未完全明了。

（一）危险因素

1. 遗传因素　高血压不属于遗传病，但属于遗传倾向。据估计人群中至少20%～40%的高血压病是由遗传决定的。如果父母双方都有高血压，子女发生高血压的机率接近5成，如果父母一方患有高血压，子女发生高血压机率接近3成。所以，遗传因素是高血压的重要危险因素。

2. 超重、肥胖，饮酒，高钠、低钾膳食　这三大因素与高血压发病显著相关。①超重、肥胖：人体的体重指数（BMI）与血压水平呈正相关，BMI≥24kg/m者发生高血压的概率是体重正常者的3～4倍。脂肪在体内的分布与高血压发生也有关，腹部脂肪聚集越多，血压水平就越高。②饮酒 高血压病的患病率与饮酒量呈正相关。饮酒致血压升高可能是与血中的儿茶酚胺类和促皮质激素水平升高有关。③高钠、低钾膳食是我国大多数高血压患者发病主要的危险因素之一。摄入钠盐水平与血压升高呈正比，摄入钾盐水平与血压水平呈负相关。研究表明，钠盐摄入量每天2～3g是人体必需，但如果每天摄入量超过6g甚至更高，则容易导致高血压的发生。

3. 年龄　年龄与高血压关系也很大。就总人群来说，改成年龄越高，发生高血压的概率越大。

4. 精神紧张　长期精神紧张、愤怒、烦恼、环境的恶性刺激（如噪音），都可以导致高血压的发生。

5. 其他危险因素　高血压发病的其他危险因素比如缺乏体力活动，有的研究还发现，体力活动具有降压的作用，并且可以减少降压药物的服用剂量，维持降压效果。

（二）发病机制

动脉血压（arterial blood pressure，ABP）由循环血量、动脉管壁顺应性、周围动脉阻力三个要素构成。高血压的发病机制相当复杂，尚未完全阐明。目前认为主要和以下三个机制有关。

1. 功能性血管收缩　指由于外周血管（细小动脉）发生功能性的收缩，而血管结构正常，无明显变化。

2. 血管重构　血管重构（vascular remodeling，VR）指血管结构任何形式的病变。高血压血管重构分四型。①壁/腔比值增大型：这是由于压力增加，使血管壁增厚。②壁/腔比值减小型：主要是由于持续的高血流状态致血管扩张。③壁/腔比值不变型：主要是由于血流缓慢减少的缘故。④微血管减少型：

毛细血管面积减少，血管外周阻力增加。上述血管重构，导致外周阻力增高，对血管壁测压力增大，引起血压持续性升高。

3. 水钠潴留 水钠潴留导致血容量增加，心排出量增多，引起高血压。

以上三种机制，在高血压发病中往往是共同作用，导致血压升高。而以上三个机制又涉及神经、内分泌及代谢等多个系统。

1. 肾素－血管紧张素－醛固酮系统（RAAS） 由肾素、血管紧张素（angiotensin，Ang）原、AngⅠ、AngⅡ、Ang 转换酶、Ang 代谢产物、Ang D 受体等组成，AngⅡ升高在高血压发病中是中心环节，其机制包括：①强烈收缩小动脉，增加外周阻力。收缩微静脉，增加回心血量和心排出量。②促进原癌基因表达，促进 SMC 增生，增加外周阻力。③作用于交感神经，使交感缩血管活性增强，并释放儿茶酚胺，促进血管内皮细胞释放缩血管因子。④促进醛固酮的释放，增加钠、水的重吸收，增加循环血量。⑤促进神经垂体释放抗利尿激素，增加血容量。⑥直接作用于肾血管，使其收缩，致尿量减少，增加血容量。

2. 交感神经系统 该系统分布于各种组织和器官，与血压调节相关的主要器官是心脏、血管、肾脏和肾上腺。①交感神经递质（NE）兴奋心脏 β 受体，导致心率增快、心肌收缩力增强，心排出量增加，致血压升高；②NE 作用于血管，收缩动脉，使血管重构，增加外周阻力；③交感神经作用于肾脏，可通过减少肾脏的血流量，增加肾素的释放；④交感神经作用于肾上腺髓质，增加儿茶酚胺的释放。

3. 血管内皮功能紊乱 血管内皮不仅仅是血液与血管平滑肌之间的生理屏障，也是人体最大的内分泌、旁分泌器官，能分泌数十种血管活性物质，而且还是许多血管活性物质的靶器官。高血压患者存在血管内皮功能紊乱，表现为内皮 NO 水平或活性下调；局部 RAAS 过度激活；类花生四烯酸物质代谢异常。

4. 胰岛素抵抗 胰岛素有舒张血管、抗炎、抗凋亡和抗动脉粥样硬化等心血管保护效应，50% 高血压患者，特别伴有肥胖的患者，具有胰岛素抵抗和高胰岛素血症。高胰岛素血症导致高血压的机制如下。①钠水潴留：肾小管对钠和水的重吸收增强，使血容量增加。②内皮细胞功能障碍：内皮细胞分泌的内皮素与 NO 失衡，加速高血压的进展。③增高交感神经活性，提高 RAAS 的兴奋性。④Na^+，K^+－ATP 酶和 Ca^{2+}－ATP 酶活性降低，使细胞对生长因子更敏感，促进 SMC 生长及内移，血管壁增厚等。⑤刺激血管 SMC 增殖。

二、类型和病理变化

原发性高血压可分为良性高血压和恶性高血压两类。两种类型的高血压病理变化不同。

（一）良性高血压

良性高血压（benign hypertension）又称缓进性高血压（chronic hypertension），约占高血压病的95%，大多数见于中老年人，病程长，起病隐匿，进程缓慢，可达十余年或数十年。按病变的发展分为三期。

1. 功能紊乱期 此期为高血压的早期阶段。全身细小动脉间歇性痉挛收缩、血压升高，因动脉无器质性病变，痉挛缓解后血压可恢复正常。

此期没有明显症状，随着情绪的变化会有波动性血压升高，可伴有头晕、头痛，经过适当休息和治疗，血压可恢复正常。

2. 动脉病变期

（1）细动脉硬化（arteriolosclerosis） 是高血压病的主要病变，也是其特征性病变，表现为小动脉发生玻璃样变，最易累及肾入球动脉、视网膜动脉和脾中心动脉。

由于细动脉长期痉挛，加之血管内皮细胞受长期的高血压刺激，使内皮细胞及基底膜受损，内皮细胞间隙扩大，通透性增强，血浆蛋白渗入血管壁中。同时中膜平滑肌细胞（SMC）分泌大量细胞外基质，SMC因缺氧而变性、坏死，遂使血管壁逐渐由血浆蛋白、细胞外基质和坏死SMC产生的修复性胶原纤维及蛋白多糖所代替，正常管壁结构消失，逐渐凝固成无结构均质红染的玻璃样物质，致细动脉壁增厚，管腔缩小甚至闭塞。

（2）小动脉硬化 主要累及肌型小动脉，如弓状动脉、肾小叶间动脉及脑的小动脉等。小动脉内膜胶原纤维及弹性纤维增生，内弹力膜分裂；中膜SMC增生、肥大，不同程度的胶原纤维和弹力纤维增生，血管壁增厚，管腔狭窄。

（3）大动脉病变 弹力肌型或弹力型大动脉无明显病变或并发AS。

此期血管病变为不可复性，临床表现为明显的血压升高，失去波动性，需终身服降压药。

3. 内脏病变期

（1）心脏病变 又称高血压性心脏病。主要为左心室肥大，是对持续性血压升高，心肌工作负荷增加的一种适应性反应。心脏体积增大、重量增加，可达400g以上或更重（正常男性约260g，女性约250g）。肉眼观（图8-11）：左心室壁增厚，可达1.5~2.0cm（正常<1.0cm）；左心室乳头肌和肉柱明显增粗，但心腔不扩张，反而相对缩小，称为向心性肥大（concentric hypertrophy）。光镜下：心肌细胞增粗、变长，有较多分支；心肌细胞核肥大，呈圆形或椭圆形，核深染。晚期当左心室代偿失调，心肌收缩力降低时，逐渐出现心腔扩张，称为离心性肥大（eccentric hypertrophy），严重者可发生心力衰竭。此外，高血压是冠心病主要危险因子，常合并冠心病可出现心绞痛、心肌梗死等症状。

（2）肾脏病变 高血压时，由于肾入球动脉的玻璃样变和肌型小动脉的硬化，管壁增厚，管腔狭窄，致病变区的肾小球缺血发生纤维化、硬化或玻璃样变，相应的肾小管因缺血而萎缩，间质纤维结缔组织增生，淋巴细胞浸润。病变相对较轻的肾单位肾小球代偿性肥大，肾小管代偿性扩张。肉眼观（图8-12）：双侧肾脏对称性缩小，质地变硬，肾表面凸凹不平，呈细颗粒状，单侧肾可小于100g（正常成人约150g）；切面肾皮质变薄（可达到0.2cm，正常厚0.3~0.6cm），皮髓质界限模糊，肾盂和肾周围脂肪组织增多。上述病变特点称为原发性颗粒性固缩肾（primary granular atrophy of the kidney）或高血压性固缩肾。

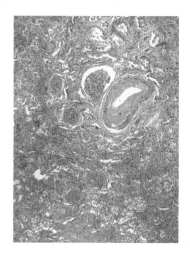

图8-11 高血压性心脏病

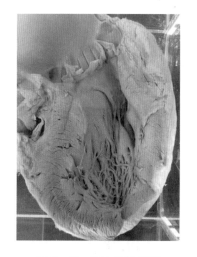

图8-12 高血压性肾病

临床上，早期一般不出现肾功能障碍；晚期由于病变的肾单位越来越多，肾血流量逐渐减少，肾小球的滤过率逐渐降低，患者出现水肿、蛋白尿和肾病综合征，严重者可出现尿毒症。

（3）脑病变　由于脑细小动脉硬化造成局部组织缺血，毛细血管通透性增加，脑可发生一系列病变。主要表现如下。

1）脑出血（cerebral hemorrhage）　是高血压最严重的、往往是致命的并发症，多为大出血，常发生于基底节、内囊，其次为大脑白质、脑桥和小脑，当出血范围扩大时，可破入侧脑室。出血区脑组织完全被破坏，形成囊腔状，其内充满坏死的脑组织和血凝块。脑出血之所以多见于基底节区域（尤以豆状核区最多见），是因为供应该区域的豆纹动脉从大脑中动脉呈直角分支，直接接受大脑中动脉压力较高的血流冲击和牵引，导致豆纹动脉易破裂出血。

2）脑水肿或高血压脑病（hypertensive encephalopathy）　由于脑细小动脉硬化和痉挛，局部组织缺血，毛细血管通透性增加，发生脑水肿。患者可出现不同程度的高血压脑病症状，如头痛、头晕、眼花、呕吐、视力障碍等症状，有时血压急剧升高，患者出现剧烈头痛、意识障碍、抽搐等症状，称为高血压危象（hypertensive crisis）。如不及时抢救，可引起患者死亡。

3）脑软化（encephalomalacia）　是细小动脉病变造成的供血区域脑组织缺血的结果。供血区脑组织缺血而发生多数小坏死灶，即微梗死灶（microinfarct）。严重病例的细小动脉壁可发生纤维素样坏死，并发血栓形成和微动脉瘤（microaneurysm）。光镜下，梗死灶组织液化坏死，形成质地疏松的筛网状病灶。后期坏死组织被吸收，最后可由胶质瘢痕修复。

（4）视网膜病变　视网膜中央动脉发生细动脉硬化。眼底检查可见血管迂曲，反光增强，动静脉交叉处出现压痕；严重者视盘水肿，视网膜出血，视力可受到不同程度的影响。视网膜病变可直接反映高血压病的进展情况。

（二）恶性高血压

恶性高血压（malignant hypertension）亦称急进型高血压（accelerated hypertension），发病率低，约占高血压病的5%；多见于青壮年，血压显著升高，尤其舒张压升高明显，常超过130mmHg，进展快，预后差。此型可由良性高血压病恶化而来，或起病即为急进型。

特征性的病理变化是增生性小动脉硬化（hyperplastic arteriolosclerosis）和坏死性细动脉炎（necrotizing arteriolitis），前者主要表现为动脉内膜显著增厚，伴有SMC增生，胶原纤维增多，致血管壁呈层状洋葱皮样增厚，管腔狭窄。后者病变累及血管内膜和中膜，管壁发生纤维素样坏死，周围有单核细胞及中性粒细胞浸润。

上述小动脉病变主要累及肾、脑和视网膜。肾的入球小动脉最常受累，病变可波及肾小球，使肾小球毛细血管袢发生节段性坏死。累及大脑常引起局部脑组织缺血、微梗死灶形成和脑出血。

三、抗高血压药

凡能降低血压，可用于高血压治疗的药物称为抗高血压药。根据中国《高血压防治指南》（2022年修订版），在安静状态下，测量3次，即成年人收缩压（高压）≥130mmHg和（或）舒张压（低压）≥80mmHg被定为高血压。绝大部分（90%～95%）高血压病因不明，称为原发性高血压或高血压病；少数高血压有因可查，称为继发性高血压或症状性高血压。高血压的并发症有脑血管意外（脑卒中）、肾衰竭、心力衰竭、冠心病、眼底病变等。这些并发症大多可致死或致残。总体而言，高血压人群如不经合理治疗，平均寿命较正常人群缩短15～20年。

（一）抗高血压药物分类

抗高血压药主要作用于血压形成或调节的某个环节。根据各种药物的作用和作用部位，可将抗高血压药物分为以下几类。

1. 利尿药　如氢氯噻嗪等。

2. 交感神经抑制药

（1）中枢性降压药　如可乐定等。

（2）神经节阻断药　如樟磺咪芬等。

（3）去甲肾上腺素能神经末梢阻断药　如利舍平等。

（4）肾上腺素受体阻断药　包括β受体阻断药如普萘洛尔等、α和β受体阻断药如拉贝洛尔等、α$_1$受体阻断药如哌唑嗪等。

3. 肾素－血管紧张素系统抑制药

（1）血管紧张素Ⅰ转化酶（ACE）抑制药　如卡托普利等。

（2）血管紧张素Ⅱ型受体（AT$_1$）阻断药　如氯沙坦等。

（3）肾素抑制药　如阿利吉仑等。

4. 钙通道阻滞药　如硝苯地平等。

5. 血管扩张药　如肼屈嗪和硝普钠等。

目前，国内外应用广泛或称为第一线抗高血压药物的是利尿药、钙通道阻滞药、β受体阻断药、血管紧张素Ⅰ转化酶抑制药、AT$_1$受体阻断药，统称为常用抗高血压药物。肾素抑制剂阿利吉仑是抗高血压新药。其他抗高血压药物如中枢性降压药和血管扩张药等较少单独应用。

（二）常用抗高血压药物

1. 利尿药　利尿药是治疗高血压的基础药物，各类利尿药单用即有降压作用，也常与其他降压药合用以增强疗效，并减轻其他药物引起的水钠潴留。长期应用能降低心力衰竭和脑卒中的发病率和死亡率。

利尿药降低血压的确切机制尚不明确。用药初期，利尿药可减少细胞外液容量及心输出量。长期给药后，心输出量逐渐恢复至给药前水平而降压作用仍能维持，此时细胞外液容量仍有一定程度的减少。若维持有效的降压作用，血浆容量通常比治疗前减少约5%，伴有血浆肾素水平持续升高，说明体内Na$^+$持续减少。利尿药长期使用可降低血管阻力，但该作用并非直接作用，因为利尿药在体外对血管平滑肌无作用，在肾切除的患者及动物使用利尿药也不能发挥降压作用。利尿药降低血管阻力，最可能的机制是持续地降低体内Na$^+$浓度及降低细胞外液容量。平滑肌细胞内Na$^+$浓度降低可能导致细胞内Ca^{2+}浓度降低，从而使血管平滑肌对缩血管物质的反应性减弱。

噻嗪类利尿药是利尿降压药中最常用的一类。单独使用噻嗪类作降压治疗时，剂量应尽量小。研究发现许多患者使用小剂量（12.5mg）的氢氯噻嗪或氯噻酮即有降压作用，超过25mg时降压作用并不一定增强，反而可能使不良反应发生率增加。因此，建议单用噻嗪类利尿药降压时的剂量不宜超过25mg，若25mg仍不能有效地控制血压，则应合用或换用其他类型抗高血压药。单用噻嗪类降压药治疗，尤其是长期使用时，应合并使用留K$^+$利尿药或合用血管紧张素转化酶抑制药以减少K$^+$的排出。长期大量使用噻嗪类除引起电解质改变外，尚对脂质代谢、糖代谢产生不良影响。吲达帕胺（indapamide）不良反应少，不引起血脂改变，故伴有高脂血症的患者可用吲达帕胺代替噻嗪类利尿药。

对合并有氮质血症或尿毒症的高血压患者、高血压危象患者，可选用高效利尿药呋塞米。

2. 钙通道阻滞药　钙通道阻滞药通过减少细胞内钙离子含量而松弛血管平滑肌，进而降低血压。钙通道阻滞药品种繁杂，从化学结构上可分为二氢吡啶类和非二氢吡啶类。前者对血管平滑肌具有选择性，较少影响心脏，作为抗高血压药常用的有硝苯地平、尼群地平、氨氯地平等。非二氢吡啶类包括维拉帕米等，对心脏和血管均有作用。

硝苯地平

【药理作用】

硝苯地平（nifedipine）作用于血管平滑肌细胞膜 L 型钙通道，通过抑制钙离子从细胞外进入细胞内，而使细胞内钙离子浓度降低，导致小动脉扩张，总外周血管阻力下降而降低血压。由于周围血管扩张，可引起交感神经活性反射性增强而引起心率加快。

【临床应用】

硝苯地平对轻、中、重度高血压均有降压作用，亦适用于合并有心绞痛或肾脏疾病、糖尿病、哮喘、高脂血症及恶性高血压患者。目前多推荐使用缓释片剂，以减轻迅速降压造成的反射性交感活性增加。

【不良反应】

硝苯地平的不良反应主要与扩张血管作用有关，如颜面潮红、头晕、头痛、恶心、乏力、外周水肿等，一过性低血压的发生与剂量有关，一般不需要停药；个别患者发生心绞痛，可能与低血压反应有关。

尼群地平

尼群地平（nitrendipine）的作用与硝苯地平相似，但对血管松弛作用较硝苯地平强，降压作用温和而持久，适用于各型高血压。每日口服 1 ~ 2 次。不良反应与硝苯地平相似，肝功能不良者宜慎用或减量，可增加地高辛血药浓度。

氨氯地平

氨氯地平（amlodipine）的作用与硝苯地平相似，但降压作用较硝苯地平平缓，持续时间较硝苯地平显著延长。每日口服 1 次。不良反应有心悸、头痛、面红、水肿等。

以上各种钙通道阻滞药均有良好的降压作用。短效药硝苯地平等价格低廉，降压效果确实，最为常用。从保护高血压靶器官免受损伤的角度而言，应用长效类新药为佳，但价格较贵。中效类如尼群地平等效果确切、价格低廉。

3. β 肾上腺素受体阻断药 不同的 β 受体阻断药在许多方面如脂溶性、对 β 受体的选择性、内在拟交感活性及膜稳定性等方面有所不同，但均为同样有效的降压药，广泛用于各种程度的高血压。长期应用一般不引起水钠潴留，亦无明显的耐受性。不具内在拟交感活性的 β 受体阻断药可增加血浆甘油三酯浓度，降低 HDL - C 胆固醇，而有内在拟交感活性者对血脂影响很小或无影响。

普萘洛尔（propranolol，心得安，萘心安）

【体内过程】

普萘洛尔为高度亲脂性化合物，口服吸收完全，肝脏首过消除显著，生物利用度约为 25%，且个体差异较大。$t_{1/2}$ 约为 4 小时，但降压作用持续时间较长，可 1 ~ 2 次/天。

【药理作用】

普萘洛尔为非选择性 β 受体阻断药，对 β_1 和 β_2 受体具有相同的亲和力，缺乏内在拟交感活性。降压机制包括多个方面：①阻断心肌 β_1 受体，使心肌收缩力减弱，心率减慢，心输出量减少；②阻断肾小球旁器细胞的 β_1 受体，减少肾素分泌，从而抑制肾素 - 血管紧张素 - 醛固酮系统；③阻断血管运动

中枢的 β 受体，抑制外周交感神经张力；④阻断去甲肾上腺素能神经突触前膜 β_2 受体，取消其正反馈作用，减少 NA 的释放；⑤促进前列环素生成，扩张血管。

【临床应用】

用于各种程度的原发性高血压。可作为抗高血压的首选药单独应用，也可与其他抗高血压药合用。对心输出量及肾素活性偏高者、伴快速型心律失常者疗效较好，高血压伴有心绞痛、偏头痛、焦虑症等选用 β 受体阻断药较为合适。

【不良反应】

用药后可出现乏力、嗜睡、头晕、失眠、恶心、腹胀、低血压、心动过缓等不良反应。较少见的有支气管痉挛及呼吸困难、充血性心力衰竭。不良反应持续存在时，需格外警惕雷诺症状。长期应用如突然停药可引起反跳现象。

阿替洛尔

阿替洛尔（atenolol）的降压机制与普萘洛尔相同，低剂量时对心脏 β_1 受体有较大的选择性，而对血管及支气管 β_2 受体的影响较小。但较大剂量时对血管及支气管平滑肌的 β_2 受体也有作用。无膜稳定作用，无内在拟交感活性。口服用于治疗各种程度高血压。降压作用持续时间较长，每日服用 1 次。

拉贝洛尔

拉贝洛尔（labetalol）在阻断 β 受体的同时也阻断 α 受体，但对 α 受体作用较弱。其中阻断 β_1 和 β_2 受体的作用强度相似，对 α_2 受体则无作用。本品适用于各种程度的高血压及高血压急症、妊娠期高血压、嗜铬细胞瘤、麻醉或手术时高血压。大剂量可致直立性低血压。

卡维地洛

卡维地洛（carvedilol）为 α、β 受体阻断药，阻断 β 受体的同时具有舒张血管作用。口服首过消除显著，生物利用度 22%，药效维持可达 24 小时。不良反应与普萘洛尔相似，但不影响血脂代谢。用于治疗轻度及中度高血压或伴有肾功能不全、糖尿病的高血压患者。

4. 血管紧张素转化酶抑制药 ACE 抑制药的应用，是抗高血压药物治疗学上的一大进步。该类药能抑制 ACE 活性，使血管紧张素 Ⅱ（Ang Ⅱ）的生成减少以及缓激肽的降解减少，扩张血管，降低血压。该类药物不仅具有良好的降压效果，而且具有器官保护作用，能防止和逆转高血压患者心肌和血管平滑肌重构，改善心肌和动脉顺应性，对患者的并发症及一些伴发疾病有良好治疗效果。该类药物亦作为伴有糖尿病、左心室肥厚、左心功能障碍及急性心肌梗死的高血压患者的首选药物。因阻断醛固酮，可以增强利尿药的作用。有轻度潴留 K^+ 的作用，这对有高血钾倾向的患者尤应注意。血管神经性水肿是该类药少见而严重的不良反应。服药后患者发生顽固性咳嗽（无痰干咳）往往是停药的原因之一。

卡托普利

【药理作用】

卡托普利（captopril，巯甲丙脯酸，甲巯丙脯酸）是首个获准治疗高血压的 ACE 抑制剂，具有轻至中等强度的降压作用，可降低外周阻力，增加肾血流量，不伴反射性心率加快。其降压机制如下：抑制 ACE，使 Ang Ⅰ 转变为 Ang Ⅱ 减少，从而产生血管舒张；同时减少醛固酮分泌，以利于排钠；特异性肾血管扩张亦加强排钠作用；由于抑制缓激肽的水解，使缓激肽增多；卡托普利亦可抑制交感神经系统活性。

【临床应用】

适用于各型高血压。目前为抗高血压治疗的一线药物之一。60%~70%患者单用本品能使血压控制在理想水平，加用利尿药则95%患者有效。本品尤其适用于合并有糖尿病及胰岛素抵抗、左心室肥厚、心力衰竭、急性心肌梗死的高血压患者，可明显改善生活质量，久用无耐受性，连续用药1年以上疗效不会下降，而且停药不反跳。卡托普利与利尿药合用于重型或顽固性高血压疗效较好。

【不良反应】

卡托普利耐受性良好，无痰干咳是较常见的不良反应，可能是药物使缓激肽和前列腺素、P物质在肺内蓄积的结果，吸入色甘酸钠可缓解。因含—SH基因，可有青霉胺样反应，如皮疹、嗜酸性粒细胞增多、味觉异常或丧失、中性粒细胞减少等，多发生于用药时间较长、剂量较大或肾功能障碍时，停药或给予抗组胺药后消失，应定期检查血象。较少见的不良反应有血管性水肿、蛋白尿等。禁用于双侧肾动脉狭窄患者和孕妇。

依那普利

依那普利（enalapril）为不含—SH的长效、高效ACE抑制剂。依那普利为前体药，在体内被肝脏的酯酶水解转化为苯丁羟脯酸（enalaprilat，依那普利拉），后者能与ACE持久结合而发挥抑制作用。降压机制与卡托普利相似，但抑制ACE的作用较卡托普利强10倍。能降低总外周血管阻力，增加肾血流量。降压作用强而持久。口服后最大降压作用出现在服药后6~8小时，作用持续时间较长，可每日给药1次。剂量超过10mg后，增加剂量只延长作用持续时间。临床主要用于高血压的治疗。有报道其对心功能的有益影响优于卡托普利。不良反应、药物相互作用与卡托普利相似。因为其不含—SH，故无典型的青霉胺样反应（皮疹、嗜酸性粒细胞增多等）。因作用强，引起咳嗽等不良反应明显，合并有心力衰竭时低血压亦较多见，应适当控制剂量。

其他ACE抑制药还有赖诺普利（lisinopril）、贝那普利（benazepril）、福辛普利（fosinopril）、喹那普利（quinapril）、雷米普利（ramipril）、培哚普利（perindopril）和西拉普利（cilazapril）等。它们的共同特点是长效，每天只需服用1次。除了赖诺普利外，其余均为前体药。作用及临床应用同依那普利。

5. AT$_1$受体阻断药　血管紧张素Ⅱ可作用于两种受体，即血管紧张素1型和2型受体（AT$_1$和AT$_2$受体）。目前应用于临床的血管紧张素受体阻断药为AT$_1$受体阻断药，具有良好的降压作用和器官保护作用。1995年，氯沙坦作为首个AT$_1$受体阻断药获准治疗高血压，目前用于临床的沙坦类药物包括氯沙坦（losartan）、坎地沙坦（candesartan）、奥美沙坦（olmesartan）、替米沙坦（telmisartan）、依普沙坦（eprosartan）、厄贝沙坦（irbesartan）、缬沙坦（valsartan）、阿奇沙坦（azilsartan）、阿利沙坦（al-lisartan）。有些药物是无活性前药，需经体内代谢转化为活性产物才能发挥作用。与ACE抑制剂比较，AT$_1$受体阻断药对AT$_2$受体的器官保护作用具有增强作用；可阻断ACE途径和非ACE途径（如糜酶途径）引起的几乎所有血管紧张素Ⅱ的有害作用，对血管紧张素Ⅱ的拮抗作用更完全，降压作用更强；不影响缓激肽等物质的生化代谢，几乎不出现干咳、血管神经性水肿不良反应。

氯沙坦

【药理作用】

氯沙坦（losartan）竞争性阻断AT$_1$受体，在体内转化成的5-羧基酸性代谢产物EXP-3174也有非竞争性AT$_1$受体阻断作用，二者都能与AT$_1$受体选择性地结合，对抗Ang Ⅱ的绝大多数药理学作用，从而产生降压作用。

【临床应用】

本品可用于各型高血压，若 3~6 周后血压下降仍不理想，可加用利尿药。

【不良反应】

氯沙坦耐受性良好，不良反应较少。少数患者用药后出现眩晕，较少发生干咳和血管性水肿，更少见的如肝功能异常、贫血、血小板减少等。禁用于孕妇、哺乳期妇女及肾动脉狭窄者。

（三）其他抗高血压药物

1. 中枢性降压药　中枢性降压药包括可乐定、甲基多巴、胍法辛、胍那苄、莫索尼定和利美尼定等，可作用于延髓背侧孤束核（nucleus tractus solitaries，NTS）肾上腺素 α_2 受体、延髓嘴端腹外侧区（rostral ventrolateral medulla，RVLM）咪唑啉 I_1 受体。不同药物对 2 种受体的选择性不同。

可乐定

【药理作用】

可乐定的降压作用中等偏强，还可抑制胃肠分泌及运动，也有一定的镇痛、镇痛作用，与促进内源性阿片肽的释放有关。

可乐定的降压机制主要是通过兴奋延髓背侧孤束核突触后膜的 α_2 受体，抑制交感神经中枢的传出冲动，使外周血管扩张，血压下降。可乐定也作用于延髓嘴端腹外侧区的咪唑啉 I_1 受体，使交感神经张力下降，外周血管阻力降低，从而产生降压作用。过大剂量的可乐定也可兴奋外周血管平滑肌上的 α_2 受体，引起血管收缩，使降压作用减弱。

【临床应用】

适于治疗中度高血压，常在其他药无效时使用。不影响肾血流量和肾小球滤过率，可用于高血压的长期治疗。与利尿药合用有协同作用，可用于重度高血压。口服也用于预防偏头痛和吗啡类镇痛药成瘾者的戒毒，还可用于戒烟。其溶液剂滴眼用于治疗开角型青光眼。

【不良反应】

常见的不良反应是口干和便秘，其他有嗜睡、抑郁、眩晕、血管性水肿、腮腺肿痛、恶心、心动过缓、食欲缺乏等。有停药反跳现象。可乐定不宜用于高空作业或驾驶机动车辆的人员，以免因精力不集中、嗜睡而导致事故发生。

【药物相互作用】

可乐定能加强其他中枢神经系统抑制药的作用，合用时应慎重。三环类化合物如丙米嗪等药物在中枢可与可乐定发生竞争性拮抗，取消可乐定的降压作用，二者不宜合用。

莫索尼定

莫索尼定（moxonidine）为第二代中枢性降压药，作用与可乐定相似，但对咪唑啉 I_1 受体的选择性比可乐定高。降压效能略低于可乐定，这与其对 α_2 受体作用较弱有关，因为这两种受体在对血压的控制中有协同作用。

由于选择性较高，莫索尼定的不良反应少，无明显镇静作用，亦无停药反跳现象。长期用药也有良好的降压效果，并能逆转高血压患者的心肌肥厚，适用于治疗轻、中度高血压。

2. 血管平滑肌扩张药　血管平滑肌扩张药通过直接扩张血管而产生降压作用。部分药物如肼屈嗪等，主要扩张小动脉，对容量血管无明显作用，由于小动脉扩张，外周阻力下降而降低血压；同时通过压力感受性反射兴奋交感神经，出现心率加快、心肌收缩力加强，心输出量增加，从而部分对抗了其降压效力；且有心悸、诱发心绞痛等不良反应；还反射性激活 RAS，增加肾上腺醛固酮分泌，导致水钠潴留；并可能增加高血压患者的心肌肥厚程度。部分药物如硝普钠对小动脉和静脉均有扩张作用，对静脉的扩张作用，使回心血量减少，因此不增加心排出量，但也反射性兴奋交感神经。血管平滑肌扩张药不会引起直立性低血压及阳痿等。

由于直接扩张血管平滑肌的药物不良反应较多，一般不单独用于治疗高血压，仅在其他降压药无效时才加用该类药物。

硝普钠

硝普钠（sodium nitroprusside）属硝基扩张血管药，也称一氧化氮（NO）供体药。

【体内过程】

口服不吸收，静脉滴注给药起效快，1~2 分钟即可出现明显的降压作用，但维持时间短，1~3 分钟后血压即恢复。本品在体内产生的 CN^- 可被肝脏转化成 $SCNL^-$，经肾排泄。

【药理作用】

可直接松弛小动脉和静脉平滑肌，该作用与在血管平滑肌内代谢产生具有强大舒张血管平滑肌作用的 NO 有关，后者可激活鸟苷酸环化酶，促进 cGMP 的形成，从而产生血管扩张作用。本品属于非选择性血管扩张药，很少影响局部血流分布。一般不降低冠脉血流、肾血流及肾小球滤过率。

【临床应用】

适用于高血压急症的治疗和手术麻醉时的控制性降压。也可用于高血压合并心力衰竭或嗜铬细胞瘤发作引起的血压升高。

【不良反应】

静脉滴注时可因血压过度降低引起恶心、呕吐、精神不安、肌肉痉挛、头痛、皮疹、出汗、发热等。大剂量或连续使用（特别在肝、肾功能损害的患者），可引起血浆氰化物或硫氰化物在体内蓄积而中毒，可导致甲状腺功能减退。用药时须严密监测血浆氰化物浓度，必要时用硫代硫酸钠抢救。本药水溶液不稳定，见光易被破坏，需注意避光保存。

3. 神经节阻断药 神经节阻断药对交感神经节和副交感神经节均有阻断作用，它对效应器的具体效应则视两类神经对该器官的支配以何者占优势而定。由于交感神经对血管的支配占优势，用神经节阻断药后，使得血管特别是小动脉扩张，总外周阻力下降，加上静脉扩张，回心血量和心输出量减少，结果使血压显著下降。又因肠道、眼、膀胱等平滑肌和腺体以副交感神经占优势，因此用药后常出现便秘、扩瞳、口干、尿潴留等。

本类药物曾广泛用于高血压的治疗，但由于副作用较多，降压作用过强过快，现已仅限用于一些特殊情况，如高血压危象、主动脉夹层动脉瘤、外科手术中的控制性降压等。

本类药物有樟磺咪芬（trimethaphan camsylate）、美卡拉明（mecamylamine）、六甲溴铵（hexamethonium bromide）等。

4. α_1 肾上腺素受体阻断药 用于抗高血压治疗的 α_1 受体阻断药主要为具有 α_1 受体阻断作用而不影响 α_2 受体的药物。本类药物可降低动脉血管阻力，增加静脉容量，增加血浆肾素活性，不易引起反射性心率增加。长期使用后扩血管作用仍存在，但肾素活性可恢复正常。许多患者用药后出现水、钠潴留。α_1 受体阻断药最大的优点是对代谢没有明显的不良影响，并对血脂代谢有良好作用。可用于各种程度的高血压治疗，但对轻、中度高血压有明确疗效，与利尿药及 β 受体阻断药合用可增强其降压作用。其主要不良反应为首剂现象（低血压），一般服用数次后这种现象即可消失。本类药物有哌唑嗪

（prazosin）、特拉唑嗪（terazosin）、多沙唑嗪（doxazosin）。

5. 去甲肾上腺素能神经末梢阻断药　去甲肾上腺素能神经末梢阻断药主要通过影响儿茶酚胺的贮存及释放产生降压作用，如利舍平及胍乙啶。利舍平作用较弱，不良反应多，目前已不单独应用。胍乙啶较易引起肾、脑血流量减少及水、钠潴留，主要用于重症高血压。

尚有一些人工合成的胍乙啶类似物，如倍他尼定、胍那决尔等，作用与胍乙啶相似，可作为胍乙啶的替代品，但较少用。

6. 钾通道开放药　钾通道开放药也称钾外流促进药，有米诺地尔（minoxidil）、吡那地尔（pinacidil）、尼可地尔（nic-orandil）等。这类药物可使钾通道开放，钾外流增多，细胞膜超极化，膜兴奋性降低，Ca^{2+}内流减少，血管平滑肌舒张，血压下降。在降压时常伴有反射性心动过速和心输出量增加。血管扩张作用具有选择性，见于冠状动脉、胃肠道血管和脑血管，而不扩张肾和皮肤血管。若与利尿药和（或）β受体阻断药合用，则可纠正其水钠潴留和（或）反射性心动过速的副作用。

7. 肾素抑制药　肾素早在1898年被发现，处在RAS的源头环节，为RAS的限速酶，因此，长期以来肾素被认为是RAS中最经典、最合乎逻辑的药物靶标。肾素抑制剂通过抑制肾素活性，使血管紧张素原生成血管紧张素Ⅰ减少，进而血管紧张素Ⅱ降低，血压下降。ACE抑制药和AT₁受体阻断药打断了血管紧张素Ⅱ对肾素释放的负反馈调节，使肾素释放增加，血浆肾素活性升高。血浆肾素活性升高被认为是个危险因素，与心血管事件发生和死亡率升高有关，尤其在收缩压高于140mmHg时。因此，理论上肾素抑制剂与ACE抑制药或AT₁受体阻断药合用可增效，并克服ACE抑制药、AT₁受体阻断药引起血浆肾素活性升高所致的风险。但实际应用显示，肾素抑制药与ACE抑制药或AT₁受体阻断药合用，虽然降压疗效确实增强，然而不良反应也同时增加，因此，应避免合用。

阿利吉仑

阿利吉仑（aliskiren）是2007年批准的首个非肽类肾素抑制剂，也是目前用于临床唯一的肾素抑制剂。

【体内过程】

阿利吉仑口服吸收快，血药浓度于1~3小时后达到峰值；生物利用度低，仅2.5%；半衰期长，约40小时。大多数（90%）通过胆汁进入肠道经粪便以原形排泄。肝、肾疾病患者药动学无明显改变，不需要调整剂量。

【药理作用】

可选择性抑制人的肾素活性，剂量依赖性地降低血管紧张素Ⅱ水平，从而发挥降压作用。用药后也可使血浆肾素浓度异常升高，但肾素活性是被抑制的，这与ACE抑制药和AT₁受体阻断药有所不同。

【临床应用】

阿利吉仑采用150~300mg剂量治疗高血压，因为75mg剂量疗效不够，而600mg剂量会增加不良事件发生率。适用于各型高血压。单用的降压疗效与AT1受体阻断药相当，略优于ACE抑制药。降压疗效持久，控制血压较好。阿利吉仑与氢氯噻嗪或氨氯地平合用降压疗效增强，副作用减少，也可三药合用。

【不良反应】

阿利吉仑可出现腹泻，但无干咳、血管神经性水肿不良反应。阿利吉仑与AT₁受体阻断药或ACE抑制药合用，降压疗效确实增强，但并未对减轻器官损伤和降低死亡率产生更有利的作用，反而增加低血压、高钾血症、肾衰竭等不良事件，提示RAS阻断的疗效是有极限的，需要顾及安全性，应避免这种合用。也提示血浆肾素活性和肾素浓度对疾病预后的确切意义尚需进一步研究，因为肾素除了酶活性，近年发现还可作为配体经肾素（原）受体信号转导途径发挥作用。

8. 其他 尚有作用机制与上述药物不同，但具有明显抗高血压作用的其他药物，如：沙克太宁（cicletanine，西氯他宁）属呋喃吡啶类，能增加前列环素的合成等；酮色林（ketanserin）具有阻断 $5-HT_{2A}$ 受体和轻度的 α_1 受体阻断作用；波生坦（bosentan）为非选择性内皮素受体阻断药。这些药物作为抗高血压药目前尚较少应用。

尽管目前降压药物种类繁多，患者血压不达标的情况仍然非常普遍，仍然需要研发新的降压药物。目前主要包括复方降压制剂和新靶点降压药物。双通道阻断型 CCB 类药物对 L 型钙通道的阻断作用与传统药物相似，但外周水肿和反射性心动过速的发生率更低，可更好地保护心血管和肾脏。已上市的 CCB 类药物主要作用于电压门控钙通道，对心脏功能有一定的影响；作用于钙池操纵性钙通道的 CCB 类药物对心脏的影响更小，可能具有更好的发展前景。ETA/ETB 双重内皮素受体拮抗剂阿普昔腾坦可有效改善难治性高血压的控制率，有望为此类患者的治疗提供新的思路。ETA/AT₁ 抑制剂 Sparsentan 较 AT1 抑制剂降压作用更强，且可有效减少蛋白尿，为高血压合并肾病患者的治疗提供了新的思路。新一代的肾素直接抑制药物较阿利吉仑具有更高的生物利用度、更好的降低效应和良好的安全性。高选择性醛固酮受体拮抗剂可提高对醛固酮受体的选择性，在提高降压疗效的同时减少不良反应，同时对肾脏等器官可能存在保护作用。此外，钠钾离子通道转换酶抑制剂、利钠肽受体激动剂、可溶性鸟苷酸环化酶刺激剂、多巴胺 β 羟化酶抑制剂等均可能开发为有效的降压药物。

（四）高血压药物治疗的新概念

1. 有效治疗与终身治疗 切实有效的降压治疗可以大幅度降低并发症的发生率。一般认为，经不同日的数次测压，血压≥150/95mmHg 即需治疗。如有以下危险因素中的 1~2 条，血压≥140/90mmHg 就要治疗。这些危险因素是：老年、吸烟、肥胖、血脂异常、缺少体力活动、糖尿病等。所谓有效的治疗，就是将血压控制在 140/90mmHg 以下。近年开展的一项国际高血压病最佳治疗（hypertension optimal treatment，HOT）的临床研究结果指出，抗高血压治疗的目标血压是 138/83mmHg。但是只有不到 10% 的高血压患者血压得到良好的控制。因此，必须加强宣传工作，纠正"尽量不用药"的错误倾向，抛弃那些无效的"治疗"。所有的非药物治疗，只能作为药物治疗的辅助。高血压病病因不明，无法根治，需要终身治疗。有些患者经一段时间的治疗后血压接近正常，于是就自动停药，停药后血压可重新升高；另外，患者的靶器官损伤是否继续进展也需考虑和顾及，因血压升高只是高血压病的临床表现之一。因此，在高血压的治疗中要强调终身治疗。

2. 保护靶器官 高血压的靶器官损伤包括心肌肥厚、肾小球硬化和小动脉重构等。在抗高血压治疗中必须考虑逆转或阻止靶器官损伤。一般而言，降低血压即能减少靶器官损伤，但并非所有的药物均如此，如肼屈嗪虽能降压，但对靶器官损伤无保护作用。根据以往几十年抗高血压治疗的经验，认为对靶器官的保护作用比较好的药物是 ACE 抑制药、长效钙拮抗药和 AT₁ 受体阻断药。除了血流动力学的效应之外，抑制细胞增生等非血流动力学作用也在其中起重要作用。其他药物对靶器官损伤也有一定的保护作用，但较弱。

3. 平稳降压 研究证明血压不稳定可导致器官损伤。血压在 24 小时内存在自发性波动，这种自发性波动被称为血压波动性（blood pressure variability，BPV）。在血压水平相同的高血压患者中，BPV 高者，靶器官损伤严重。将大鼠的动脉压力感受器的传入神经去除，造成动物的血压极不稳定（虽此时 24 小时平均血压水平与正常动物相当），可造成这些动物严重的器官损伤。至于在长期应用中究竟哪些药物确能使血压稳定，限于技术复杂，尚缺乏系统的研究。目前应注意尽可能减少人为因素造成的血压不稳定。使用短效的降压药使血压波动增大，而真正 24 小时有效的长效制剂较好。

4. 联合用药　抗高血压药物的联合应用常常是有益的。对于接受一种药物治疗而血压未能控制的患者有 3 种可能的对策：一是加大原来药物的剂量，但带来的后果可能是作用不见增强而不良反应增加，除非患者起始用药剂量很小；二是换用另一种药，但如果第二种药物效果也不好，很容易导致患者的顺从性降低或失去信心；三是联合用药，有研究表明，血压控制良好的患者中有 2/3 是联合用药。在目前常用抗高血压药物（利尿药、β 受体阻断药、二氢吡啶类钙通道阻滞药和 RAS 抑制药）中，任何两类药物的联用都是可行的。其中又以 β 受体阻断药加二氢吡啶类钙通道阻滞药和 RAS 抑制药加钙通道阻滞药的联用效果较好。不同作用机制的药物联合应用多数能起协同作用，这样可使两种药物的用量均减少，副作用得以减轻，而且有些药物的联用可以相互抵消某些副作用。

第三节　风湿病

风湿病（rheumatism） 是一种与 A 组 β 型溶血性链球菌感染有关的变态反应性疾病。病变主要累及全身结缔组织及血管，常形成特征性风湿肉芽肿即 Aschoff 小体。病变最常累及心脏、关节和血管等处，以心脏病变最为严重。风湿病的急性期有发热、心脏和关节损害、皮肤环形红斑、皮下小结、舞蹈病等症状和体征；血液检查：抗链球菌溶血素抗体 O 滴度升高，血沉加快，白细胞增多；心电图示 P–R 间期延长等表现，也称风湿热（rheumatic fever），为风湿活动期。风湿热可呈急性或慢性反复发作。急性期过后，常造成轻重不等的心脏病变，可遗留心脏瓣膜病变，形成风湿性心瓣膜病。

风湿病多发于冬春阴雨季节，潮湿和寒冷是重要诱因。好发年龄为 5～15 岁，以 6～9 岁为发病高峰，心瓣膜变形常发生在 20～40 岁。风湿病与类风湿关节炎、硬皮病、皮肌炎、结节性多动脉炎及系统性红斑狼疮等同属于结缔组织病（connective tissue disease），也称胶原病（collagen disease）。

一、病因和发病机制

1. 病因　本病的发生与 A 组溶血性链球菌感染有关。按链球菌细胞壁中的多糖抗原不同可将其分为若干群组，对人致病的链球菌 90% 以上是 A 组。根据其是否产生溶血和溶血的性质，又可分为 α 溶血性链球菌、β 溶血性链球菌和丁链球菌，对人致病的 A 组链球菌多数呈 β 溶血性。A 组链球菌中的 M 蛋白质抗原与人心瓣膜和脑等组织存在交叉抗原性，可引起交叉免疫反应。

部分风湿病的患者在发病前曾有咽峡炎、扁桃体炎等上呼吸道链球菌等感染病史。抗生素广泛使用后，不但能预防和治疗咽峡炎、扁桃体炎，而且也明显地减少了风湿病的发生和复发。

2. 发病机制　20 世纪 90 年代就提出了风湿热的发病与自身免疫有关的理论。A 组溶血性链球菌的某些成分，其分子结构可能和人体组织的分子结构相同或类似，因而产生交叉反应。

另外，风湿热患者亲属患病的风险要比无风湿热的家庭高。近年来发现，T 细胞表面标记物 CD3[+] 在风湿热患者中的表达明显高于正常人群。此外，风湿热患者 60%～70% 为 HLA（人类白细胞抗原）–DR4，而非风湿热者仅为 10%～15%。

二、基本病理变化

风湿病病变主要发生于结缔组织的胶原纤维，全身各器官均可受累，但以心脏、血管和浆膜等处的病变最为明显。风湿病的特征性病理变化为风湿小体即 Aschoff 小体，对诊断风湿病有意义。该病的发展过程较长，可分为三期。

1. 变质渗出期（alterative and exudative phase）　是风湿病的早期改变。在心脏、浆膜、关节、皮肤等病变部位表现为结缔组织基质的黏液样变性和胶原纤维素样坏死。同时在浆液纤维素渗出过程中，有少量淋巴细胞、浆细胞、单核细胞浸润。此期病变大约持续 1 个月。

2. 增生期或肉芽肿期（proliferative phase or granulomatous phase） 在变质渗出的基础之上，在心肌间质、心内膜下和皮下结缔组织中，形成具有特征性的肉芽肿性病变，称为风湿小体或 Aschoff 小体。风湿小体中心是纤维素样坏死灶，周边有成群风湿细胞及少量的淋巴细胞和浆细胞。风湿细胞由增生的巨噬细胞吞噬纤维素样坏死物质后转变而来。风湿细胞也称为阿绍夫细胞（Aschoff cell），在心肌间质内的 Aschoff 细胞多位于小血管旁，细胞体积大，圆形，胞质丰富，略嗜碱性。核大，圆形或椭圆形，核膜清晰，染色质集中于中央，核的横切面似枭眼状，纵切面呈毛虫状，有时可见多个核的 Aschoff 巨细胞。此期病变可持续 2 ~ 3 个月。

3. 纤维化期或硬化期（fibrous phase or harden phase） Aschoff 小体中的坏死组织逐渐被吸收，风湿细胞转变为成纤维细胞，使风湿小体逐渐纤维化，最后形成梭形小瘢痕。此期病变可持续 2 ~ 3 个月。

上述整个病程 4 ~ 6 个月。由于风湿病反复发作，在受累的器官和组织中常可见到新旧病变同时并存的现象。病变持续反复进展，不断形成纤维化的瘢痕，组织结构破坏而影响器官功能。

三、风湿病的各器官病变

（一）风湿性心脏病

风湿病引起的心脏病变可以表现为风湿性心内膜炎、风湿性心肌炎和风湿性心外膜炎。若病变累及心脏全层组织，则称风湿性全心炎（rheumatic pancarditis）或风湿性心脏炎（rheumatic carditis）。在儿童风湿病患者中，60% ~ 80% 有心脏炎的临床表现。

1. 风湿性心内膜炎（rheumatic endocarditis） 病变主要侵犯心瓣膜，其中二尖瓣最常受累，其次为二尖瓣和主动脉瓣同时受累。三尖瓣和肺动脉瓣极少受累。

病变初期，受累瓣膜肿胀，瓣膜内出现黏液样变性和纤维素样坏死，浆液渗出和炎细胞浸润。病变瓣膜表面，尤以瓣膜闭锁缘上形成单行排列、直径为 1 ~ 2mm 的疣状赘生物（verrucous vegetation）。这些赘生物呈灰白色半透明状，附着牢固，不易脱落。赘生物多时，可呈片状累及腱索及邻近内膜。光镜下，赘生物由血小板和纤维蛋白构成，伴小灶状的纤维素样坏死。其周围可出现少量的 Aschoff 细胞。病变后期，由于病变反复发作，引起纤维组织增生，导致瓣膜增厚、变硬、卷曲、短缩、瓣膜间互相粘连、腱索增粗、短缩，最后形成慢性心瓣膜病。当炎症病变累及房、室内膜时，引起内膜灶状增厚及附壁血栓形成。由于病变所致瓣膜口狭窄或关闭不全，受血流反流冲击较重，引起内膜灶状增厚，称为 McCallum 斑。

2. 风湿性心肌炎（rheumatic myocarditis） 病变主要累及心肌间质结缔组织，常表现为灶状间质性心肌炎，间质水肿，在间质血管附近可见 Aschoff 小体和少量的淋巴细胞浸润。病变反复发作，Aschoff 小体机化形成小瘢痕。病变常见于左心室、室间隔、左心房及左心耳等处。风湿性心肌炎在儿童可发生急性充血性心力衰竭。累及传导系统时可出现传导阻滞。

3. 风湿性心外膜炎（rheumaticpericarditis） 病变主要累及心外膜脏层，呈浆液性或纤维素性炎症。当大量浆液渗出为主时，形成心包腔积液。当渗出以纤维素为主时，覆盖于心外膜表面的纤维素因心脏搏动和牵拉而形成绒毛状，称为绒毛心（cor villosum）。渗出的大量纤维素如不能被溶解吸收，则发生机化，使心外膜脏层和壁层互相粘连，形成缩窄性心外膜炎（constrictive pericarditis）。

（二）风湿性关节炎

约 75% 的风湿热患者在疾病的早期出现风湿性关节炎（rheumatic arthritis）。最常侵犯膝、踝、肩、腕、肘等大关节，呈游走性、反复发作性。关节局部出现红、肿、热、痛和功能障碍。关节腔内有浆液及纤维蛋白渗出，病变滑膜充血肿胀，邻近软组织内可见不典型的 Aschoff 小体。急性期后，渗出物易被完全吸收，一般不留后遗症。

（三）皮肤病变

急性风湿病时，皮肤出现环形红斑和皮下结节，具有诊断意义。

1. 环形红斑（erythema annulare） 为渗出性病变。多见于躯干和四肢皮肤，为淡红色环状红晕，中央皮肤色泽正常。光镜下，红斑处真皮浅层血管充血，血管周围水肿，淋巴细胞和单核细胞浸润。病变常在 1~2 天消退。

2. 皮下结节（subcutaneous nodules） 为增生性病变。多见于肘、腕、膝、踝关节附近的伸侧面皮下结缔组织，直径为 0.5~2cm，呈圆形或椭圆形，质硬、无压痛的结节。光镜下，结节中心为大片状纤维素样坏死物，周围为呈放射状排列的 Aschoff 细胞和成纤维细胞，伴有以淋巴细胞为主的炎细胞浸润。

（四）风湿性动脉炎

风湿性动脉炎（rheumatic arteritis）可累及大小动脉，以小动脉受累较为常见，包括冠状动脉、肾动脉、肠系膜动脉、脑动脉及肺动脉等。急性期，血管壁发生纤维素样坏死，伴淋巴细胞浸润，并伴有 Aschoff 小体形成。病变后期，血管壁纤维化而增厚，管腔狭窄，可并发血栓形成。

（五）风湿性脑病

多见于 5~12 岁儿童，女孩较多。主要病变为风湿性动脉炎和皮质下脑炎。后者主要累及大脑皮质、基底节、丘脑及小脑皮层。光镜下，神经细胞变性，胶质细胞增生及胶质结节形成。当锥体外系受累时，患儿出现肢体的不自主运动，称为小舞蹈病（chorea minor）。

第四节 感染性心内膜炎

感染性心内膜炎（infective endocarditis，IE） 是由病原微生物经血行途径直接侵袭心内膜，特别是心瓣膜而引起的炎症性疾病，常伴有赘生物的形成。常见病原体为链球菌。近年来，由于心脏手术和介入性治疗的开展、抗生素的广泛应用、免疫抑制剂的应用及静脉内药物的滥用等，感染性心内膜炎致病菌的构成比也发生了变化，葡萄球菌（尤其金黄色葡萄球菌）和肠球菌呈增多趋势。

感染性心内膜炎根据病情和病程，分为急性和亚急性心内膜炎；根据瓣膜类型，可分为自体瓣膜（native valve）和人工瓣膜（prosthetic valve）心内膜炎。

一、病因和发病机制

急性感染性心内膜炎以金黄色葡萄球菌最为多见，少数为肺炎球菌、A 族链球菌、流感杆菌和淋球菌等。亚急性感染性心内膜炎以草绿色链球菌最多见，肠球菌次之。自体瓣膜感染性心内膜炎的病原体主要为链球菌，而葡萄球菌（尤其金黄色葡萄球菌）和肠球菌有增多趋势。人工瓣膜感染性心内膜炎占感染性心内膜炎的 10%~15%，可分早期和晚期两种。早期是因手术期感染经由导管或静脉输液而累及心脏，主要致病菌为表皮葡萄球菌和金黄色葡萄球菌；晚期多由一过性菌血症所致，金黄色葡萄球菌占 50% 以上。另外，有器质性心血管疾病的患者易患感染性心内膜炎，如风湿性心瓣膜病（约 80%）、先天性心脏病（8%~15%）、人工瓣膜置换术及老年性退行性心脏病等。无器质性心血管疾病患者仅占 2%~10%。

　　一般情况下，进入血液循环中的致病微生物均可被机体的防御机制所清除。但是，当有心血管器质性病变存在时，血流由正常的层流变成涡流，并从高压腔室分流至低压腔室，形成慢性的压力阶差。形成的涡流有利于病原微生物沉积和生长，受血流冲击处的内膜损伤，胶原暴露，血小板、纤维蛋白、白细胞、红细胞等积聚，将病原微生物覆盖，形成赘生物，微生物在其中生长繁殖成为感染灶。当赘生物破裂时释放的微生物进入血液可引起菌血症；当赘生物的碎片脱落，可致外周血管阻塞，形成转移性感染灶（脓肿）；赘生物通过血小板－纤维素聚集不断增大，可破坏瓣膜致穿孔、破裂、缩短、腱索断裂、心肌脓肿及急性心瓣膜功能不全；反复感染可激活免疫系统而引起变态反应炎症。

二、病理变化及临床病理联系

（一）急性感染性心内膜炎

　　急性感染性心内膜炎（acute infective endocarditis） 又称急性细菌性心内膜炎（acute bacterial endocarditis），主要由致病力强的化脓菌（如金黄色葡萄球菌、溶血性链球菌和肺炎球菌等）引起。通常病原体是在身体某部位已发生感染，如化脓性骨髓炎、痈、产褥热等，当机体抵抗力降低时，细菌入血引起脓毒血症、败血症并侵犯心内膜。主要侵犯二尖瓣和主动脉瓣，引起急性化脓性心瓣膜炎，在受累的心瓣膜上形成赘生物。赘生物主要由脓性渗出物、血栓、坏死组织和大量细菌菌落混合而成。赘生物体积庞大、质地松软、灰黄或浅绿色，破碎后形成含菌性栓子，可引起心、脑、肾、脾等器官的脓肿和感染性梗死。受累瓣膜可发生破裂、穿孔或腱索断裂，引起急性心瓣膜功能不全。

　　此病起病急，病程短，病情严重，患者多在数日或数周内死亡。

（二）亚急性感染性心内膜炎

　　亚急性感染性心内膜炎（subacute infective endocarditis） 也称亚急性细菌性心内膜炎（subacute bacterial endocarditis），主要由毒力相对较弱的草绿色链球菌所引起（约占75%），肠球菌、革兰阴性杆菌、立克次体、真菌等均可引起此病的发生。这些病原体可自感染灶（扁桃体炎、牙周炎、咽喉炎、骨髓炎等）入血，形成菌血症，再随血流侵入瓣膜。也可因拔牙、心导管及心脏手术等医源性操作致细菌入血侵入瓣膜。

　　临床上，除有心脏体征外，还有长期发热、点状出血、栓塞症状、脾大及进行性贫血等迁延性败血症表现。病程较长，可迁延数月，甚至1年以上。

　　1. 心脏 此病最常侵犯二尖瓣和主动脉瓣，病变特点是常在有病变的瓣膜上形成赘生物。赘生物呈息肉状或菜花状，质松脆，易破碎而脱落。受累瓣膜易变形，发生溃疡和穿孔。光镜下，赘生物由血小板、纤维蛋白、细菌菌落、坏死组织、中性粒细胞组成，溃疡底部可见肉芽组织增生、淋巴细胞和单核细胞浸润。

　　瓣膜损害可致瓣膜口狭窄或关闭不全。临床上，可听到相应部位的杂音。瓣膜变形严重可出现心力衰竭。

　　2. 血管 由于细菌毒素和赘生物破裂脱落形成栓子，引起动脉性栓塞和血管炎。栓塞最多见于脑，其次为肾、脾等。由于栓子不含菌或仅含极少的细菌，细菌毒力弱，常为无菌性梗死。

　　3. 变态反应 因变态反应和（或）微栓塞的发生可引起局灶性或弥漫性肾小球肾炎。因皮下小动脉炎，皮肤可出现红色、微隆起、有压痛的小结节，称Osler小结。

　　4. 败血症 脱落的赘生物内有细菌，侵入血流，并在血流中繁殖，导致长期发热、脾大、白细胞增多，皮肤、黏膜和眼底常有小出血点、贫血等表现。

第五节　心瓣膜病

心瓣膜病（valvular vitium of the heart）或心脏瓣膜病（valvular heart disease），是指心瓣膜受各种原因损伤后或先天性发育异常所造成的器质性病变，表现为瓣膜口狭窄和（或）关闭不全，最后导致心功能不全，引起全身血液循环障碍，是最常见的慢性心脏病之一。

瓣膜口狭窄（valvular stenosis）的原因是相邻瓣膜互相粘连、瓣膜增厚，其弹性减弱或丧失，瓣膜环硬化和缩窄。瓣膜开放时不能完全张开，导致血流通过障碍。**瓣膜关闭不全**（valvular insufficiency）是由于瓣膜增厚、变硬、卷曲、缩短或瓣膜的破裂和穿孔，亦可因腱索增粗、缩短和粘连，使心瓣膜关闭时瓣膜口不能完全闭合，使部分血液发生反流。瓣膜狭窄和关闭不全可单独存在，亦可合并存在，后者称为联合瓣膜病。

心瓣膜病主要为二尖瓣受累，约占 70%，二尖瓣合并主动脉瓣病变者为 20%~30%，单纯主动脉瓣病变者为 2%~5%，三尖瓣和肺动脉瓣病变者少见。心瓣膜病可引起血流动力学的变化，失代偿时出现心功能不全，并发全身血液循环障碍。

一、二尖瓣狭窄

二尖瓣狭窄（mitral stenosis，MS）多由上呼吸道反复链球菌感染致风湿性心内膜炎反复发作所致，少数由感染性心内膜炎引起。多见于 20~40 岁的青壮年，女性好发（占 70%）。正常二尖瓣口面积为 5cm^2，可通过两个手指。因瓣膜病变瓣膜口狭窄可缩小到 1.0~2.0cm^2，严重时可达 0.5cm^2。病变早期瓣膜轻度增厚，呈隔膜状；后期瓣叶增厚、硬化、腱索缩短，使瓣膜呈鱼口状。腱索及乳头肌明显粘连短缩，常合并关闭不全。MS 的标志性病变是相邻瓣叶粘连。单纯性 MS 不累及左心室。

血流动力学及心脏变化：早期由于二尖瓣口狭窄，心脏舒张期从左心房流入左心室的血流受阻，左心房扩张肥大，使血液在加压情况下快速通过狭窄口，并引起旋涡与震动，产生心尖区舒张期隆隆样杂音。后期左心房代偿失调，左心房内血液淤积，肺静脉回流受阻，引起肺淤血、肺水肿或漏出性出血。临床上出现呼吸困难、发绀、咳嗽和咳出带血的泡沫痰等左心衰竭症状。当肺静脉压升高（＞25mmHg）时，通过神经反射引起肺内小动脉收缩或痉挛，使肺动脉压升高。长期肺动脉高压，可导致右心室代偿性肥大，继而失代偿，右心室扩张，三尖瓣因相对关闭不全，最终引起右心房淤血及体循环静脉淤血。

临床表现为颈静脉怒张、肝淤血肿大、下肢水肿及浆膜腔积液等心力衰竭症状。听诊心尖区可闻及舒张期隆隆样杂音。X 线显示，左心房增大，晚期左心室缩小，呈"梨形心"。

二、二尖瓣关闭不全

二尖瓣关闭不全（mitral insufficiency）多为风湿性心内膜炎的后果，也可由亚急性细菌性心内膜炎等引起。另外，二尖瓣脱垂、瓣环钙化、先天性病变以及腱索异常、乳头肌功能障碍等亦可导致此病的发生。

血流动力学及心脏变化：二尖瓣关闭不全，在左心收缩期，左心室部分血液通过未关闭全的瓣膜口反流到左心房内，并在局部引起旋涡与震动，产生心尖区全收缩期吹风样杂音。左心房既接受肺静脉的血液，又接受左心室反流的血液，致左心房血容量较正常增多，久之出现左心房代偿性肥大，继而左心房、左心室容积性负荷增加，使左心室代偿性肥大。当左心失代偿后，依次又引起肺淤血、肺动脉高压、右心室和右心房代偿性肥大进而右心衰竭和大循环淤血。X 线显示，左心室肥大，呈"球形心"。

二尖瓣狭窄和关闭不全常合并发生。

三、主动脉瓣狭窄

主动脉瓣狭窄（aortic valve stenosis）主要由风湿性主动脉炎引起，少数由先天性发育异常、动脉粥样硬化引起瓣膜钙化所致。因瓣膜间发生粘连、增厚、变硬，并发生钙化致瓣膜口狭窄。

血流动力学及心脏变化：主动脉瓣狭窄后左心室血液排出受阻，左心室室壁增厚，向心性肥大。后期左心代偿性失调，出现左心衰竭，进而引起肺淤血、右心衰竭和大循环淤血。听诊主动脉瓣区可闻及粗糙、喷射性收缩期杂音。X线显示，心脏呈"靴形"，患者出现心绞痛、脉压减小等症状。

四、主动脉瓣关闭不全

主动脉瓣关闭不全（aortic valve insufficiency）主要由风湿性主动脉炎引起，亦可由感染性心内膜炎、主动脉粥样硬化、梅毒性主动脉炎引起。另外，类风湿性主动脉炎及马方综合征也可使主动脉环扩大而造成主动脉瓣关闭不全。

血流动力学及心脏变化：在舒张期，因主动脉瓣关闭不全，主动脉部分血液反流至左心室，使左心室血容量增加，发生代偿性肥大。久而久之，相继发生左心衰竭、肺淤血、肺动脉高压，进而引起右心肥大，大循环淤血。主动脉瓣区听诊可闻及舒张期吹风样杂音。患者可出现颈动脉搏动、水冲脉、血管枪击音及毛细血管搏动现象。

目标检测

答案解析

1. 试述动脉粥样硬化与高血压病对心脑肾脏器的影响？
2. 简述风湿病的基本病理变化？
3. 简述硝酸甘油用于治疗心绞痛的药理学基础？
4. 根据药物的作用及作用部位，抗高血压药分为哪几类？
5. 抗高血压药物如何合理地联合应用？
6. 论述目前临床最常用于预防心脑血管急性事件发生的调血脂药物的种类和其药理作用及不良反应。

第九章　异常心电图及抗心律失常药物

学习目标

1. 掌握　心电图在左心房肥大及左心室肥厚的表现；心肌缺血、心肌损伤、心肌坏死的典型心电图图型，ST 段抬高型心肌梗死的心电图演变特征和定位要点；抗心律失常的作用机制和分类，奎尼丁、苯妥英钠、普罗帕酮、普萘洛尔、胺碘酮、维拉帕米等对心电生理活动的影响、临床应用及主要不良反应。

2. 熟悉　抗心律失常的作用机制和分类；理解 IB 类抗心律失常药，主要作用于心室肌和浦肯野氏纤维，IC 类抗心律失常主要抑制离子内流等。

3. 了解　心律失常的发生机制；IA 类抗心律失常药（广谱抗心律失常药物）对心电图的影响、临床应用和不良反应。

4. 学会　判断异常心电图所对应的相关疾病，利于临床疾病诊断和治疗；针对心律失常不同类型，选择适合的治疗药物。

⇨ 案例引导

临床案例　患者，男，50 岁。主诉：间断胸痛 1 年余，持续不缓解 2 小时。现病史：张先生 1 年前于快步走时出现心前区闷痛，伴左臂不适感，休息几分钟可缓解，发作间期自觉正常，未予重视。入院前 2 小时突发胸痛，呈压榨性，大汗淋漓，伴恶心、呕吐及濒死感，症状持续不缓解，故来院就诊。既往史：高血压、高脂血症 10 年。体格检查：BP 130/60mmHg，P 85 次/分，R20 次/分，体胖，面红润。颈静脉未见充盈，双肺未闻及干湿性啰音，心脏各瓣膜听诊区杂音（－），腹软，肝脾未触及，双下肢水肿（－）。心电图检查结果如图

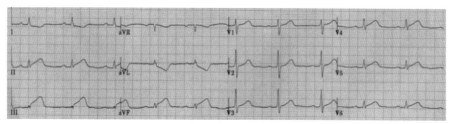

讨论　1. 患者目前最可能的诊断是什么？

2. 随着病情发展，心电图可能发生哪些演变？

第一节　心房肥大和心室肥厚

一、心房肥大

心房壁较薄，当心房长期负荷过重时，出现心房扩大，心房扩大可引起除极向量改变，表现 P 波振

幅增高以及除极时间延长（图 9 – 1）。

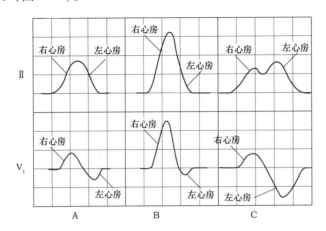

图 9 – 1　心房肥大时 P 波形态变化示意图

A. 正常；B. 右心房肥大；C. 左心房肥大

（一）右心房肥大

由于窦房结的解剖位置，正常情况下右心房先除极，左心房后除极。当右心房肥大（right atrial enlargement）时，除极时间延长，往往与稍后除极的左心房时间重叠，故左右心房的除极总时间并未延长，心电图主要表现为心房除极波振幅增高（图 9 – 2）。

1. P 波尖而高耸，其振幅 >0.25mV，以 II 、III 、aVF 导联表现最为突出，又称"肺型 P 波"。

2. V_1 导联 P 波直立时，振幅 >0.15mV，如 P 波呈双向时，其振幅的算术和 ≥0.20mV。

3. P 波时限正常。

需要强调的是，上述 P 波异常改变除见于右心房肥大外，心房内传导阻滞、各种原因引起的右心房负荷增加（例如肺动脉栓塞）、心房梗死等亦可出现类似的心电图表现。

引起右心房肥大的病因，多见于肺源性心脏病、房间隔缺损、三尖瓣病变、肺动脉高压等。

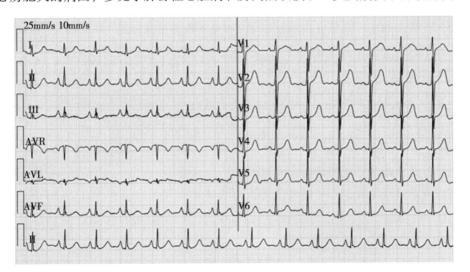

图 9 – 2　右心房肥大

（二）左心房肥大

由于左心房最后除极，当左心房肥大（left atrial enlargement）时，心电图主要表现为心房除极时间延长（图 9 – 3）。

1. P波增宽，其时限≥0.12秒，P波常呈双峰型，两峰间距≥0.04秒，以Ⅰ、Ⅱ、aVL导联明显，又称"二尖瓣型P波"。

2. PR段缩短，P波时间与PR段时间之比>1.6。

3. V₁导联上P波常呈先正而后出现深宽的负向波。将V₁负向P波的时间乘以负向P波振幅（以mm为单位），称为P波终末电势（P-wave terminal force，Ptf）。左心房肥大时，Ptf$_{V1}$（绝对值）≥0.04mm·s。

需要强调的是，上述P波异常改变并非左心房肥大所特有，心房内传导阻滞、各种原因引起的左心房负荷增加（例如左心功能衰竭）、心房梗死等亦可出现类似的心电图表现。

引起左心房肥大的病因，多见于风湿性心脏病二尖瓣狭窄、左心功能不全、高血压、冠心病等。

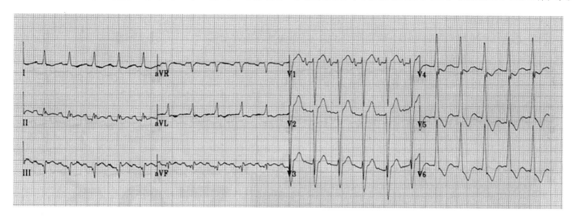

图9-3　左心房肥大

（三）双心房肥大

双心房肥大（biatrial enlargement）的心电图表现如下。

1. P波增宽≥0.12秒，其振幅≥0.25mV。

2. V1导联P波高大双相，上下振幅均超过正常范围。

需要指出的是，上述所谓"肺型P波"及"二尖瓣型P波"，并非慢性肺源性心脏病及二尖瓣疾病所特有，如前所述，在其他情况下P波亦可出现类似改变，故不能将其看作具有诊断特异性的病因学意义的心电图改变。

双侧心房肥大的病因，多见于风湿性心脏病、先天性心脏病、扩张型心肌病、克山病等。

二、心室肥厚

心室肥厚是器质性心脏病的常见结果，多数是由于心室舒张期或（和）收缩期容量负荷或压力负荷过重所致。当心室肥厚达到一定程度时可引起心电图发生变化。但心电图在诊断心室肥厚方面存在一定局限性，不能仅凭某一项指标而作出肯定或否定的结论，主要是因为：①来自左、右心室肌相反方向的心电向量进行综合时，有可能互相抵消而失去两者各自的心电图特征，以致心室肥厚的心电图表现不明显甚至消失，难于做出肯定诊断；②心电图改变不具有病因意义的诊断特异性，同样类型的心电图表现，除心室肥厚外尚可由其他因素所引起。因此，做出心室肥厚诊断时，需结合临床资料以及其他的检查结果，通过综合分析，才能得出正确的心电图诊断。

（一）左心室肥厚

正常左心室的位置偏于心脏的左后下方，且左心室壁明显厚于右心室，故正常时左右心室除极综合向量表现左心室占优势的特征。左心室肥厚（left ventricular hypertrophy）时，可使左心室优势的情况显得更为突出，引起面向左心室的导联（Ⅰ、aVL、V_5和V_6）其 R 波振幅增加，而面向右心室的导联（aVR、V_1和V_2）则出现较深的 S 波。左心室肥厚时，心电图上可出现如下改变（图9-4）。

1. QRS 波群电压增高，常用的左心室肥厚电压标准如下：

胸导联：R_{V_5} 或 $R_{V_6} > 2.5mV$；$R_{V_5} + S_{V_1} > 4.0mV$（男性）或 $>3.5mV$（女性）。

肢体导联：$R_1 > 1.5mV$；$R_{aVL} > 1.2mV$；$R_{aVF} > 2.0mV$；$R_1 + S_{\text{Ⅲ}} > 2.5mV$。

Cornell 标准：$R_{avL} + S_{V_3} > 2.8mV$（男性）或 $>2.0mV$（女性）。

需要指出的是，每个电压标准诊断左心室肥厚的敏感性和特异性是不同的。另外，QRS 波群电压还受到年龄、性别及体型差异等诸多因素的影响。心电图电压标准诊断左心室肥厚的敏感性通常较低（<50%），而特异性较高（85% ~90%）。

2. 可出现心电轴左偏。

3. QRS 波群时间延长到 0.10 ~ 0.11 秒，左心室室壁激动时间（VAT_{V_5}）>0.05 秒。

4. 继发性 ST - T 改变，在 R 波为主的导联（如 V_5、V_6 导联）上，其 ST 段可呈下斜型压低达 0.05mV 以上，T 波低平、双向或倒置。在以 S 波为主的导联（如 V_1 导联）上则可见直立的 T 波。

上述条件中以左心室 QRS 波群电压增高为诊断左心室肥厚的必备条件，结合其他 3 项阳性指标之一，一般支持左心室肥厚的诊断。符合条件越多，诊断的可靠性越大。如仅有 QRS 电压增高，而无其他任何阳性指标者，通常称为左心室高电压；同时有 QRS 电压增高及 ST - T 改变者，称为左心室肥厚伴心肌劳损。

左室肥大的病因，多见于高血压性心脏病、二尖瓣关闭不全、主动脉瓣狭窄或关闭不全等。

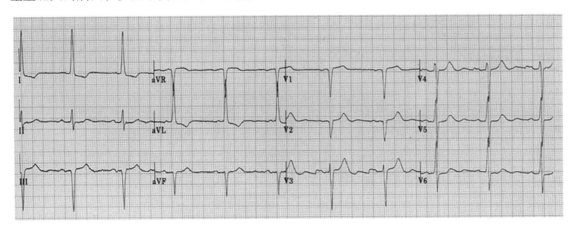

图 9 - 4 左心室肥厚

（二）右心室肥厚

右心室壁厚度仅为左心室壁的1/3，轻度右心室肥大时仍为左心室向量占据优势，只有当右心室壁的厚度达到相当程度时，才会使综合向量由左心室优势转向为右心室优势，使得整个心室的综合心电向量指向右前方，导致位于右心室面导联（V_1、aVR）的 R 波增高，而位于左心室面导联（Ⅰ、aVL、V_5）的 S 波变深。从而使 QRS 波群的形态与电压发生相应改变，右心室肥厚（right ventricular hypertrophy）心电图表现如下（图9-5）。

1. V_1 导联 R/S≥1，呈 R 型或 Rs 型，重度右心室肥厚可使 V_1 导联呈 qR 型（除外心肌梗死）；V_5 导联 R/S≤1 或 S 波比正常加深；aVR 导联以 R 波为主，R/q 或 R/S≥l。

2. $R_{V_1} > 1.0mV$，$R_{V_1} + S_{V_5} > 1.05mV$（重症 >1.2mV）；$R_{aVR} > 0.5mV$。

3. 心电轴右偏≥ +90°（重症可 > +110°）。

4. 右心室室壁激动时间（VAT_{v1}）>0.03 秒。

5. 常同时伴有右胸导联（V_1、V_2）ST 段压低及 T 波倒置，属继发性 ST – T 改变。

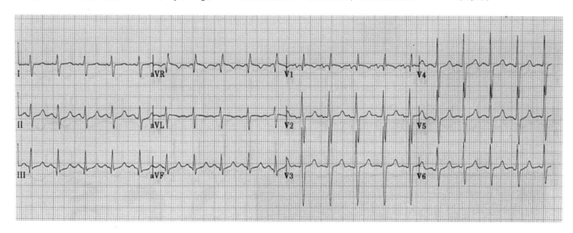

图 9 – 5　右心室肥厚

上述指标中，QRS 波群电压增高和形态的改变，以及电轴右偏是诊断右心室肥大的可靠条件。

一般来说，阳性指标愈多，则诊断的可靠性越高。心电图对诊断明显的右心室肥厚准确性较高，但敏感性较差。

右心室肥厚的病因，多见于肺源性心脏病、风湿性心脏病（二尖瓣狭窄）、肺动脉高压、法洛四联症、室间隔缺损、房间隔缺损、肺动脉瓣狭窄或关闭不全等。

（三）双侧心室肥厚

与诊断双心房肥大不同，双侧心室肥厚（biventricular hypertrophy）的心电图表现并不是简单地把左、右心室异常表现相加，心电图可出现下列情况。

1. 大致正常心电图　由于双侧心室电压同时增高，增加的除极向量方向相反互相抵消。

2. 单侧心室肥厚心电图　只表现出一侧心室肥厚，而另一侧心室肥厚的图形被掩盖。

3. 双侧心室肥厚心电图　既表现右心室肥厚的心电图特征（如 V_1 导联 R 波为主，电轴右偏等），又存在左心室肥厚的某些征象（如 V_5 导联 R/S >1，R 波振幅增高等）（图 9 –6）。

双侧心室肥厚的病因，多见于二尖瓣狭窄合并关闭不全、二尖瓣狭窄合并主动脉瓣病变、扩张型心肌病及各种心脏疾病晚期。

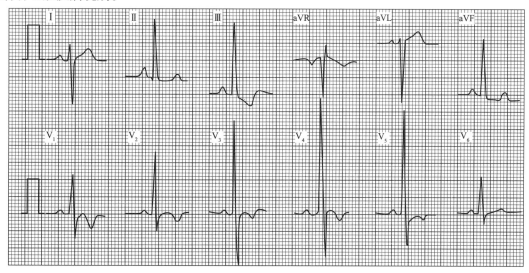

图 9 – 6　双心室肥大

第二节 心肌缺血与心肌梗死

一、心肌缺血

心肌缺血（myocardial ischemia）通常发生在冠状动脉粥样硬化基础上。当心肌某一部分缺血时，将影响到心室复极的正常进行，并可使缺血区相关导联发生 ST – T 异常改变。心肌缺血的心电图改变类型取决于缺血的严重程度，持续时间和缺血发生部位。

（一）心肌缺血的心电图类型

1. 缺血型心电图改变 正常情况下，心外膜处的动作电位时程较心内膜短，心外膜完成复极早于心内膜，因此心室肌复极过程可看作是从心外膜开始向心内膜方向推进。发生心肌缺血时，复极过程发生改变，心电图上出现 T 波变化。

（1）若心内膜下心肌缺血，这部分心肌复极时间较正常时更加延迟，使原来存在的与心外膜复极向量相抗衡的心内膜复极向量减小或消失，致使 T 波向量增加，出现高大的 T 波（图 9 – 7A）。例如下壁心内膜下缺血，下壁导联Ⅱ、Ⅲ、aVF 可出现高大直立的 T 波；前壁心内膜下缺血，胸导联可出现高耸直立的 T 波。

（2）若心外膜下心肌缺血（包括透壁性心肌缺血），心外膜动作电位时程比正常时明显延长，从而引起心肌复极顺序的逆转，即心内膜开始先复极，膜外电位为正，而缺血的心外膜心肌尚未复极，膜外电位仍呈相对的负性，于是出现与正常方向相反的 T 波向量。此时面向缺血区的导联记录出倒置的 T 波（图 9 – 7B）。例如下壁心外膜下缺血，下壁导联Ⅱ、Ⅲ、aVF 可出现倒置的 T 波；前壁心外膜下缺血，胸导联可出现 T 波倒置。

2. 损伤型心电图改变 心肌缺血除了可出现 T 波改变外，还可出现损伤型 ST 改变。损伤型 ST 段偏移可表现为 ST 段压低及 ST 段抬高两种类型。

心肌损伤（myocardial injury）时，ST 向量从正常心肌指向损伤心肌。心内膜下心肌损伤时，ST 向量背离心外膜面指向心内膜，使位于心外膜面的导联出现 ST 段压低（图 9 – 8A）；心外膜下心肌损伤时（包括透壁性心肌缺血），ST 向量指向心外膜面导联，引起 ST 段抬高（图 9 – 8B）。发生损伤型 ST 改变时，对侧部位的导联常可记录到相反的 ST 改变。

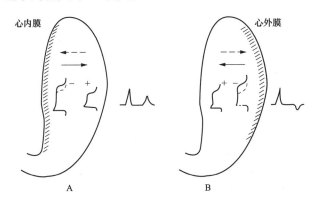

图 9 – 7 心肌缺血与 T 波变化的关系

A. 心内膜下缺血；B. 心外膜下缺血（虚线箭头示复极方向，实线箭头示 T 波向量方向，动作电位中的虚线部分示未发生缺血时的动作电位时程）

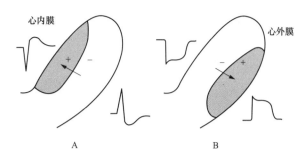

图9-8　心肌损伤与ST段偏移的关系
A. 心内膜下损伤；B. 心外膜下损伤（箭头示ST向量方向）

另外，临床上发生透壁性心肌缺血或损伤时，心电图往往表现为心外膜下缺血（T波深倒置，即所谓冠状T波）或心外膜下损伤（ST段抬高）类型。有学者把引起这种现象的原因归为：①透壁性心肌缺血或损伤时，心外膜缺血或损伤范围常大于心内膜；②由于检测电极靠近心外膜缺血区，因此透壁性心肌缺血或损伤在心电图上主要表现为心外膜缺血或损伤改变。

（二）临床意义

心肌缺血的心电图可仅仅表现为ST段改变或者T波改变，也可同时出现ST-T改变。临床上可发现约一半的冠心病患者未发作心绞痛时，心电图可以未见异常，而仅于心绞痛症状发作时记录到ST-T动态改变。约10%的冠心病患者在心肌缺血发作时心电图可以正常或仅有轻度ST-T变化。

典型的心肌缺血发作时，面向缺血部位的导联常显示缺血型ST段压低（水平型或下斜型下移≥0.1mV）和（或）T波倒置（图9-9）。有些冠心病患者心电图可呈持续性ST改变（水平型或下斜型下移≥0.05mV）和（或）T波低平、负正双向和倒置，而于心绞痛发作时出现ST-T改变加重或ST段恢复基线，T波直立（伪性改善）。冠心病患者心电图上出现倒置深尖、双肢对称的T波（称之为冠状T波），反映心外膜下心肌缺血或有透壁性心肌缺血，这种T波改变亦见于心肌梗死患者。变异型心绞痛（目前认为可能和冠状动脉痉挛有关）多引起暂时性ST段抬高并常伴有高耸T波和对应导联的ST段下移，这是急性严重心肌缺血的表现，相当部分的变异型心绞痛患者日后在ST段上抬的部位发生心肌梗死。

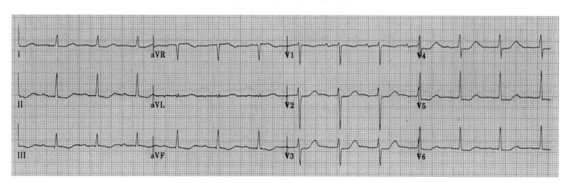

图9-9　心肌缺血
病人心绞痛发作，$V_2 \sim V_6$导联ST段水平压低 >0.1mV

（三）诊断与鉴别诊断

需要强调，心电图上ST-T改变可以是各种原因引起的心肌复极异常的共同表现，在做出心肌缺血的心电图诊断之前，必须追踪观察，前后对比。紧密结合患者年龄、血压、血脂、血糖及其他临床资料进行鉴别诊断，方能考虑"心肌缺血"的诊断。

除冠心病外，其他疾病如心肌病、心肌炎、瓣膜病、心包炎、脑血管意外（尤其颅内出血）等均可出现此类 ST－T 改变。低钾、高钾血症等电解质紊乱，药物（洋地黄、奎尼丁等）影响以及植物神经调节障碍也可引起非特异性 ST－T 改变。此外，心室肥厚、束支传导阻滞、预激综合征等可引起继发性 ST－T 改变。

二、心肌梗死

绝大多数心肌梗死（myocardial infarction）是在冠状动脉粥样硬化基础上发生斑块破裂，诱发急性血栓形成，出现持久而严重的心肌急性缺血，进而损伤直至引起不同程度的心肌坏死，属于冠心病的严重类型。患者除了出现胸闷、胸痛等临床症状及心肌坏死标记物升高外，心电图的特征性改变对确定心肌梗死的诊断和治疗方案，以及判断患者的病情和预后起着重要作用。

（一）基本图形及机制

冠状动脉发生闭塞后，在心电图上先后出现缺血性 T 波、损伤型 ST 段、坏死型 Q 波 3 种类型的图形改变，且随着时间的推移呈现动态演变过程。冠状动脉的不同分支闭塞，引起相应供血区域的心肌坏死。坏死心肌可波及心室壁全层，亦可仅仅影响心内膜下心肌。

1. "缺血型"改变　冠状动脉急性闭塞后，缺血使心肌复极时间延长，最早出现的变化是缺血性 T 波改变。通常缺血最早出现在心内膜下肌层，使对向缺血区的导联出现高而直立的箭头状 T 波。若缺血发生在心外膜下肌层或全层缺血，则面向缺血区的导联出现 T 波倒置。T 波出现变化时间较早，一般在冠脉闭塞几分钟或数十分钟内就可发现 T 波的显著变化。

2. "损伤型"改变　随着缺血时间延长，缺血程度进一步加重，就会出现"损伤型"图形改变，主要表现为面向损伤心肌的导联出现 ST 段抬高。关于急性心肌损伤和心肌梗死引起 ST 段抬高的机制至今仍不清楚，主要有损伤电流学说以及除极波受阻现象等学说。此阶段仍然可逆，当损伤因素去除，ST 段可迅速恢复原状，如果心肌损伤的时间延长、程度继续加重，则可发生至心肌坏死。

3. "坏死型"改变　更进一步的缺血、损伤导致细胞变性、坏死。坏死的心肌细胞丧失了电活动，该部位心肌不再产生心电向量，而正常健康心肌仍照常除极，致使产生一个与梗死部位相反的综合向量。因此在面向坏死区的导联多出现异常 Q 波（时限≥0.04 秒，振幅≥1/4R）或者呈 QS 波，而对应导联则出现 R 波振幅增高。一般认为，梗死的心肌直径 >20～30mm 或厚度 >5mm 才可产生病理性 Q 波；如果心肌坏死仅限于心内膜下一部分心肌（不超过心室壁厚度的 1/2），则不出现坏死型 Q 波。

临床上，当心肌梗死发生后，直接置于坏死区的电极记录到病理性 Q 波或 QS 波；靠近坏死区周围受损心肌呈损伤型改变，记录到 ST 段抬高；而外边受损较轻的心肌呈缺血型改变，记录到 T 波倒置。体表心电图导联可同时记录到心肌缺血、损伤和坏死的图形改变（图 9－10）。因此，若上述 3 种改变同时存在，则急性心肌梗死的诊断基本确立。

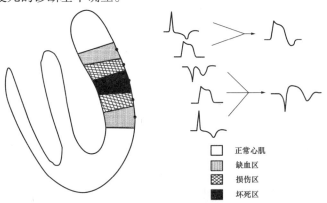

图 9－10　急性心肌梗死后心电图上产生的特征性改变

（二）急性心肌梗死的心电图演变及分期

急性心肌梗死发生后，心电图的变化随着心肌缺血、损伤、坏死的发展和恢复而呈现一定演变规律。根据心电图图形的演变过程和演变时间可分为超急性期、急性期、近期（亚急性期）和陈旧期（愈合期）（图9–11）。

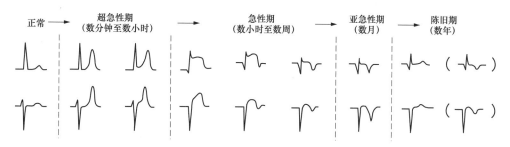

图9–11　典型的急性心肌梗死的图形演变过程

1. 超急性期（亦称超急性损伤期）　急性心肌梗死发病数分钟后，首先出现短暂的心内膜下心肌缺血，心电图上产生高大的T波，以后迅速出现ST段上斜型或弓背向上型抬高，与高耸直立T波相连。由于急性损伤性阻滞，可见QRS振幅增高，并轻度增宽，但尚未出现异常Q波（图9–12）。这些表现一般仅持续数小时，此期若能及时进行干预和治疗，可避免发展为心肌梗死或使已发生梗死的范围趋于缩小。

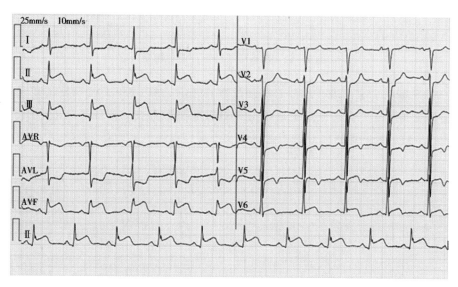

图9–12　急性下壁心肌梗死（超急性期）

2. 急性期（充分发展期）　此期开始于梗死后数小时或数日，可持续到数周，心电图呈现一个动态演变过程。ST段呈弓背向上抬高，抬高显著者可形成单向曲线，继而逐渐下降；心肌坏死导致面向坏死区导联的R波振幅降低或丢失，出现异常Q波或QS波；T波由直立高耸逐渐下降，呈对称性倒置，并逐渐加深，称为冠状T波。坏死型的Q波、损伤型的ST段抬高和缺血型的T波倒置在此期内可同时并存（图9–13）。

3. 亚急性期（近期）　出现于梗死后数周至数月，此期以坏死及缺血图形为主要特征。抬高的ST段恢复至基线，缺血型T波由倒置较深逐渐变浅，直至恢复，坏死型Q波持续存在（图9–14）。

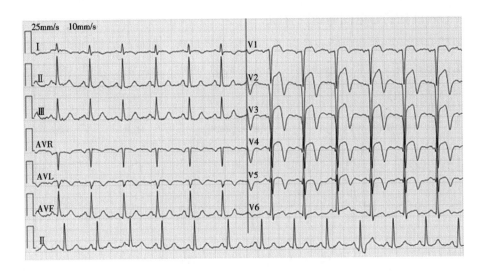

图 9 – 13　急性广泛前壁心肌梗死（急性期）

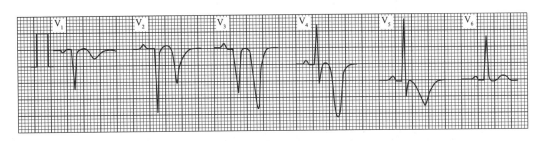

图 9 – 14　前壁心肌梗死（亚急性期）

4. 陈旧期（愈合期）　常出现在急性心肌梗死数月之后，ST 段和 T 波恢复正常或 T 波持续倒置、低平，趋于恒定不变（图 9 – 15）。理论上坏死型的 Q 波将持续存在，但随着瘢痕组织的缩小和周围心肌的代偿性肥大，少数患者的坏死型 Q 波可逐渐缩小，甚至消失。

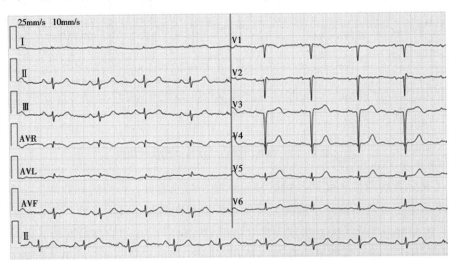

图 9 – 15　前壁心肌梗死（陈旧期）

需要指出，近年来，急性心肌梗死的检测水平、诊断手段及治疗技术已取得突破性进展。通过对急性心肌梗死患者早期实施有效的治疗（溶栓、抗凝或介入性治疗等），已显著缩短整个病程，并可改变急性心肌梗死的心电图表现，可不再呈现上述典型的心电图演变过程。

（三）心肌梗死的定位诊断

不同的冠状动脉闭塞引起相关区域的心肌供血中断并导致缺血坏死，即心肌梗死。在面向坏死部位的导联上出现特征性心电图表现，根据不同导联的心电图改变，可进行心肌梗死的定位诊断。心肌梗死的范围基本上与冠状动脉的分布一致。心肌梗死的部位主要根据心电图坏死型图形（异常 Q 波或 QS 波）出现于哪些导联而做出判断。

由于发生心肌梗死的部位多与相应的冠状动脉发生闭塞相关，因此，根据心电图确定的梗死部位可大致确定与梗死相关的病变血管（表 9-1）。在急性心肌梗死发病早期（数小时内），尚未出现坏死型 Q 波，心肌梗死的部位可根据 ST 段抬高或压低，以及 T 波异常（增高或深倒置）出现于哪些导联来判断。

表 9-1 心电图导联与心室部位及冠状动脉供血区域的关系

导联	心室部位	供血的冠状动脉
Ⅱ、Ⅲ、aVF	下壁	右冠状动脉或左回旋支
Ⅰ、aVL、V_5、V_6	侧壁	左前降支或左回旋支
$V_1 \sim V_3$	前间壁	左前降支
$v_3 \sim v_5$	前壁	左前降支
$V_1 \sim V_5$	广泛前壁	左前降支
$V_7 \sim V_9$	正后壁	左回旋支或右冠状动脉
$V_{3R} \sim V_{5R}$	右心室	右冠状动脉

（四）心肌梗死的分类和鉴别诊断

1. Q 波型和非 Q 波型心肌梗死　非 Q 波型心肌梗死过去称为"非透壁性心肌梗死"或"心内膜下心肌梗死"。部分患者发生急性心肌梗死后，心电图可只表现为 ST 段抬高或压低及 T 波倒置，ST-T 改变可呈规律性演变，但不出现异常 Q 波，需要根据临床表现及其他检查指标明确诊断。近年研究发现，非 Q 波型的梗死既可为非透壁性，亦可为透壁性。与典型的 Q 波型心肌梗死比较，此种不典型的心肌梗死造影发现多见于多支冠状动脉病变。原因可能由于梗死范围较小，尚未影响 30 毫秒左右的除极向量，或者发生多部位梗死（梗死面积相似，方向相反，梗死向量相互作用发生抵消）、梗死区位于心电图常规导联记录的盲区（如右心室、基底部、孤立正后壁梗死等）均可产生不典型的心肌梗死图形。

2. ST 段抬高型和非 ST 段抬高型心肌梗死　临床研究发现，少数 ST 段抬高型心肌梗死（ST-elevation myocardial infarction，STEMI）可以不出现 Q 波，而非 ST 段抬高型梗死（non-ST-elevation myocardial infarction，NSTEMI）亦可出现 Q 波，心肌梗死后是否出现异常 Q 波通常是回顾性诊断。为了尽早制定治疗方案，最大限度地改善心肌梗死患者的预后，近年把急性心肌梗死分类为 ST 段抬高型和非 ST 段抬高型心肌梗死（图 9-16），如对于 ST 段抬高型心肌梗死，需要尽早进行介入治疗或溶栓治疗，以早期开通罪犯血管挽救更多濒临坏死的心肌。但对于非 ST 段抬高型心梗患者，应结合临床特点，排除其他可能引起的 ST 段改变疾病。

3. 心肌梗死合并其他病变

（1）在心肌梗死的演变过程中，抬高的 ST 段多于数日后逐渐恢复基线，若合并室壁瘤（多发生于左心室前壁）时，可见 ST 段持续性抬高达数月以上（ST 段抬高幅度常 ≥0.2mV，同时伴有坏死型 Q 波或 QS 波），应考虑心肌梗死合并室壁瘤。

（2）心肌梗死合并右束支阻滞时，心室除极初始向量表现出心肌梗死特征，终末向量表现出右束支阻滞特点，一般不影响二者的诊断（图 9-17）。

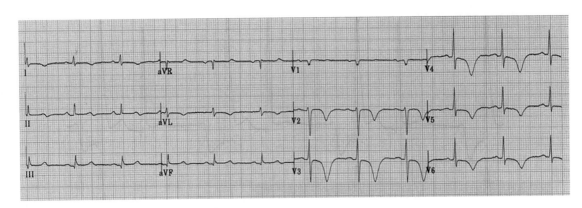

图 9-16　非 ST 段抬高型心肌梗死

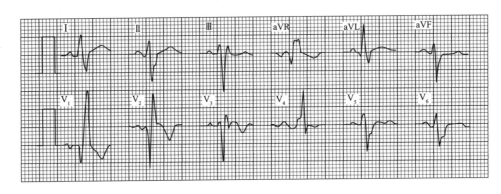

图 9-17　急性心肌梗死合并右束支传导阻滞

（3）心肌梗死合并左束支传导阻滞时，心肌梗死的图形常被掩盖，按常规的心肌梗死标准进行诊断比较困难，往往通过观察 ST-T 动态演变进行诊断（图 9-18）。

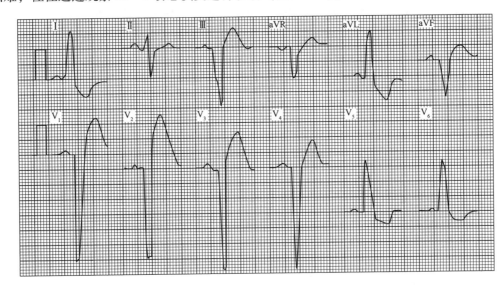

图 9-18　急性前壁、下壁心肌梗死合并左束支传导阻滞

（4）心肌梗死合并预激综合征时，既有 ST-T 动态演变，又有预激综合征特有的波，支持二者合并存在。

4. 心肌梗死的鉴别诊断　ST 段抬高除了见于急性心肌梗死外，还可见于变异型心绞痛、急性心包炎、急性肺栓塞、主动脉夹层、急性心肌炎、高血钾、早期复极等，可根据病史、是否伴有异常 Q 波及典型 ST - T 演变过程予以鉴别。异常 Q 波的出现不一定都提示为心肌梗死，例如脑血管意外、休克时，可出现短暂 QS 或 Q 波，但往往有原发病特征，且缺乏典型演变过程，可以很快恢复正常。心脏横位可导致Ⅲ导联出现 Q 波，但Ⅱ导联通常正常。肺气肿、左心室肥厚及左束支传导阻滞时，V_1、V_2导联可出现 QS 波，但并非前间壁心肌梗死。预激综合征心电图在某些导联上可出现 "Q" 或 "QS" 波。此外，右心室肥厚、心肌病、心肌炎等也可出现异常 Q 波，结合病人的病史和临床资料一般不难鉴别。仅当异常的 Q 波、抬高的 ST 段以及倒置的 T 波同时出现，并具有一定的演变规律才是急性心肌梗死的特征性改变。

第三节　心律失常

一、概述

正常心脏激动起源于窦房结，通过心房内的前、中、后 3 条结间束传至房室结、希氏束、左右束支及浦肯野纤维，最后抵达心室。如果激动起源异常、频率或节律发生改变和（或）激动传导等出现异常，称为**心律失常（arrhythmia）**。

临床上根据激动起源异常及传导异常可以将心律失常分为两大类。

（一）激动起源异常

1. 激动起源于窦房结（窦性心律失常）

（1）窦性心动过速。

（2）窦性心动过缓。

（3）窦性心律不齐。

（4）窦性停搏。

2. 激动起源于窦房结以外的节律点（异位心律失常）

（1）主动性　期前收缩（房性期前收缩、交界性期前收缩、室性期前收缩）；心动过速（房性心动过速、交界性心动过速、室性心动过速）；心房扑动与心房颤动；心室扑动与心室颤动。

（2）被动性　逸搏（房性逸搏、交界性逸搏、室性逸搏）；逸搏心律（房性逸搏心律、交界性逸搏心律、室性逸搏心律）。

（二）激动传导异常

1. 干扰及干扰性房室脱节

2. 心脏传导阻滞　①窦房传导阻滞；②房内传导阻滞；③房室传导阻滞；④室内传导阻滞（束支传导阻滞、分支传导阻滞）。

3. 房室旁路传导　预激综合征。

二、窦性心律及窦性心律失常

凡是由窦房结激动引起的心律称为窦性心律（sinus rhythm）。窦性心律属于正常节律。

（一）窦性心律

正常窦性心律的心电图特征为：P 波规律出现，P 波方向在Ⅰ、Ⅱ、aVF、$V_4 \sim V_6$导联向上，aVR 导联向下。P - R 间期 0.12 ~ 0.20 秒。同一导联中 P - P 间期相差 < 0.12 秒。成年人的频率为 60 ~ 100 次/分。正常窦性心律的频率受年龄、性别和自主神经调节等因素的影响（图 9 - 19）。

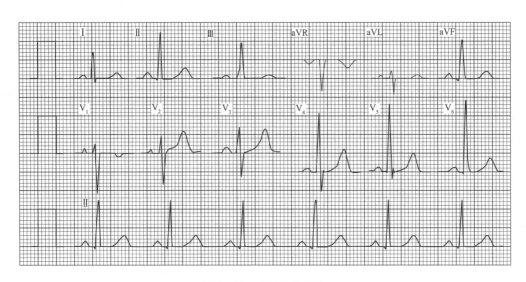

图 9 – 19　正常窦性心律

（二）窦性心动过速（sinus tachycardia）

1. 心电图特征　①具有窦性心律的特点。②成人心率超过 100 次/分（1 岁以内超过 140 次/分，1～6 岁超过 120 次/分）。③P – R 间期及 Q – T 间期相应缩短，可伴有继发性 ST 段轻度压低和 T 波振幅降低（图 9 – 20）。

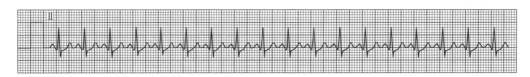

图 9 – 20　窦性心动过速

2. 意义　窦性心动过速是人体生理性或病理性应激反应的表现，通常是由于迷走神经张力减弱或交感神经张力增高的结果，常见于运动、恐惧、情绪激动、发热、低血压、心力衰竭及甲状腺功能亢进、拟肾上腺素类药物作用等情况。

（三）窦性心动过缓（sinus bradycardia）

1. 心电图特征　①具有窦性心律的特点。②成人心率低于 60 次/分时（一般为 45～59 次/分，偶尔可慢至 40 次/分）。③常伴有窦性心律不齐或出现逸搏（图 9 – 21）。

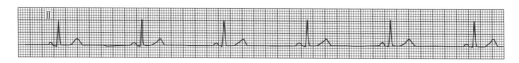

图 9 – 21　窦性心动过缓

2. 意义　常见于正常人，如青年人、老年人、运动员、睡眠等生理情况；窦房结功能障碍、急性下壁心肌梗死、颅内压力增高、甲状腺功能低下、胆汁淤积性黄疸等病理情况；洋地黄、胺碘酮、β 受体阻断剂等药物影响。

（四）窦性心律不齐（sinus arrhythmia）

1. 心电图特征　①具有窦性心律的特点。②同一导联上的 P – P 间距相差 >0.12 秒。③常与窦性心动过缓同时发生（图 9 – 22）。

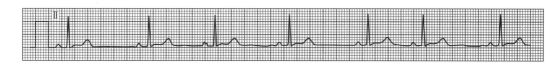

图 9 – 22　窦性心律不齐

2. 意义　①呼吸性窦性心律不齐：在青少年或自主神经功能不稳定者出现，且常与呼吸有关，多无临床意义。②非呼吸性窦性心律不齐，常是病理性表现，多见于冠状动脉粥样硬化性心脏病、颅内压增高、脑血管意外以及洋地黄、吗啡等药物作用时，老年人也常发生此型心律失常。③窦房结内游走节律及心室相性窦性心律不齐。

（五）窦性停搏（sinus arrest）

由于某种原因，窦房结在较长时间内不能产生激动，使心房或心室暂时不能除极，称为窦性停搏。亦称窦性静止。

1. 心电图特征　①具有窦性心律的特点。②正常 P – P 间距中突然出现 P – QRS – T 波群脱落，形成长 P – P 间距，且与正常 P – P 间距不成倍数关系。③窦性停搏后常出现交界性逸搏或室性逸搏或逸搏心律（图 9 – 23）。

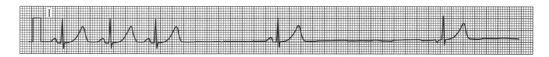

图 9 – 23　窦性停搏伴有交界性逸搏

2. 意义　可发生于迷走神经张力过高和颈动脉窦过敏等生理情况；可见于急性心肌梗死、急性心肌炎、窦房结病变等病理情况；也可见于电解质紊乱和洋地黄、奎尼丁等药物影响。

（六）病态窦房结综合征（sick sinus syndrome，SSS）

病态窦房结综合征是由于窦房结或其周围病变，引起窦房结节律和（或）窦房间冲动传导异常，出现一系列心电图改变和临床表现的综合征。

1. 心电图特征　①持续的窦性心动过缓，心率 <50 次/分，且不易用阿托品等药物纠正。②窦性停搏或窦房传导阻滞。③在显著窦性心动过缓的基础上，常出现室上性快速心律失常（房性心动过速、心房扑动、心房颤动等），又称为慢 – 快综合征。④若病变同时累及房室交界区，可出现房室传导障碍，或发生窦性停搏时，长时间不出现交界性逸搏，此即称为双结病变（图 9 – 24）。

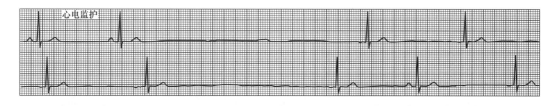

图 9 – 24　病态窦房结综合征（动态心电图监测中夜间记录的图形）

2. 意义　①特发性窦房结退行性变。②冠状动脉粥样硬化性心脏病：尤其是右冠状动脉病变，窦房结动脉供血不足。③心肌病变：如心肌炎、心肌病、心肌淀粉样变性等。④其他：如心脏手术、药物中毒等。以上因素引起窦房结及其周围缺血、变性、纤维化，甚至钙化，导致窦房结功能障碍。

三、期前收缩

期前收缩（extrasystole）亦称"过早搏动"，是指在窦性或异位心律的基础上，心脏某一起搏点比基本心律提前发出激动，过早地引起心脏某一部分或全部发生除极，是最常见的心律失常。其产生机制可由于异位节律点兴奋性增强、折返激动或触发活动所引起。根据节律点的部位不同，分为窦性期前收缩、房性期前收缩、交界性期前收缩和室性期前收缩。其中室性期前收缩最常见，房性期前收缩次之、交界性期前收缩少见、窦性期前收缩罕见。见于各种器质性心脏病、电解质紊乱、药物中毒等，也可见于正常人，多与精神紧张、劳累、饮酒、饮咖啡及吸烟等有关。

期前收缩与其前窦性搏动的间距称为联律间期（coupling interval），亦称"配对间期"或"耦联间期"。期前收缩之后的长间歇称为代偿间歇（compensatory pause）。室性期前收缩由于异位节律点距离窦房结较远，不易逆行侵入窦房结，故不干扰窦房结固有节律，联律间期与代偿间歇之和恰等于正常心动周期的 2 倍，此称为完全性代偿间歇；房性期前收缩由于异位节律点距窦房结较近，常可逆传侵入窦房结，干扰窦房结固有节律，使窦房结以此时为起点提前发出激动，其联律间期与代偿间歇之和小于正常心动周期的 2 倍，此称为不完全性代偿间歇。交界性期前收缩其代偿间歇多完全。夹在两个相邻正常窦性搏动之间的期前收缩，其后无代偿间歇，称为间位性期前收缩，亦称插入性期前收缩。

来自同一异位起搏点或有固定的折返径路的期前收缩，在同一导联上其形态、联律间期相同，为单源性期前收缩。如同一导联有 2 种或 2 种以上联律间期不等、形态不同的期前收缩时，为多源性；如形态不同但联律间期相等者为多形性期前收缩。期前收缩可偶发（<5 次/分）或频发（≥5 次/分），后者可呈联律形式出现，如每 1 次窦性搏动后有 1 次期前收缩时称为二联律（bigeminy），每 2 次窦性搏动后有 1 次期前收缩时称为三联律（trigeminy），以此类推。

1. 室性期前收缩（premature ventricular contraction）　异位节律点位于心室，心电图表现为：①提前出现的宽大畸形的 QRS 波群，时间≥0.12 秒，其前无相关 P 波；②期前收缩的 T 波与 QRS 波群主波方向相反；③代偿间歇绝大多数呈完全性（图 9－25，图 9－26）。

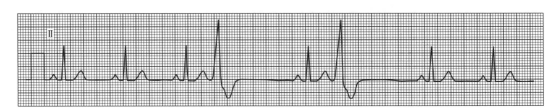

图 9－25　室性期前收缩

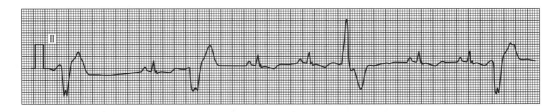

图 9－26　多源室性期前收缩

如室性异位节律点与窦性节律点并存，二者各按自身规律出现，称为室性并行心律，其心电图表现为：①联律间期不恒定；②长的两个期前收缩间距是短的期前收缩间距的整数倍；③可产生室性融合波，其 QRS 波群形态介于窦性与室性之间。

2. 房性期前收缩（premature atrial contraction）　异位节律点位于心房，心电图表现为：①提前出现的 P'波，其形状与同导联窦性 P 波不同。②P'R 间期≥0.12 秒。③QRS 波群形态正常，若合并室内差异传导，则宽大畸形。④代偿间歇多不完全。⑤若房性期前收缩发生较早，房室交界区尚处于前一激动的绝对不应期时，其传导中断，此称为房性期前收缩未下传；若落在相对不应期则传导延缓，P-R 间期＞0.20 秒（图 9-27，图 9-28）。

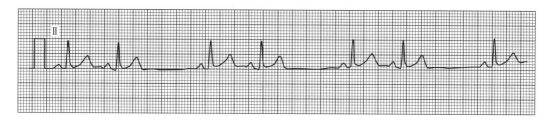

图 9-27 房性期前收缩二联律

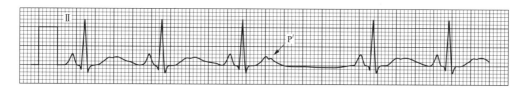

图 9-28 未下传的房性期前收缩

3. 交界性期前收缩（premature junctional contraction） 异位节律点位于房室交界区，其激动的传导呈双向性；一方面逆行传导至心房而产生逆行 P'波；另一方面，下行传导至心室而产生 QRS 波群。心电图表现为：①提前出现的正常形态的 QRS 波，有时可伴室内差异性传导致 QRS 波群畸形。②QRS 波前或其后可有逆行 P'波，表现为Ⅱ、Ⅲ、aVF 导联 P 波倒置，aVR 导联 P 波直立，也可无 P 波（P 波与 QRS 波群相重叠）。③P'R 间期＜0.12 秒或 RP'间期＜0.20 秒。④代偿间歇多完全。（图 9-29 至图 9-31）

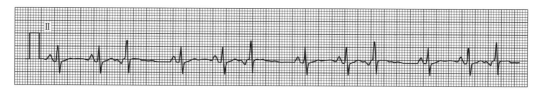

图 9-29 交界性期前收缩（逆行 P'波在 QRS 波之前）

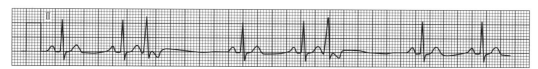

图 9-30 交界性期前收缩（逆行 P'波在 QRS 波之后）

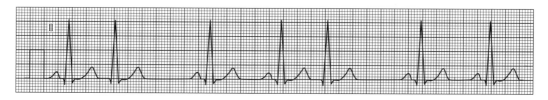

图 9-31 交界性期前收缩（逆行 P'波被 QRS 波掩盖）

四、异位性心动过速

当异位节律点兴奋性增强或折返激动时，连续出现 3 次或更多次的异位心律，称为异位性心动过速。心动过速发作时的第一个波为相应的期前收缩波，终止后有代偿间歇。按异位节律点发生的部位不同，可分为房性心动过速、房室交界性心动过速和室性心动过速。房性心动过速和房室交界性心动过速可发生于无器质性心脏病者，如过度劳累、情绪激动、烟酒过量等，也可发生于器质性心脏病、肺部疾病、电解质紊乱等。室性心动过速则多见于冠状动脉粥样硬化性心脏病，心肌病、心力衰竭、二尖瓣脱垂、心瓣膜病等器质性心脏病、代谢障碍、电解质紊乱等，偶发生在无器质性心脏病者。

1. 阵发性室上性心动过速（paroxysmal supraventricular tachycardia，PSVT）　阵发性房性心动过速和阵发性房室交界性心动过速发作时，心率过快，P′波不易辨认，故统称为阵发性室上性心动过速。心电图表现为：①心动过速突发突止。②心率一般为 160～250 次/分，节律绝对规则。③QRS 波群形态正常，若伴有束支传导阻滞或室内差异性传导时，QRS 波群宽大异常（图 9-32）。

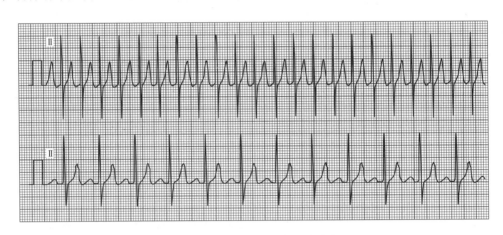

图 9-32　阵发性室上性心动过速

（上图为室上性心动过速发作时，下图为恢复窦性心律时心电图）

近年来，随着电生理研究的进一步深入，对阵发性室上性心动过速的发生机制、分类及诊断有了进一步认识。目前认为大部分室上性心动过速是由折返机制引起，其中由房室结双径路引发的阵发性房室结折返性心动过速（A-V nodal reentry tachycardia，AVNRT）及预激综合征的旁路引发的房室折返性心动过速（A-V reentry tachycardia，AVRT）是临床上最常见的类型，通过电生理检查可明确诊断，并可为进行射频消融治疗提供可靠依据（图 9-33）。

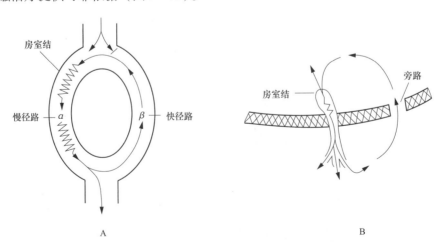

图 9-33　折返发生机制示意图

A. 房室结内折返性心动过速；B. 房室折返性心动过速

2. 阵发性室性心动过速（paroxysmal ventricular tachycardia，PVT）　阵发性室性心动过速是异位节律点起源于心室的快速心律失常。常见于器质性心脏病、药物中毒、电解质紊乱、QT 间期延长综合征等，亦见于无明显器质性心脏病者。

心电图表现为：①QRS 波群宽大畸形，时间≥0.12 秒。②心室率通常为 140~200 次/分，节律可略有不整。③P 波与 QRS 波群无固定关系，形成房室分离现象，P 波频率慢于 QRS 波群频率。④偶有室上性激动下传，形成心室夺获，表现为提前出现一正常形态的 QRS 波，其前有相关 P 波；或部分夺获心室，形成室性融合波，QRS 波群形态介于窦性心动过速和室性心动过速之间，其前有相关 P 波。房室分离、心室夺获及室性融合波是诊断室性心动过速的重要佐证（图 9 - 34）。

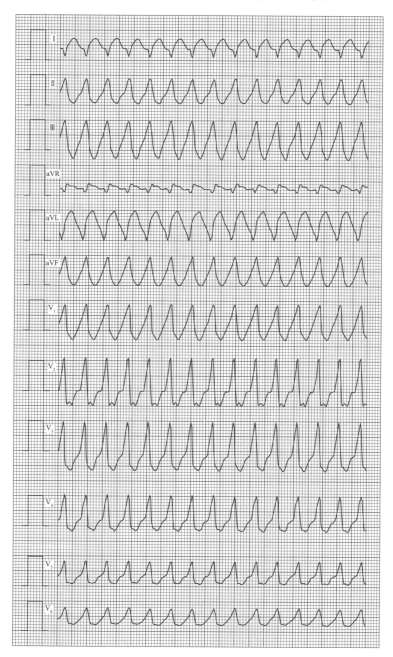

图 9 - 34　室性心动过速

左心室游离壁近基底部特发性室性心动过速。Ⅰ、aVL 导联 QRS 波群呈 QS 型，Ⅱ、Ⅲ、
aVF 导联呈大 R 形，电轴右偏，V₁~V₆导联 QRS 波群主波均向上

3. 尖端扭转型室性心动过速（torsade de pointes，TDP） 是室性心动过速的一种特殊类型，属于多形性室性心动过速。其病因常见于：①先天性离子通道病，如先天性长 Q - T 间期综合征。②药源性，如ⅠA、Ⅲ类抗心律失常药物，三环类抗抑郁药，大环内酯类抗生素等所致。③严重的房室传导阻滞。④低钾、低镁血液等电解质紊乱。心电图表现为：一系列增宽变形的 QRS 波群，其主波方向围绕基线上下扭转，频率 200～250 次/分，常呈阵发性发作，每次持续数秒到数十秒左右，发作间期常为 Q - T 间期延长（图 9 - 35）。此类型室性心动过速易反复发作，亦可进展为心室颤动或猝死，患者常反复出现心源性晕厥。

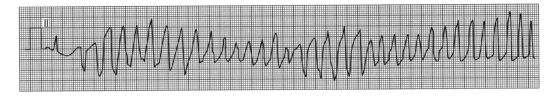

图 9 - 35 尖端扭转型室性心动过速

4. 非阵发性心动过速（nonparoxysmal tachycardia） 非阵发性心动过速又称为加速性自主节律，可发生于心房、房室交界区及心室，以后二者较常见。常由于低位节律点自律性增强或触发活动所致，其病因见于再灌注性心律失常、急性下壁心肌梗死、洋地黄中毒等。其频率较窦性心律快，较阵发性心动过速慢；交界性心律频率为 70～130 次/分，室性心律频率为 60～110 次/分（图 9 - 36）。由于其频率与窦性心律频率相接近，故无明显血流动力学影响，其发生与终止不易被患者所察觉，一般不需要特殊处理。

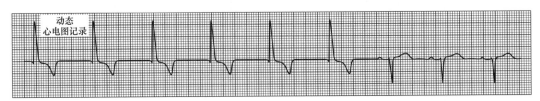

图 9 - 36 非阵发性心动过速

五、扑动与颤动

扑动与颤动可发生于心房和心室，分别称为心房（心室）扑动、心房（心室）颤动。扑动是一种快速匀齐的节律，颤动是一种快速、细小而杂乱的节律。其主要电生理基础可能为心肌兴奋性增强，不应期缩短，以及一定程度的传导障碍，易形成环形激动及多发微折返。

（一）心房扑动

心房肌连续不断地进行快速的规律性的除极和复极称为心房扑动（atrial flutter，AF），目前认为房内折返激动是心房扑动的主要发生机制。心房扑动多呈阵发性发作，可转为窦性心律或心房颤动。

1. 心电图特点 ①正常 P 波消失，代之以快速、连续、规则的锯齿状扑动波（F 波），多数在Ⅱ、Ⅲ、aVF 导联最宽、最清晰，等电位线消失，频率为 240～350 次/分。②如房室传导比例固定（2∶1、4∶1 较常见），心室律规则，如果房室传导比例不固定或存在不同程度的隐匿性传导，则心室律不规则。③QRS 波群形态正常，若伴有束支传导阻滞或室内差异性传导，QRS 波群宽大畸形。④如以规则的 F 波为主，夹杂有少数不规则的颤动波（f 波），且频率 >350 次/分，则称为不纯性心房扑动（图 9 - 37）。

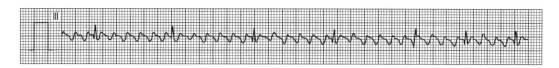

图 9 - 37　心房扑动

2. 意义　心房扑动可见于各种器质性心脏病，如冠状动脉粥样硬化性心脏病、高血压心脏病、心肌病、风湿性心脏病等，也可见于肺栓塞、心力衰竭、甲状腺功能亢进、酒精中毒等原因。近年来，射频消融技术迅速发展，对于典型的心房扑动通过消融三尖瓣环到下腔静脉口之间的峡部区域，可以阻断折返环，达到根治目的。

（二）心房颤动

心房的不规则的、紊乱的电活动称为心房颤动（atrial fibrillation，Af），是最常见的心律失常之一。心房颤动发生机制比较复杂，目前认为多数为心房内多个小折返激动所致，少数为局灶触发机制。

1. 心电图特点　①正常 P 波消失，代之以快速、连续、不规则的颤动波（f 波），在 Ⅱ、Ⅲ、aVF、V_1 导联最明显，f 波可较粗大，亦可较细小，频率为 350～600 次/分；②心室节律极不规则，频率波动范围亦较大，可低于 60 次/分，称为慢心室率心房颤动，高于 100 次/分则称为快心室率心房颤动；③QRS波群形态正常，若伴有束支传导阻滞或室内传导阻滞，QRS 波群宽大畸形（图 9 - 38）。

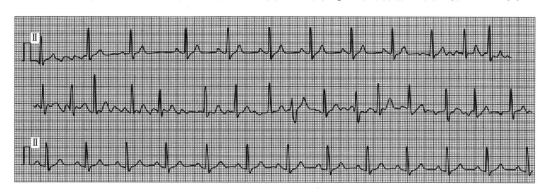

图 9 - 38　阵发性心房颤动

心房颤动时由于心房率极快且不规则，激动下传时可落在心室相对不应期，产生室内差异性传导。常出现在前一个 RR 间距偏长，而与下一个 QRS 波群相距较近时（长 - 短周期规律），多呈现为完全性右束支传导阻滞图形，应与室性期前收缩鉴别。

2. 意义　心房颤动可见于各种器质性心脏病，如风湿性心脏病、冠状动脉粥样硬化性心脏病、高血压心脏病、心肌病、缩窄性心包炎、感染性心内膜炎、肺源性心脏病等，也可见于无明显器质性心脏病者，在情绪激动、运动、大量饮酒等情况下出现，若无明显病因者，称为孤立性心房颤动。

（三）心室扑动与颤动

心室扑动（ventricular flutter）和心室颤动（ventricular fibrillation）是最严重的致死性心律失常，此时心室丧失了正常的舒缩活动，泵血功能丧失，其血流动力学影响等于心室停顿。临床表现为阿 - 斯综合征（Adams - Stroke syndrome）。心室扑动常为心室颤动前奏，持续时间短暂，迅速转为心室颤动。

1. 心电图特点　心室扑动为正常 QRS 波群、ST 段、T 波均消失，心室扑动呈连续、匀齐的正弦曲线样波形，频率为 200～250 次/分；心室颤动为连续的、极不规则的低小颤动波，频率为 200～500 次/分（图 9 - 39，图 9 - 40）。

2. 意义　心室扑动、心室颤动可见于严重的缺血性心脏病；应用抗心律失常药物，特别是引起 Q -

T 间期延长与尖端扭转型室性心动过速的药物；电解质紊乱；严重缺氧；预激综合征合并心房颤动与极快的心室率；电击伤等。

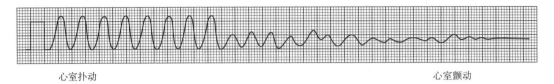

心室扑动   心室颤动

图 9 - 39   心室扑动与心室颤动

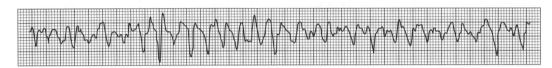

图 9 - 40   心室颤动

六、心脏传导异常

心脏传导异常包括病理性传导阻滞、生理性传导障碍所致的干扰与脱节以及旁路传导。

（一）心脏传导阻滞

冲动在心脏传导过程中，由于心肌某部位不应期延长，造成传导延缓或中断，形成传导阻滞（heart block）。其病因可由各种器质性心脏病引起或传导系统退行性变，亦可由于迷走神经张力增强或药物所致。

根据阻滞程度不同，分为一度（传导延缓）、二度（部分传导中断）、三度（传导完全中断）；根据阻滞部位不同，分为窦房传导阻滞、房内传导阻滞、房室传导阻滞、室内传导阻滞；根据阻滞发生情况，分为暂时性传导阻滞、交替性传导阻滞、渐进性传导阻滞、永久性传导阻滞。

1. 窦房传导阻滞（sinoatrial block，SAB）   窦房结能正常地发出激动，但激动在传导至心房肌组织的过程中发生延缓或完全中断，称为窦房传导阻滞。

（1）一度窦房传导阻滞   因体表心电图不能直接显示窦房结电位，只能通过窦性 P 波的节律变化，间接推测窦房结传导障碍情况。发生一度窦房传导阻滞时，P - P 间期无变化，故一度窦房传导阻滞在体表心电图上不能诊断。

（2）二度窦房传导阻滞   ①I 型，又称文氏型窦房传导阻滞。窦房传导时间逐渐延长（延长的绝对值逐渐缩短），直至窦性激动不能下传心房。心电图表现为：P - P 间距逐渐缩短，直至出现一长 P - P 间距，此长 P - P 间距短于任何 P - P 间距的 2 倍，漏搏后 P - P 间距恢复，再逐渐缩短呈文氏现象（图 9 - 41）。②II 型，窦房传导时间固定，但间断发生传导阻滞。心电图表现为：在规则的 P - P 间距中，突然出现 P - QRS - T 波脱落，形成一长 P - P 间距，此长 P - P 间距是短 P - P 间距的整倍数，通常为 2 ~ 3 倍（图 9 - 42）。

（3）三度窦房传导阻滞   窦房结的激动完全不能下传至心房，亦称完全性窦房传导阻滞。其心电图与窦性停搏无法鉴别，常出现房性逸搏、交界性逸搏、室性逸搏或逸搏心律。

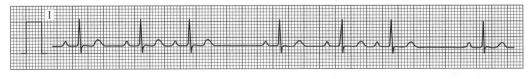

图 9 - 41   二度 I 型窦房传导阻滞

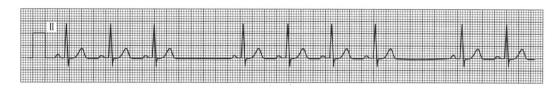

图 9 – 42　二度 II 型窦房传导阻滞

2. 房内传导阻滞（intra – atrial block）　窦房结激动沿结间束传导至房室结，同时又沿房间束（又称 Bachmann bundle）自右心房传至左心房。当结间束和（或）房间束发生传导障碍时，称为房内传导阻滞。

（1）不完全性房内传导阻滞　临床上常见，仅发生房间束传导延迟现象。心电图表现为：P 波增宽，时间≥0.12 秒，常呈双峰，双峰间距≥0.04 秒，与左心房肥大不易鉴别。

（2）完全性房内传导阻滞　临床上较少见，出现心房分离。心电图表现为：在正常窦性 P 波之外，还可见与其无关的异位 P'波或心房颤动波或心房扑动波，自成节律。

3. 房室传导阻滞（atrioventricular block，AVB）　激动自心房到心室传导过程中出现延缓或中断，称为房室传导阻滞，阻滞部位可发生在房室结、希氏束、束支等不同部位。常见于器质性心脏病，一度房室传导阻滞及二度 I 型房室传导阻滞亦可见于正常人，与迷走神经张力增高有关。

（1）一度房室传导阻滞　心电图表现为成人 P – R 间期 >0.20 秒（老年人 >0.22 秒），或两次心电图比较，心率无明显改变而 P – R 间期明显改变（差值 >0.04 秒），即使 P – R 间期在正常范围，亦诊断为一度房室传导阻滞（图 9 – 43）。

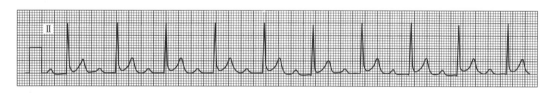

图 9 – 43　一度房室传导阻滞

（2）二度房室传导阻滞　①I 型：P – R 间期逐渐延长（每次延长的绝对值递减），直至 P 波后脱漏 1 次 QRS 波，脱漏后的 P – R 间期缩短，又渐延长，直至 P 波后再次出现 QRS 波脱漏，如此周而复始，称为文氏现象（Wenckebach phenomenon）。此型阻滞部位多在房室结内，预后较好（图 9 – 44）。②II 型：P 波规律出现，P—R 间期固定（正常或延长），周期性出现 QRS 波群脱漏，激动在房室间呈一定比例下传（图 9 – 45）。凡 P 波后连续出现 2 次或 2 次以上的 QRS 波群脱漏者，称为高度房室传导阻滞。此型阻滞多为器质性病变，是由于传导系统绝对不应期明显延长所致，阻滞部位多在希氏束内，少数位于束支部分，前者 QRS 波群形态正常，后者 QRS 波群宽大畸形。预后较差，易进展为三度房室传导阻滞。2∶1 房室传导阻滞既可能属于 I 型，亦可能属于 II 型房室传导阻滞，若同时能记录到 3∶2 房室传导阻滞，第 2 个 P – R 间期延长者，则可确诊为 I 型房室传导阻滞。

（3）三度房室传导阻滞　又称为完全性房室传导阻滞，由于心房冲动完全不能下传，在阻滞部位以下的潜在起搏点就会发放激动，形成逸搏心律。心电图表现为：心房、心室各自激动，P 波与 QRS 波群完全无关，心房率快于心室率。QRS 波群形态及心室率与心室逸搏点位置有关，如果位于希氏束分权以上，QRS 波群形态正常，心室率 40～60 次/分；若位于希氏束分权以下，QRS 波群宽大畸形，心室率低于 40 次/分（图 9 – 46）。若激动绝大多数不能下传，偶有下传时，称为几乎完全房室传导阻滞。

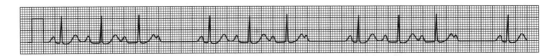

图 9 - 44　二度 I 型房室传导阻滞

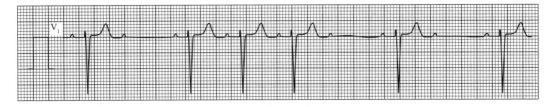

图 9 - 45　二度 II 型房室传导阻滞

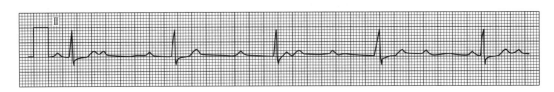

图 9 - 46　三度房室传导阻滞

4. 室内传导阻滞（intraventricular block）　阻滞部位发生于希氏束分叉以下的心室内传导系统或心室肌的传导阻滞，称为室内传导阻滞。包括左、右束支传导阻滞，左束支分支（左前分支、左后分支）传导阻滞及非特异性室内传导阻滞。

（1）右束支传导阻滞（right bundle branch block，RBBB）　右束支细长，为单侧冠状动脉分支供血，故易发生传导阻滞。右束支传导阻滞可见于各种器质性心脏病，亦见于正常人；完全性右束支传导阻滞时，激动自左束支下传，心室除极起始向量不变，自室间隔中 1/3 开始，继之左心室除极，最后激动继续沿室间隔及右心室肌向右进行，除极速度缓慢，形成终末向量明显偏右前方的特点；由于除极程序改变，复极程序也发生相应改变，形成继发性 ST - T 改变。

心电图表现为：①QRS 波群时限≥0.12 秒。②右胸导联（V$_1$ 或 V$_2$）QRS 波群呈 rsR′型或 M 型，R′波宽钝。③ I 、V$_5$、V$_6$导联 S 波增宽，S 波宽于 R 波或 S 波≥0.04 秒。④V$_1$导联呈有切迹的 R 波时，R 峰时间 >0.05 秒；⑤继发 ST - T 改变（即 ST - T 方向与 QRS 波终末向量方向相反）（图 9 - 47）。若QRS 波群时间 <0.12 秒，称为不完全性右束支传导阻滞。当 R$_{V_1}$≥1.5mV，心电轴右偏时，应考虑合并右心室肥大的诊断。当 R$_{V_1}$呈 QR 型时，应考虑合并前间壁或前壁心肌梗死的诊断。

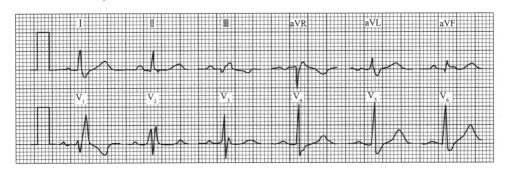

图 9 - 47　完全性右束支传导阻滞

（2）左束支传导阻滞（left bundle branch block，LBBB）　左束支较粗短，不易发生传导阻滞，故左束支传导阻滞常为器质性心脏病表现。完全性左束支传导阻滞时，激动沿右束支下传，由于右束支分支较晚，除极自室间隔下 1/3 的右前向左后进行，同时右心室肌亦开始除极，由于室间隔较右心室壁厚，除极综合向量指向左后，故 I 、V$_5$、V$_6$ 导联常无 q 波；激动继续沿室间隔向左心室进行，除极速度缓慢。

　　心电图表现为：①QRS 波群时限≥0.12 秒。②左胸导联（ I 、aVL、V$_5$、V$_6$）呈宽而有切迹的 R 波，其前无 q 波（aVL 导联可除外）。③V$_5$、V$_6$ 导联 R 峰时间 >0.06 秒。④V$_1$、V$_2$ 导联呈 QS 型或 rS 型，S 波明显加宽。⑤继发 ST‐T 改变（图 9‐48）。若 QRS 波群时限 <0.12 秒，称为不完全性左束支传导阻滞。当 I 、V$_5$、V$_6$ 导联出现 Q 波，V$_1$、V$_2$ 导联出现 R 波时，应考虑合并心肌梗死的可能。当 R$_{V_5}$≥2.5mV 时，应考虑合并左心室肥大的诊断。

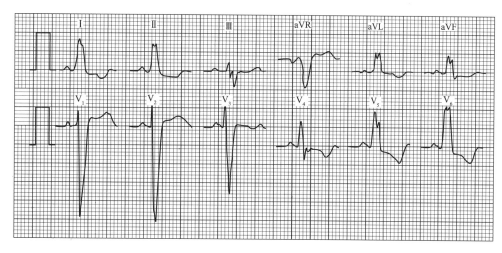

图 9‐48　完全性左束支传导阻滞

　　（3）左前分支传导阻滞（left anterior fascicular block，LAFB）　　左束支分为左前分支、左后分支及结构不太恒定的左间隔支，其末端纤维互相交织成为浦肯野纤维丛的一部分。左前分支细长，由左前降支动脉供血，易发生传导障碍。当左前分支阻滞时，左心室开始除极后，激动首先沿左后分支向下方使室间隔的后下部及膈面内膜除极，然后通过浦肯野纤维丛向左上以激动心室前侧壁。因此，QRS 初始向量向下向右，QRS 中、末向量向左向上，其综合向量轴左偏。

　　心电图表现为：①额面 QRS 电轴左偏 ‐45°～‐90°。②I 、aVL 导联 QRS 波群呈 qR 型，II 、III 、aVF 导联呈 rS 型，R$_I$<R$_{aVL}$，S$_{III}$>S$_{II}$。③QRS 时限轻度延长，但 <0.12 秒。④符合以上标准，但电轴左偏 ‐30°～‐45°，诊断为可能左前分支传导阻滞或不完全性左前分支传导阻滞（图 9‐49）。

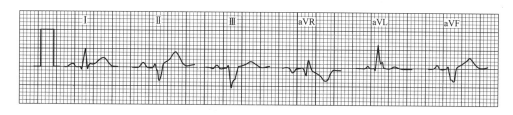

图 9‐49　左前分支传导阻滞

　　以下情况需注意：①当 II 、III 、aVF 导联 r 波很小时，易误认为 QS 型，应与下壁心肌梗死相鉴别。②I 、aVL 导联有 q 波，但 q 波 <40 毫秒，如≥40 毫秒，应考虑高侧壁心肌梗死。③胸导联 R 波递增不良，表现为 V5、V6 导联 S 波加深，易误认为合并有右心室肥厚。

　　（4）左后分支传导阻滞（left posterior fascicular block，LPFB）　　左后分支较粗短，具有双重血液供应，不易发生传导阻滞。当左后分支传导阻滞时，左心室除极开始后，激动先沿前支进行，故 QRS 初始向量向左并略向上，中、末 QRS 向量向下向右，综合 QRS 向量右偏。

心电图表现为：①额面 QRS 电轴右偏 +90° ~ +180°。② I 、aVL 导联 QRS 波群呈 rS 型，Ⅱ、Ⅲ、aVF 导联呈 qR 型。③QRS 时限轻度延长，但 <0.12 秒（图 9 – 50）。

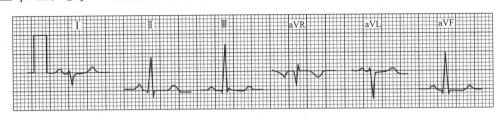

图 9 – 50　左后分支传导阻滞

诊断左后分支传导阻滞需排除右心室受累疾病（如肺源性心脏病、肺气肿）、极度垂位心、广泛侧壁心肌梗死等。当左心受累疾病出现电轴右偏，临床无右心病变征象时，高度怀疑左后分支传导阻滞。

（5）非特异性室内传导阻滞　又称为"室内终末传导延缓"，阻滞发生在浦肯野纤维或心室肌细胞水平。心电图各导联 QRS 波群时限均≥0.11 秒，但 QRS 波群形态既不符合左、右束支传导阻滞，也不符合分支阻滞图形。多见于心肌坏死及纤维化、心肌炎、心肌病、高钾血症等情况。

（二）干扰与脱节

心脏的传导系统在发放激动或被其他部位的激动通过之后，有一个较长的不应期，对于接踵而来的激动表现出不能应激（发生在有效不应期）或应激缓慢（发生在相对不应期），这种现象称为"干扰"（interference）。干扰可以发生在窦房结、心房内、房室交界区、束支、分支、浦肯野纤维及心室肌等不同部位，最常见的部位是房室交界区。例如，房性期前收缩的代偿间歇不完全、房性期前收缩本身的 P′ – R′间期延长、间位性期前收缩或室性期前收缩后的窦性 P – R 间期延长等，均属干扰现象。干扰是一种生理现象，应注意与传导阻滞鉴别。

当心脏两个独立的起搏点并行地产生激动时，可发生一系列的干扰现象，称为干扰性房室脱节（interference atrioventricular dissociation），简称"脱节"（dissociation）。如每次激动均发生干扰性房室脱节，即两激动完全脱离关系者，称为完全性干扰性房室脱节；如两激动中有一次或一次以上并不发生干扰性脱节，称为不完全性干扰性房室脱节。干扰性房室脱节可分为房内脱节、房室脱节、交界区内脱节和室内脱节四类。

（三）预激综合征

预激综合征（pre – excitation syndrome）是指在房室之间除正常的房室结 – 希浦系统之外，还存在附加的特殊肌束（旁路），心房激动可部分（或全部）经旁路下传，形成特殊的心电图表现。预激综合征有以下类型。

1. 经典型预激综合征　又称 WPW 综合征（Wolff – Parkinson – White syndrome），是一种最常见的房室旁路，附加肌束（Kent 束）位于房室之间。心房激动经旁路下传，使部分心室肌提前激动，同时激动经正常房室结途径下传激动其他部分心室肌。心电图特点为：①PR 间期 <0.12 秒；②QRS 波群时限≥0.12 秒，起始部粗钝，有切迹，形成 Δ 波；③P – J 间期正常（≤0.26 秒）；④继发 ST – T 改变。根据胸导联 Δ 波极性及 QRS 波形态，WPW 综合征分为 2 种类型：A 型为胸导联 Δ 波及 QRS 波主波方向均向上，可能为左侧旁路（图 9 – 51）；B 型为 V₁ 导联 Δ 波及 QRS 波主波方向均向下，V₅ 导联 Δ 波及 QRS 波主波方向均向上，可能为右侧旁路（图 9 – 52）。

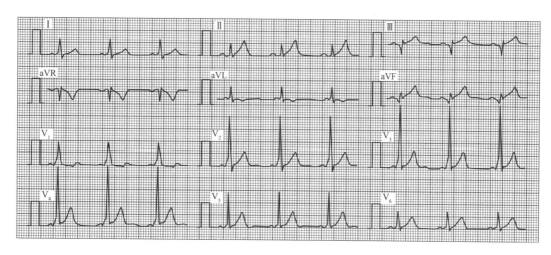

图 9－51   WPW 综合征（左侧旁路）

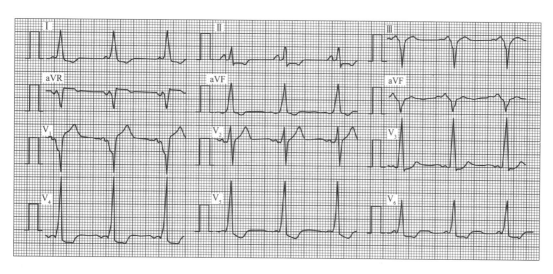

图 9－52   WPW 综合征（右侧旁路）

2. 短 PR 综合征   又称 LGL 综合征（Lown－Ganong－Levine syndrome），是一种较少见的旁路。附加肌束（James 束）自心房绕过房室结，终止于希氏束。目前亦有认为是由于房室结较小或房室结内存在一条传导速度快的通道引起房室结加速传导。心电图上表现为 P－R 间期 <0.12 秒，但 QRS 起始部无预激波（图 9－53）。

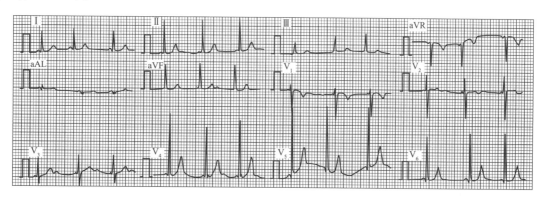

图 9－53   短 PR 综合征

3. Mahaim 型预激综合征   Mahaim 纤维为最少见的一类附加肌束，近年有研究发现该纤维束实际是连接右心房与右束支远端或右心房与三尖瓣环下右心室的旁路；该纤维具有房室结的特点，其传导缓慢，故 P−R 间期正常，但 QRS 波起始有 Δ 波。

预激综合征多见于健康人，但可伴发各种类型快速性心律失常，主要有房室折返性心动过速、心房颤动等。伴发心房颤动时如旁路不应期过短，可以导致心室率过快，甚至进展为心室颤动。预激综合征的治疗主要是控制心律失常的发生，近年来随着导管射频消融技术的发展，可以对其进行根治。

七、逸搏与逸搏心律

窦房结或其他高位起搏点的自律性降低（如窦性心动过缓）、丧失（如窦性停搏）或因传导障碍而不能下传时（如窦房传导阻滞或房室传导阻滞），异位起搏点按其固有频率被动地发出有效激动，如仅发生 1~2 次者称为逸搏（escape），如逸搏不受主导心律的干扰而连续 3 次或 3 次以上出现时称为逸搏心律（escape rhythm）。根据异位起搏点的位置不同，分为房性逸搏、交界性逸搏、室性逸搏，其中交界性逸搏最常见，房性逸搏最少见，这是一种具有保护作用的被动性异位心律失常。

（一）房性逸搏与逸搏心律

1. 房性逸搏 心电图表现：①在一个较窦性周期为长的间歇后出现一个房性 P′波。②其形态与同导联窦性 P 波不同。③QRS 波群形态正常，P′−R 间期≥0.12 秒。

2. 房性逸搏心律 心电图表现：①窦性 P 波消失，连续出现 3 次或 3 次以上的房性 P′波，其特征与房性逸搏相同。②心房率与心室率相同，缓慢而规则，频率为 50~60 次/分。

根据 P 波形态，可判断异位起搏点位置：当Ⅰ、aVR 导联 P 波直立，Ⅱ、Ⅲ、aVF 导联 P 波倒置时，异位起搏点位于右心房下部的冠状窦附近；当Ⅰ、V₅导联 P 波倒置，V₁导联 P 波直立时，异位起搏点位于左心房；当 P 波形态多变，其振幅自较高、渐低甚至倒置，P−R 间期有周期性变异，称为游走心律。

（二）交界性逸搏与逸搏心律

1. 交界性逸搏 心电图表现：①在一个较长间歇后延迟出现一个 QRS 波群，其形态与窦性下传者相同。②QRS 波群前或后常无 P 波，亦可有一逆行 P′波，此时 P′−R 间期≤0.12 秒或 R−P′间期≤0.20 秒。

2. 交界性逸搏心律 心电图表现：①窦性 P 波消失，连续出现 3 次或 3 次以上的 QRS 波群，其特点与交界性逸搏相同。②心室频率多为 40~60 次/分，节律整齐。

（三）室性逸搏与逸搏心律

1. 室性逸搏 心电图表现：在一个较窦性周期为长的间歇后，出现一宽大畸形的室性 QRS 波群，QRS 波群时间多在 0.12~0.16 秒，ST 段与 T 波方向与 QRS 波群主波方向相反，QRS 波群前后多无相关的 P 波。

2. 室性逸搏心律 心电图表现：窦性 P 波消失，连续出现 3 次或 3 次以上的宽大畸形的室性 QRS 波群，其特点与室性逸搏相同，心室率缓慢，频率在 20~40 次/分，节律可略有不整。

室性逸搏心律是最严重的一种逸搏心律，常提示双结（窦房结、房室结）病变。见于束支水平以下的三度房室传导阻滞、药物中毒（如洋地黄）、电解质紊乱（如高钾血症），以及严重器质性心脏病的临终前心律。

（四）反复心律

反复心律（reciprocal rhythm）又称反复搏动（reciprocal beat），是一种特殊形式的折返激动，见于房室结存在双径路时。当交界性逸搏逆行上传缓慢、R−P′间期≥0.20 秒时，逆行的心房激动可在房室结内折返下传心室，引起心室再次激动。心电图表现为 2 个 QRS 波群相距较近，其间有一逆行 P′ 波（图 9-54），如 2 个 QRS 波群之间有一正向（窦性）P 波，则称为逸搏 - 夺获搏动，属伪反复搏动（pseudoreciprocal beat）。

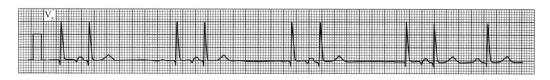

图 9-54　反复心律（二联律）

第四节　药物与电解质紊乱对心电图的影响

一、药物对心电图的影响

临床上某些药物可影响心肌的除极和复极过程，从而产生一系列心电图改变。最常见的药物有洋地黄和抗心律失常药物如奎尼丁、胺碘酮等。心电图的改变可以反映其治疗作用及其不良反应。

（一）洋地黄

洋地黄直接作用于心室肌，使动作电位的 2 位相缩短以致消失，并减少 3 位相坡度，因而动作电位时程缩短，引起心电图特征性表现。

1. 洋地黄效应（digitalis effect）　①ST 段呈下斜型压低，与倒置（或负、正双相）的 T 波形成"鱼钩样"改变。②Q-T 间期缩短（图 9-55，图 9-56）。以上改变在以 R 波为主的导联上较明显。此改变与药物剂量无关，只说明近期内用过洋地黄，称为洋地黄效应。

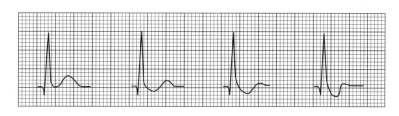

图 9-55　应用洋地黄后逐渐变成特征性"鱼钩样"的 ST-T 改变模式图

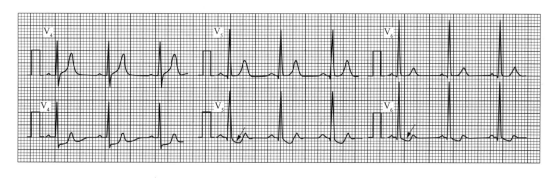

图 9-56　洋地黄效应（ST-T 呈鱼钩样改变）

2. 洋地黄中毒（digitalis toxicity）　洋地黄中毒可引起各种各样的心律失常，包括激动起源异常、激动传导异常和激动起源、传导异常，其中以室性期前收缩最为常见，尤其是以联律形式出现为多，严重时可出现室性心动过速甚至心室颤动；阵发性室上性心动过速伴2∶1房室传导以及不同程度的房室传导阻滞亦是常见的洋地黄中毒表现。

（二）胺碘酮

胺碘酮是目前常用的广谱抗心律失常药物，其主要作用是延长动作电位时间，心电图表现为T波高大，Q-T间期延长；若超过原Q-T间期25%时应减量或停药。中毒时可反复出现尖端扭转型室性心动过速，甚至心室颤动。

其他抗心律失常药如索他洛尔、维拉帕米、美西律、普罗帕酮等应用过程中，均可出现心电图改变，主要表现为窦性心动过缓、房室传导阻滞以及室内传导组织、期前收缩、阵发性心动过速等（此即为抗心律失常药物的致心律失常作用），故在应用过程中，应定期检查心电图。奎尼丁、普鲁卡因胺目前临床已较少使用。

二、电解质紊乱对心电图的影响

血清电解质浓度的增高与降低，会影响心肌的除极和复极以及激动的传导，导致心电图发生改变。在各种电解质中，钾对于心肌细胞的影响最为明显，其他如钙、镁、钠等也对心肌细胞有一定的影响。

（一）低钾血症

正常血清钾浓度为3.5～5.5mmol/L，当血清钾浓度低于3.5mmol/L时为低钾血症。血钾过低时，心肌细胞动作电位3位相复极延缓，舒张期自动除极速度加快，自律性增强。心电图表现为：①u波增高，可高达0.1mV以上，有时超过同一导联T波的振幅；②T波振幅降低，平坦甚至倒置；③ST段下移达0.05mV以上；④可出现各种心律失常，如窦性心动过速、期前收缩（尤其是室性期前收缩）、阵发性心动过速等（图9-57）。

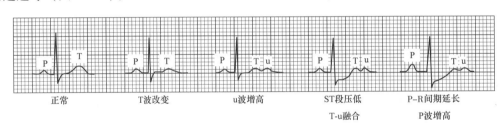

图9-57 低钾血症：随血钾水平逐渐降低引起的心电图改变示意图

（二）高钾血症

当血钾浓度超过5.5mmol/L时为高钾血症。血钾过高时，心肌动作电位0位相除极延缓，3位相复极加快。随着血钾浓度的逐渐增高，心电图可出现：①T波高尖，升降支对称、基底变窄，形成"帐篷状"改变；②QRS时间增宽，R波降低，S波变深；③ST段下移；④P波变低甚至消失，出现"窦室传导"（心房肌麻痹）；⑤严重者可出现房室传导阻滞、阵发性室性心动过速、心室颤动等（图9-58）。

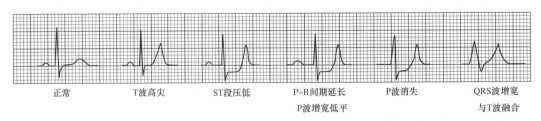

图9-58 高钾血症：随血钾水平逐渐升高引起的心电图改变示意图

（三）低钙血症与高钙血症

当血清蛋白浓度正常时，正常血钙浓度为 2.25 – 2.75mmol/L。血钙低于 2.25mmol/L，或血清钙低于 1mmol/L，称为低钙血症。血钙大于 2.75mmol/L，或血清钙低于 1.25 mmol/L，称为高钙血症。血钙过低时，心肌细胞动作电位 2 位相延长，心电图表现为 ST 段平坦、延长，QT 间期延长（由于 ST 段延长所致）；血钙过高时，心肌细胞动作电位 2 位相缩短，心电图表现为 ST 段下垂、缩短，Q – T 间期缩短。

第五节　抗心律失常药

心律失常（arrhythmia）主要是指心脏搏动的节律和频率异常。心律正常时，心脏协调而有规律地收缩、舒张，顺利地完成泵血功能。心律失常时，心脏泵血功能发生障碍，影响全身组织器官的供血。临床上通常把心律失常分为缓慢型心律失常和快速型心律失常。心律失常的治疗方式有药物治疗和非药物治疗（起搏器、电复律、导管消融和手术等）两种。药物治疗在抗心律失常方面发挥了重要作用，这些药物作用于心肌细胞膜的离子通道或受体，影响心肌细胞膜对 Na^+、Ca^{2+} 和 K^+ 的通透性以及心肌的电生理活动，使心脏恢复到正常搏动。

一、心律失常发生的电生理学机制

引起心律失常的因素很多，如心肌缺血、缺氧、酸中毒或碱中毒、电解质紊乱、植物神经功能紊乱、药物（包括抗心律失常药物）、心肌纤维过度牵拉、心肌损伤等。心律失常发生的基础是心肌细胞电生理的异常，心肌组织内形成折返激动、心肌细胞自律性增高和出现后除极是心律失常发生的主要机制。

1. 折返激动（reentry）　是指一次冲动下传后，又沿另一环形通路折回，再次兴奋已兴奋过的心肌，是引发快速型心律失常的重要机制之一，其形成过程如图 9 – 59。

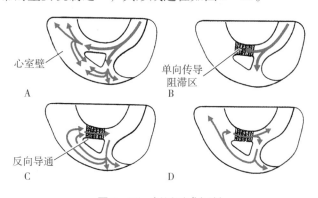

图 9 – 59　折返形成机制

折返激动形成的结构基础是心肌组织在解剖结构上存在环形传导通路，并在此通路上的某一点存在单向传导阻滞。心肌传导功能障碍是诱发折返的重要原因。折返环路中通常存在单向传导阻滞区，冲动不能正常通过该区域从近端下传，却可使周围正常心肌顺序去极化，当冲动到达单向传导阻滞区远端时可缓慢逆向通过该区并到达其近端，此时相邻心肌已恢复其反应性并可在该冲动作用下再次兴奋，从而形成折返。

单次折返激动可引起早搏，连续折返可引起阵发性室上性或室性、心房或心室的扑动和颤动等。

2. 自律性升高　窦房结、心房传导系统、房室结、浦氏纤维均为自律细胞，其中窦房结为正常起搏点。正常人在安静状态下，窦房结有规律地发出 60～100 次/分冲动，产生正常窦性心律。当窦房结自律性异常增高、减低或不规则时，即可分别产生窦性心动过速、窦性心动过缓或窦性心律不齐等心律失常。当窦房结以外的潜在起搏点自律性增高时，则可产生期前收缩、异位性心动过速等心律失常。另外，心房肌、心室肌等非自律心肌细胞，在缺血缺氧条件下，当静息电位降低到 -60mV 以下亦会出现异常自律性，这种异常自律性向周围组织扩布也会发生心律失常。

3. 后除极 指心肌细胞在一个动作电位后产生一个提前的去极化，称为后除极（afterdepolarization）。根据后除极发生时间不同，分为早后除极和迟后除极两种。

（1）早后除极（early afterdepolarization，EAD） 是一种发生在完全复极之前的后除极，主要由 Ca^{2+} 内流增多所引起，常发生于复极 2 期或 3 期，动作电位时程过度延长时易于发生。延长动作电位时程的因素如药物、胞外低钾等都可能诱发早后除极。早后除极所致心律失常以尖端扭转型室性心动过速（torsades de pointes）常见。

（2）迟后除极（delayed afterdepolarization，DAD） 是细胞内钙超载时发生在动作电位完全或接近完全复极时的一种短暂的振荡性除极。细胞内钙超载时，激活钠－钙交换电流（$Na^+ - Ca^{2+}$ exchanger），泵出 1 个 Ca^{2+}，泵入 3 个 Na^+，表现为内向电流，引起膜去极化，当达到钠通道激活电位时，引起新的动作电位。强心苷中毒、心肌缺血、细胞外高钙等均可诱发迟后除极。

二、抗心律失常药的基本作用机制和分类

（一）抗心律失常药的基本作用机制

抗心律失常药的作用机制是影响心肌细胞膜离子通道而改变离子流，即改变心肌细胞电生理特性。针对快速型心律失常发生的机制，抗心律失常药的基本电生理作用是降低自律性，改善传导和延长不应期。

1. 降低自律性 抗心律失常药物通过抑制快反应细胞 4 相 Na^+ 内流或抑制慢反应细胞 4 相 Ca^{2+} 内流，使除极速率减慢（降低斜率）便可降低自律性；药物促进 K^+ 外流而增大最大舒张电位，使其较远离阈电位，也降低自律性。

2. 减少后除极与触发活动

（1）消除早后除极 通过促进或加速复极，缩短 APD，或抑制早后除极上升支的内向离子流，均可消除早后除极及其引起的触发活动。常用药物为钾外流促进药。

（2）消除迟后除极 降低细胞内钙浓度或抑制一过性钠内流可消除迟后除极。钙通道阻滞药和钠通道阻滞药有效。

3. 延长有效不应期 药物改变传导性或延长有效不应期可消除折返。钙通道阻滞药和 β 肾上腺素受体阻断药可减慢房室结传导，从而消除房室结折返所致的室上性心动过速；钠通道阻滞药和钾通道阻滞药可延长快反应细胞的有效不应期，钙通道阻滞药如维拉帕米和钾通道阻滞药可延长慢反应细胞的有效不应期。

（二）抗心律失常药的分类

目前采用最广泛的是 Vaughan Williams 分类法，此分类法根据药物的主要作用通道和电生理特点，将抗快速型心律失常药物归纳成四大类：Ⅰ类钠通道阻滞药；Ⅱ类 β 肾上腺素受体阻断药；Ⅲ类延长动作电位时程药；Ⅳ类钙通道阻滞药。抗快速型心律失常药的分类和作用特点如下。

1. Ⅰ类钠通道阻滞药 根据对钠通道阻滞强度和阻滞后通道的复活时间常数（$\tau_{recovery}$）将其分为 3 个亚类，即Ⅰa、Ⅰb、Ⅰc。

（1）Ⅰa类 $\tau_{recovery}$ 1～10 秒，适度阻滞 Na^+ 通道，降低动作电位 0 期除极速率，不同程度地抑制

心肌细胞 K^+ 及 Ca^{2+} 通道，延长复极过程，尤其显著延长有效不应期。代表药物是奎尼丁、普鲁卡因胺等。

（2）Ⅰb类　$\tau_{recovery}$ <1 秒，轻度阻滞 Na^+ 通道，轻度降低动作电位 0 期除极速率，降低自律性，缩短或不影响动作电位时程。代表药是利多卡因、苯妥英钠等。

（3）Ⅰc类　$\tau_{recovery}$ >10 秒，明显阻滞 Na^+ 通道，显著降低动作电位 0 期除极速率及幅度，明显减慢传导。代表药是普罗帕酮、氟卡尼等。

2. Ⅱ类 β 肾上腺素受体阻断药　药物通过阻断心肌细胞 β 受体，抑制交感神经兴奋所致的起搏电流、Na^+ 电流和 L 型 Ca^{2+} 电流增加，减慢 4 相舒张期自动除极速率，降低自律性；还减慢动作电位 0 相除极速率，减慢传导速度。代表药是普萘洛尔等。

3. Ⅲ类延长动作电位时程药　阻滞多种 K^+ 通道，延长动作电位时程和有效不应期。代表药是胺碘酮，属典型的多靶点单组分药物，除阻滞 K^+ 通道外，还阻滞起搏细胞的 Na^+、Ca^{2+} 通道等。

4. Ⅳ类钙通道阻滞药　主要抑制 L 型钙电流，降低窦房结自律性，减慢房室结传导性，抑制细胞内 Ca^{2+} 超载。本类药物有维拉帕米和地尔硫䓬。

其他未列入上述分类的抗心律失常药还有：可用于室上性心动过速治疗的腺苷（adenosine）和可用于心房纤颤、心房扑动和阵发性室上性心动过速治疗的地高辛（digoxin）。

三、常用抗心律失常药

（一）Ⅰ类药—钠通道阻滞药

1. Ⅰa类

奎尼丁

奎尼丁（quinidine）为金鸡纳树皮中所含的生物碱。20 世纪初发现金鸡纳制剂具有抗心律失常作用，后来证实奎尼丁为其主要成分。

【体内过程】

口服后几乎全部被胃肠道吸收，生物利用度约为 80%，1 ~ 3 小时血浆药物浓度达高峰，血浆蛋白结合率约为 80%，组织中药物浓度较血药浓度高 10 ~ 20 倍，心肌浓度尤高。主要经过 CYP_{450} 氧化代谢，其羟化代谢物仍有药理活性，20% 以原形随尿液排出。

【药理作用】

奎尼丁可适度阻滞 Na^+ 通道，高浓度尚能抑制 K^+ 外流及 Ca^{2+} 内流。还具有抗胆碱作用和阻断外周 α 受体的作用。

①降低自律性：治疗剂量下，奎尼丁能降低浦肯野纤维、心房肌及心室肌的自律性，在窦房结功能低下时，还可明显抑制窦房结的自律性，但对正常窦房结影响较小。

②减慢传导：奎尼丁能通过阻滞 Na^+ 通道，降低 0 期上升速率，减慢传导速度，使单向传导阻滞变为双向传导阻滞，以消除折返激动引起的心律失常。奎尼丁的抗胆碱作用可加快房室结的传导性，故用其治疗心房颤动和心房扑动时，应先用强心苷类药物抑制房室结的传导，以防心室率过快。

③延长 ERP：奎尼丁减少 3 相 K^+ 外流，延长心室肌和浦肯野纤维等的 APD 和 ERP，以延长 ERP 更为显著，使 ERP/APD 比值加大，可消除折返激动引起的心律失常。

④其他：可减少 Ca^{2+} 内流，具有负性肌力作用；竞争性地阻断 M 受体，有抗胆碱作用，此作用可使心率加快、房室结传导加快；还可阻断 α 受体，扩张血管，使血压降低。

【临床应用】

奎尼丁为广谱抗心律失常药，可治疗多种快速型心律失常，也是重要的转复心律后防止复发的药物之一。用于心房扑动和心房颤动复律，成功率为 65% ~ 85%，对电复律后窦性心律的维持也有较好作用。对预激综合征所致房颤有效。

【不良反应】

约 1/3 患者应用奎尼丁后出现不同程度及类型的不良反应。

①胃肠反应：30% ~ 50% 患者使用奎尼丁后会发生腹泻，最常见。腹泻引起低血钾可加重奎尼丁所致尖端扭转型心动过速。其他症状有食欲不振、恶心、呕吐和腹痛等。

②金鸡纳反应：久用奎尼丁导致血浆中药物浓度过高，可引起"金鸡纳反应（cinchonic reaction）"，表现为头痛、头晕、耳鸣、腹泻、恶心、视物模糊、神志不清和精神失常等症状，是少见的不良反应。

③心血管反应：较严重，因奎尼丁能阻断 α 受体，扩张血管和减弱心肌收缩力而导致低血压；有的患者出现房室及室内传导阻滞、心衰，甚至室性心动过速或室颤，严重者可发展为奎尼丁晕厥，发作时患者意识突然丧失，伴有惊厥、阵发性心动过速，甚至室颤而导致死亡。

④过敏反应：可有发热、偶见血小板、粒细胞减少等。

严重的心肌损害、心功能不全，严重的房室传导阻滞、强心苷中毒、低血压、高钾血症以及对奎尼丁过敏者禁用，肝、肾功能不良者慎用。

普鲁卡因胺

普鲁卡因胺（procainamide）是局麻药普鲁卡因的衍生物，1951 年开始用于临床。

【体内过程】

口服吸收迅速而完全，1 小时血药浓度达高峰。肌内注射 0.5 ~ 1 小时或静脉注射 4 分钟血药浓度即达峰值。生物利用度约为 80%，$t_{1/2}$ 为 3 ~ 4 小时。该药在肝脏代谢为仍具活性的 N - 乙酰普鲁卡因胺。N - 乙酰普鲁卡因胺也具有抗心律失常作用，其延长动作电位时程的作用与普鲁卡因胺相当；与母药不同的是该药基本不阻滞钠通道。

【药理作用】

普鲁卡因胺的心脏电生理作用与奎尼丁相似，但无明显拮抗胆碱及 α 肾上腺素受体作用。普鲁卡因胺阻滞开放状态的 Na^+ 通道，降低心肌自律性，减慢传导，延长大部分心脏组织的动作电位时程和有效不应期。

【临床应用】

本药为广谱抗心律失常药，主要用于室性心律失常，如室性早搏和室性心动过速。静脉注射或静脉滴注用于室上性和室性心律失常急性发作的治疗，但对于急性心肌梗死所致的持续性室性心律失常，普鲁卡因胺不作为首选。

【不良反应】

口服可引起胃肠道反应，静脉给药（血药浓度 >10μg/ml）可引起低血压和传导减慢。N - 乙酰普鲁卡因胺的血浆药物浓度 >30μg/ml 时可发生尖端扭转型心动过速。过敏反应较常见，如皮疹、药热、白细胞减少、肌痛等。还可出现幻觉、精神失常等。长期应用，少数患者合并红斑狼疮综合征。

2. Ib 类

利多卡因

利多卡因（Lidocaine）于 1950 年用于心导管检查时发现其可治疗室性心律失常，目前为 Ib 类代表药物。

【体内过程】

口服首过消除明显，生物利用度低，故不宜口服给药。静脉给药 1 分钟起效，5 分钟达高峰，与血浆蛋白结合率约 70%，体内分布广泛。主要肝脏代谢，代谢产物经肾排出，$t_{1/2}$ 为 1~2 小时。

【药理作用】

利多卡因对心脏的直接作用是抑制 Na^+ 内流，促进 K^+ 外流。治疗量主要作用于浦肯野系统和心室肌，对其他部位心肌组织及自主神经无明显影响。

①降低自律性：利多卡因通过促进浦肯野纤维 4 相 K^+ 外流，抑制 Na^+ 内流，使自动除极斜率降低，减慢 4 相除极速度。利多卡因促 K^+ 外流作用在细胞内低 K^+ 时可被减弱。

②相对延长有效不应期：利多卡因促进 3 相复极时的 K^+ 外流而缩短浦肯野纤维的动作电位时程及有效不应期，因动作电位时程缩短程度大于有效不应期缩短的程度，而使后者在整个动作电位时程中所占比例增加（相对延长），有利于消除折返激动。本药对早后除极和迟后除极均有抑制作用。

③影响传导：利多卡因对传导的影响较为复杂。治疗量时对传导系统无明显影响。细胞外 K^+ 浓度较高时能减慢传导，酸中毒可增强其减慢传导的作用。利多卡因明显抑制缺血心室肌的兴奋性和传导性，其机制与心肌缺血时细胞外 K^+ 浓度高且血液偏酸有关。对血钾降低或部分牵张除极的浦肯野纤维，因促 K^+ 外流而引起超极化，使 0 相除极钠通道开放增多，大于其对钠通道阻滞作用，使传导加速。

【临床应用】

利多卡因属窄谱抗心律失常药，由于其起效迅速，疗效肯定，是目前临床治疗室性快速心律失常的首选药物。可用于心肌梗死、心脏手术后、心导管术、强心苷中毒等原因引起的室性早搏、室性心动过速、心室颤动等室性快速型心律失常。

【不良反应】

利多卡因的不良反应与剂量有关，主要表现在中枢神经系统，肝功能不良患者静脉注射过快，可出现头晕、嗜睡或激动不安、感觉异常等。剂量过大可引起心率减慢、房室传导阻滞和低血压。二至三度房室传导阻滞患者禁用。眼球震颤是利多卡因中毒的早期信号。心力衰竭、肝功能不全者长期滴注后可致药物蓄积，儿童或老年人使用时应减量。

苯妥英钠

苯妥英钠（phenytoin sodium）为抗癫痫药，20 世纪 50 年代后期用于抗心律失常。

【体内过程】

口服吸收慢而不完全，8~12 小时达高峰。有效血药浓度为 5~20μg/ml。生物利用度为 60%~80%，血浆蛋白结合率约 80%，主要在肝脏水解灭活，经肾脏排泄。能透过胎盘，进入乳汁。

【药理作用】

苯妥英钠对心肌电生理学作用类似利多卡因，仅对希-浦系统发生影响。降低正常及部分除极的浦肯野纤维 4 相自发除极速率，降低其自律性。促 K^+ 外流，缩短 APD 和 ERP，相对延长 ERP。苯妥英钠对窦房结传导性无明显影响，但增加房室结 0 相除极化速率，加快其传导。苯妥英钠还能与强心苷竞争 Na^+,K^+-ATP 酶，并有抗肾上腺素能作用，为治疗强心苷中毒所致快速心律失常的首选药。

【临床应用】

主要适用于洋地黄中毒所致的室性和室上性心律失常，特别对强心苷中毒引起的室性心律失常有效。对房扑、房颤和室上性心律失常也有效。苯妥英钠亦可用于心肌梗死、心脏手术心导管术等所致室性心律失常。

【不良反应】

苯妥英钠快速静注易引起低血压，高浓度可致心动过缓。常见中枢不良反应有头晕、眩晕、震颤、共济失调等，严重者出现呼吸抑制，低血压时慎用，窦性心动过缓及二三度房室传导阻滞者禁用。有致畸作用，孕妇禁用。苯妥英钠能加速奎尼丁、美西律、地高辛、茶碱、雌激素和维生素 D 的肝脏代谢。

美西律

美西律（mexiletine）又称慢心律、脉律定，其化学结构和对心肌电生理的影响与利多卡因相似，亦有局部麻醉作用。

【体内过程】

本药口服吸收迅速而完全，血药浓度达峰时间为 $2\sim3$ 小时，生物利用度约为 90%。血浆蛋白结合率为 70%。约 85% 经肝代谢。半衰期为 $10\sim12$ 小时。该药有效血药浓度为 $0.5\sim2\mu g/ml$，$2\mu g/ml$ 以上不良反应发生率明显增加。少数患者在有效血药浓度时即可出现严重不良反应。

【药理作用】

美西律可抑制 Na^+ 内流，降低动作电位相除极速度，缩短浦肯野纤维的有效不应期。对心脏冲动的产生和传导作用不大，不延长心室除极和复极时程。

【临床应用】

可用于治疗各种快速型室性心律失常。对强心苷中毒、心肌梗死等原因引起的室性心律失常疗效较好。

【不良反应】

本药不良反应发生率较高。临床上 20%~30% 患者口服后出现不同类型的不良反应，其中最常见为胃肠反应，其次为神经系统反应，如头晕、震颤、共济失调、眼球震颤、嗜睡、昏迷或惊厥、精神失常等。该药心血管方面不良反应可有促心律失常作用，如室性心动过速，低血压及加重心力衰竭等。可有过敏反应，极个别出现白细胞及血小板减少。

禁用于缓慢型心律失常、重度心功能不全、心源性休克和有二度及以上房室传导阻滞、病窦综合征者等。

3. Ic 类

普罗帕酮

普罗帕酮（propafenone）又称心律平，化学结构与普萘洛尔相似，20 世纪 80 年代末始用于临床。

【体内过程】

口服吸收完全，但首过消除明显，生物利用度约 2%。$2\sim3$ 小时达血药峰浓度，97% 与血浆蛋白结合。本药主要在肝脏经 CYP2D6 代谢，产物 5-羟普罗帕酮阻滞 Na^+ 通道的作用与原型药等效，但阻断受体的作用则较弱。代谢产物以葡萄糖醛酸结合形式经肾脏排泄，肝功能不全者可明显影响其代谢，降低排泄。原型经肾排泄不足 1%，有效血浓度为 $0.6\sim0.8\mu g/ml$。

【药理作用】

普罗帕酮是兼有局麻作用的 Ic 类抗心律失常药物。阻断 Na^+ 通道也阻断 K^+ 通道，明显减慢传导速度。

①减慢传导，轻度延长 APD 和 ERP：普罗帕酮主要作用于希-浦系统，可显著抑制快钠通道，减慢 0 相最大上升速度，降低动作电位振幅，减慢传导。可延长心房、房室结和心室及旁路的有效不应期，消除折返和后除极。高浓度可抑制 Ca^{2+} 内流。

②治疗浓度的普罗帕酮不影响窦房结的自律性，但可加重窦房结功能障碍患者的病情。

普罗帕酮结构与普萘洛尔相似，具较弱受体阻断作用，有轻度负性肌力作用。本药还有扩张支气管和冠状血管作用。

【临床应用】

属于广谱抗心律失常药。主要用于预激综合征伴室上性心律失常及经房室结的折返性室上性心动过速。还可用于室性早搏、房性早搏，预防室上性心动过速的发作。对房颤、房扑复律效果差。

【不良反应】

本药不良反应发生率较高，多数呈剂量依赖性。

①消化系统和神经系统反应：常见恶心、呕吐、味觉改变、头痛、眩晕等症状。严重可有精神状态改变、视觉紊乱、共济失调及抽搐。偶见有肝功能损害，个别患者发生胆汁瘀积性肝炎。停用或减量后可消失。

②心血管系统反应：诱发或加重室性心律失常、房室或束支传导阻滞、窦性心动过缓、窦性停搏、低血压、心衰加重等。

③其他：造血系统可见白细胞减少及溶血反应。偶有过敏反应。

妊娠早期、哺乳期妇女或肝、肾功能损害者慎用。窦房结功能障碍、二度及以上房室传导阻滞和心源性休克等禁用。

（二）Ⅱ类药——β 肾上腺素受体阻断药

用于抗心律失常的 β 肾上腺素受体阻断药主要有普萘洛尔（propranolol）、美托洛尔（metoprolol）、阿替洛尔（atenolol）、纳多洛尔（nadolol）、醋丁洛尔（acebutolol）、噻吗洛尔（timolol）、阿普洛尔（alprenolol）、艾司洛尔（esmolol）、比索洛尔（bisoprolol）等，拮抗 β 肾上腺素受体是其治疗心律失常的基本机制。

β 受体阻断药的心肌电生理作用是减少 Ca^{2+}、Na^+ 的内流和 K^+ 的外流，降低动作电位 0 相上升速率及 4 相自动除极速率，减慢传导，降低自律性，延长动作电位时程和有效不应期。

除对心肌 β 受体作用外，本类药物还可通过抑制交感中枢，产生中枢性抗心律失常的作用。另外，降低中枢交感兴奋性，使外周（心脏）迷走兴奋性升高是 β 受体阻断剂抗室颤作用的关键因素。

因本类药物具有抗心肌缺血、改善心衰、消除肾素-血管紧张素系统（RAS）不良影响等作用，可改善心肌病变，对心肌缺血导致心律失常有预防作用，防止严重心律失常及猝死、降低心肌梗死恢复期患者的死亡率。

普萘洛尔

普萘洛尔（propranolol）又称心得安，属于非选择性、无内在活性的 β 肾上腺素受体阻断药，对心脏、血管、支气管、肾小球旁细胞等均有作用。

【体内过程】

口服吸收完全，首过效应明显，生物利用度约为 30%，口服后约 2 小时血药浓度达峰值，但个体差异大。血浆蛋白结合率达 93%。主要在肝脏代谢，$t_{1/2}$ 为 3~4 小时，肝功能受损时明显延长。90% 以上经肾排泄，尿中原形药物不足 1%。

【药理作用】

普萘洛尔抗心律失常的作用是通过阻断 β 受体产生的。体外实验发现其高浓度时有膜稳定作用。

①降低自律性：本药可降低窦房结、心房、浦肯野纤维的自律性，此作用在交感神经兴奋，如运动及情绪激动时，尤为明显。

②减慢传导，延长 ERP：本药能明显减慢房室结和浦肯野纤维的传导，对房室结 ERP 有明显的延长作用。可降低儿茶酚胺引起的迟后除极而防止触发活动。

【临床应用】

普萘洛尔主要用于治疗室上性心律失常，如窦性心动过速、心房纤颤、心房扑动及阵发性室上性心动过速等。对运动和情绪激动、甲状腺功能亢进和嗜铬细胞瘤等所诱发的室性心律失常有效。可用于洋地黄疗效不佳的房扑、房颤时心室率的控制，对强心苷中毒致心律失常亦有效。还可减少心肌梗死患者心律失常的发生，缩小其心肌梗死范围并降低病死率。

【不良反应】

主要不良反应表现在对心脏的抑制。可导致窦性心动过缓、房室传导阻滞、低血压、心力衰竭等。禁用于病态窦房结综合征、房室传导阻滞、支气管哮喘或慢性肺部疾患者。长期应用可使脂质代谢和糖代谢异常，故血脂异常及糖尿病患者慎用。

阿替洛尔

阿替洛尔（atenolol，氨酰心安）是长效 β_1 肾上腺素受体阻断药，抑制窦房结及房室结自律性，减慢房室结传导，也抑制希 - 浦系统。用于治疗室上性心律失常，降低心房颤动和心房扑动时的心室率。治疗室性心律失常亦有效。口服后 2 ~ 3 小时血药浓度达峰值，$t_{1/2}$ 为 7 小时。不良反应与普萘洛尔相似。因对心脏选择性强，可用于糖尿病和哮喘患者。

美托洛尔

美托洛尔为选择性 β_1 肾上腺素受体阻断药，具有心脏选择性，其作用与普萘洛尔相似但较弱。明显抑制窦房结及房室结的自律性、传导性，对儿茶酚胺所诱发的室性、室上性心律失常疗效较好。临床上主要用于治疗高血压、心绞痛和冠心病，尤其是伴有窦性心动过速者。对心律失常也有一定疗效。禁用于病态窦房结综合征、严重心动过缓、房室传导阻滞、严重左室心功能不全、低血压患者。

艾司洛尔

艾司洛尔（esmolol）是短效 β_1 肾上腺素受体阻断药，具有心脏选择性，抑制窦房结及房室结的自律性、传导性。主要治疗室上性心律失常，降低心房扑动、心房颤动时的心室率。本药静脉注射后数秒钟起效，$t_{1/2}$ 为 9 分钟。不良反应有低血压、心肌收缩力减弱等。

（三）Ⅲ类药——延长动作电位时程药

胺碘酮

胺碘酮（amiodarone）化学结构与甲状腺素相似。药理作用广泛，其抗心律失常作用及毒性反应与其作用于细胞核甲状腺素受体有关。曾用于降压，20 世纪 80 年代后用于治疗心律失常。

【体内过程】

胺碘酮脂溶性高，口服、静脉注射均可，生物利用度为35% ~ 65%。服药后一周左右才出现明显作用。静脉注射10 分钟起作用，维持1 ~ 2 小时。该药在肝脏代谢，主要代谢物去乙胺碘酮仍有生物活性。

消除半衰期较复杂，快速消除相 3~10 天（消除 50% 药物），缓慢消除相约数周。停药后作用维持 1~3 个月。

【药理作用】

胺碘酮对心脏多种离子通道均有抑制作用，它能阻滞心肌细胞膜钾通道，明显延长复极过程，还能阻滞钠通道和钙通道。此外本药对 α、β 受体亦具有轻度非竞争性地阻断和舒张外周血管的作用，能扩张冠状动脉，增加冠脉流量，减少心肌耗氧量。

①降低自律性：主要降低窦房结和浦肯野纤维的自律性，与阻滞钠、钙通道及拮抗 β 受体的作用有关。

②减慢传导：减慢房室结和浦肯野纤维的传导速度，也与阻滞钠、钙通道有关。对心房肌的传导速度少有影响。

③显著延长 APD 和 ERP：胺碘酮抑制 K^+ 外流，明显延缓复极过程，显著延长心房肌、心室肌、浦肯野纤维和房室旁路的 APD 和 ERP。胺碘酮延长 APD 的作用不依赖于心率的快慢，无翻转使用依赖性。翻转使用依赖性是指心率快时，药物延长 APD 的作用不明显，而当心率慢时，却 APD 明显延长，此作用也易诱发尖端扭转型室性心动过速。

【临床应用】

属广谱抗心律失常药。可用于治疗室上性及室性心律失常。对阵发性心房扑动、心房纤颤、室上性心动过速、室性早搏、室性心动过速有效。对预激综合征伴发的室上性折返性心动过速疗效较好。

【不良反应】

静脉注射时可致心动过缓、房室传导阻滞、低血压等。剂量过大可致严重的心律失常（如尖端扭转型室性心动过速）。由于其含高浓度的碘，少数患者可发生甲状腺功能亢进或减退。

长期应用可见角膜褐色微粒沉着，不影响视力，停药后可逐渐消失。胺碘酮抑制外周 T_4 向 T_3 转化，少数患者发生甲状腺功能亢进或减退及肝坏死。个别患者出现间质性肺炎或肺纤维化。长期应用必须定期监测肺功能和血清 T_3 和 T_4。

索他洛尔

索他洛尔（sotalol）是非选择性 β 肾上腺素受体阻断药，由于能选择性阻滞 I_{Kr}（延迟整流钾电流），明显延长 APD 及 ERP，故归属于 Ⅲ 类抗心律失常药。

【体内过程】

口服吸收快，无首过消除，生物利用度达 90%~100%。与血浆蛋白结合少，在心、肝、肾浓度高。在体内不被代谢，几乎全部以原形经肾排出，$t_{1/2}$ 为 12~15 小时，老年人、肾功能不全者 $t_{1/2}$ 明显延长。

【临床应用】

用于多种快速型心律失常，包括心房纤颤、心房扑动、室上性心动过速、预激综合征伴发的室上性心动过速、室性早搏、室性心动过速、心室纤颤以及急性心肌梗死并发严重心律失常者。

【不良反应】

本药不良反应发生率较低，静脉注射后短时间内可出现症状性窦房结功能异常及心功能不全。过量时可明显延长 Q-T 间期；低钾血症、肾功能低下、有遗传性长 Q-T 综合征者慎用。

决奈达隆

决奈达隆（dronedarone）是新型抗心律失常药物，主要用于心房颤动和心房扑动患者维持窦性节律。结构与胺碘酮类似，但不含碘，对甲状腺等器官的毒性明显降低。决奈达隆可能增加严重心力衰竭和左心收缩功能不全患者的死亡风险。

多非利特

多非利特（dofetilide）是特异性 I_{Kr} 钾通道阻滞药，可维持或恢复心房颤动患者的窦性心率。口服吸收良好，生物利用度约 100%。主要以原形经肾排泄，肾功能不良者应减量，肾衰竭患者禁用。主要毒性反应是诱发尖端扭转型室性心动过速。

（四）Ⅳ类药——钙通道阻滞药

用于抗心律失常的钙通道阻滞药主要是维拉帕米（verapamil）和地尔硫䓬（diltiazem）。本类药物可阻滞心肌细胞膜电压依赖性钙通道，主要作用于慢反应细胞，如窦房结和房室结细胞，作用特点是减慢心率、降低房室结传导速率，延长 ERP。

维拉帕米

维拉帕米（verapamil），又名异搏定，戊脉安。

【体内过程】

口服吸收迅速而完全，2~3 小时血药浓度达峰值。首过效应明显，生物利用度仅为 10%~30%，肝功能异常患者慎用。在肝脏代谢，其代谢物去甲维拉帕米仍有活性，$t_{1/2}$ 为 3~7 小时。

【药理作用】

通过阻滞心肌细胞膜 L 型钙通道，使钙内流受阻，主要作用于慢反应细胞。对心肌电生理作用表现在：①减慢窦房结及房室结 4 相舒张期除极速率，降低自律性；②抑制动作电位 0 相最大上升速率和振幅，减慢房室结传导速度③延长慢反应动作电位的不应期。

【临床应用】

主要用于室上性快速型心律失常的治疗。

①阵发性室上性心动过速：对房性或房室结折返引起的阵发性室上性心动过速，本药静脉内给药疗效肯定，多在数分钟内停止发作，可作为首选药物应用。

②其他室上性快速型心律失常：用于心房纤颤和心房扑动可减慢心室率。

③心肌缺血致室性心律失常：在心肌缺血时，浦肯野细胞及心室肌等快反应可因潜在 Ca^{2+} 通道开放导致心律失常，本药治疗有效。同时还可因降低细胞内钙超载而发挥细胞保护作用。

【不良反应】

口服较安全，可出现便秘、腹胀、腹泻、头痛、瘙痒等不良反应。静脉给药可引起血压下降、暂时窦性停搏。二度以上房室传导阻滞、心功能不全、心源性休克患者禁用此药；老年人、肾功能低下者慎用。

地尔硫䓬

地尔硫䓬（Diltiazem）对心肌电生理作用与维拉帕米相似，能降低自律性，抑制房室传导并延长不应期。此外，还有扩张血管及负性肌力作用。主要用于室上性心律失常，如阵发性室上性心动过速及频发性房性早搏；对阵发性心房纤颤亦有效。口服时不良反应较小，可见头昏、乏力及胃肠不适等，偶有过敏反应；禁用于窦房结功能不全及高度房室传导阻滞者；心功能不全者避免与 β 受体阻断药合用。

（五）其他抗心律失常药物

腺苷

腺苷（adenosine）为内源性嘌呤核苷酸。

【体内过程】

腺苷在体内迅速被再摄取及腺苷脱氨酶灭活，起效快而作用短暂，$t_{1/2}$ 仅为数秒，需静脉快速注射给药。

【药理作用】

在心房、窦房结及房室结，腺苷与 G 蛋白耦联的腺苷受体（A_1 受体）结合，激活 ACh 敏感的 K^+ 通道，缩短 APD，细胞膜超极化，降低自律性。同时抑制 L 型钙通道，减少 Ca^{2+} 内流，延长房室结的 ERP、减慢房室传导以及抑制交感神经兴奋引起的迟后去极。

【临床应用】

用于折返性室上性心律失常治疗，可终止阵发性室上性心动过速。

【不良反应】

不良反应极短暂，可出现呼吸困难、胸部不适、眩晕等。静脉注射速度过快可致短暂心脏停搏。

目标检测

答案解析

1. 试述 ST 段抬高型心肌梗死急性期的心电图表现。
2. 试述窦性心律的心电图特点？
3. 试述二度 I 型房室传导阻滞的心电图特点？
4. 试述洋地黄中毒的临床意义？
5. 简述抗心律失常药的分类及各类代表药物。
6. 简述利多卡因的药理作用及临床应用。

第十章　心功能不全及抗心功能不全药物

📖 **学习目标**

1. 掌握　心功能不全概述、病因、发生机制及机体功能代谢变化；强心苷类药的作用特点、作用机制、临床应用，毒性反应及预防治疗。

2. 熟悉　强心苷常用制剂及其药代动力学特点；肾素－血管紧张素－醛固酮系统抑制药对心功能不全的治疗作用。

3. 了解　非强心苷类正性肌力药、利尿药、钙通道阻滞药、扩血管药及其他药物对心功能不全的治疗作用能够准确表达心功能不全过程中各阶段内在机制，及其与功能代谢变化、临床表现之间的关系，为指导临床防治心功能不全奠定理论基础。

4. 学会　根据患者病情，正确选择药物，同时避免不良反应甚至是毒性的发生。

➡ **案例引导**

临床案例　患者，女，30 岁。主诉：反复心悸、气短 1 年，加重不能平卧 1 个月。现病史：患者 1 年前因劳累后开始出现心悸、气短，休息后好转。1 月前，患者因着凉后出现发热、咳嗽、咳痰，伴心悸、气短明显加重，不能平卧，同时出现双下肢水肿、少尿、右上腹胀痛、食欲减退，现为求明确诊治收入院。既往史：咽痛、关节疼痛病史 10 年。体格检查：T 37.8℃，P 110 次/分，R 32 次/分，BP 110/70mmHg。半卧位，慢性病容，四肢末梢及口唇发绀。颈静脉怒张。双肺底部可闻及湿性啰音。心尖部触诊有舒张期震颤，心界向左右两侧扩大，心尖部闻及隆隆样舒张期杂音。肝颈静脉回流征阳性。双下肢凹陷性水肿（＋＋）。

讨论　结合病例，推测患者可能发生了哪些疾病？诊断依据是什么？

　　心功能不全（cardiac insufficiency）是指各种原因引起心脏结构和功能改变，使心室射血功能和（或）充盈功能受损，以致心输出量不能满足组织代谢需要的病理生理过程。心功能不全包括心脏泵血功能受损从完全代偿直至失代偿的全过程，而**心力衰竭**（heart failure）是指心功能不全的失代偿阶段，在临床上表现为呼吸困难、水肿及静脉压升高等静脉淤血和心输出量减少的综合征。心功能不全和心力衰竭本质相同，只有程度上的差异，在临床实践中二者往往通用。部分心力衰竭患者由于钠、水潴留和血容量增加，出现心腔扩大、静脉淤血及组织水肿的表现，称为**充血性心力衰竭**（congestive heart failure）。

第一节　病因与诱因

一、病因

　　凡能影响心脏射血和充盈的任何结构性或功能性的病变，均可导致心功能不全。常见病因可以归纳为心肌收缩性降低、心室负荷过重和心室舒张及充盈受限（表 10 - 1）。

表 10-1 心功能不全的常见病因

心肌收缩性降低	心室前负荷过重	心室后负荷过重	心室舒张及充盈受限
心肌缺血或梗死	瓣膜关闭不全	高血压	左心室肥厚
心肌炎	房室间隔缺损	主动脉缩窄	限制性心肌病
扩张性心肌病		主动脉瓣狭窄	心室纤维化
药物毒性		肺动脉高压	
		肺源性心脏病	

(一)心肌收缩性降低

心肌收缩性降低主要见于心肌结构损伤和心肌代谢异常。心肌结构受损，如心肌梗死、心肌炎和心肌病时，心肌细胞发生变性、坏死及组织纤维化，导致收缩性降低；心肌代谢异常，如心肌缺血、缺氧、维生素 B_1 缺乏等，使心肌能量代谢障碍，严重影响心肌收缩功能。阿霉素等药物和酒精亦可以损害心肌结构，影响心肌代谢，抑制心肌的收缩性。

(二)心室负荷过重

1. 容量负荷过重 心室的**容量负荷**（volume load）是指心脏收缩前所承受的负荷，相当于心室舒张末期容量或压力，又称前负荷。左心室容量负荷过重主要见于二尖瓣或主动脉瓣关闭不全；右心室前负荷过重主要见于房室间隔缺损以及三尖瓣或肺动脉瓣关闭不全。严重贫血、甲状腺功能亢进以及维生素 B_1 缺乏引起的脚气性心脏病时，均可使回心血量增加，左、右心室容量负荷都增加。

2. 压力负荷过重 心室的**压力负荷**（pressure load）是指心室射血时所要克服的阻力，又称后负荷。左心室压力负荷过重主要见于高血压、主动脉瓣狭窄等；右心室压力负荷过重主要见于肺动脉高压、慢性阻塞性肺疾病和肺动脉瓣狭窄。

(三)心室舒张及充盈受限

心室舒张及充盈受限指在静脉回心血量无明显减少的情况下，因心脏本身的病变引起的心脏舒张和充盈障碍。例如，心肌缺血可引起能量依赖性舒张功能异常。左心室肥厚、纤维化和限制性心肌病使心肌的顺应性减退，心室舒张期充盈障碍。二尖瓣狭窄导致左心室充盈减少，肺循环淤血和压力升高；三尖瓣狭窄导致右心室充盈减少，体循环淤血。心包炎时，虽然心肌本身的损伤不明显，但急性心包炎时可因心包腔内大量炎性渗出限制心室充盈；慢性缩窄性心包炎时由于大量的瘢痕粘连和钙化使心包伸缩性降低。上述因素均可使心室的舒张受限，心室充盈不足，引起心输出量降低和静脉淤血。

二、诱因

凡是能增加心脏负荷，使心肌耗氧量增加和（或）供血供氧减少的因素皆可能成为心功能不全的诱因。据统计，在因心功能不全而入院的患者中，有 50% ~ 90% 是因某些因素诱使原有的心功能损害加重的，表 10-2 列举了常见的引起心功能不全的诱因。

表 10-2 心功能不全的常见诱因

代谢需要增加	前负荷增加	后负荷增加	损伤心肌收缩性
感染或发热	高钠饮食	高血压控制不良	使用负性肌力药物
贫血	过量输入液体	肺动脉栓塞	心肌缺血或梗死
心动过速	肾衰竭		酗酒
妊娠及分娩			

（一）感染

各种感染，特别是呼吸道感染，是心功能不全最常见的诱因。感染时，除致病微生物及其产物可以直接损伤心肌外，感染引起的发热还可导致交感神经兴奋，促使心率加快，导致心肌耗氧量增加、心室舒张期缩短，进而心室充盈和心肌供氧不足。如果合并呼吸道病变，如支气管痉挛、黏膜充血和水肿等，还可使肺循环阻力增加，加重右心室负荷。

（二）心律失常

心律失常，尤其是快速型心律失常，如室上性心动过速，伴有快速心室律的心房颤动和心房扑动等，可诱发心功能不全。心率增快一方面使心肌耗氧量增加，另一方面使心肌舒张期缩短，导致冠脉血流减少及心室充盈不足。此外，快速型心律失常引起的房室收缩不协调，也可导致心输出量下降。缓慢型心律失常，如高度房室传导阻滞等，当每搏输出量的增加不能弥补心率减少造成的心输出量降低时，可诱发心功能不全。

（三）水、电解质代谢和酸碱平衡紊乱

过量、过快输液可使血容量增加，加重心脏的前负荷；高钾血症和低钾血症可影响心肌的兴奋性、传导性、自律性和收缩性，容易造成心律失常；酸中毒时，过多的 H^+ 通过干扰心肌 Ca^{2+} 转运及与肌钙蛋白的结合而使心肌收缩性减弱，上述因素均可通过不同途径诱发心功能不全。

（四）其他

妊娠、分娩、过度劳累、情绪波动、气温变化、洋地黄中毒、创伤、手术及治疗不当等，亦可诱发心功能不全。

第二节 分 类

按照病变程度、射血分数、时间、速度、病变解剖部位等，心功能不全有多种分类方法。

一、按心功能不全的严重程度分类

在临床上，为了更好地判断患者的病情轻重和指导治疗，常按心功能不全的严重程度进行分类。纽约心脏病学会（New York Heart Association，NYHA）提出按照患者症状的严重程度将慢性心功能不全分为四级。美国心脏病学院/美国心脏学会（American College of Cardiology/American Heart Association，ACC/AHA）发布的慢性心力衰竭诊疗指南，将患者分为四期。这种心力衰竭的新分期法是对 NYHA 分级的补充，更加强调心功能不全早期预防的重要性，有利于在心脏病易患期阻断心脏损伤的发展（表10－3）。

表 10 － 3 按心功能不全严重程度的分类方法

心功能不全分级（NYHA）	心功能不全分期（ACC/AHA）
Ⅰ级：无心力衰竭的症状，体力活动不受限	A 期：指将来可能发生心力衰竭的高危人群，如冠心病和高血压患者，但目前尚无心脏结构性损伤或心力衰竭症状
Ⅱ级：静息时无症状，体力活动轻度受限，日常活动可引起呼吸困难、疲乏和心悸等症状	B 期：有结构性心脏损伤，如既往有心肌梗死、瓣膜病，但无心力衰竭的症状，相当于 NYHA 心功能Ⅰ级
Ⅲ级：在静息时无症状，轻度活动即感不适，体力活动明显受限	C 期：已有器质性心脏病，以往或目前有心力衰竭的临床表现，包括 NYHA 心功能Ⅱ、Ⅲ级和部分Ⅳ级
Ⅳ级：在静息时也有症状，任何活动均严重受限	D 期：难治性终末期心力衰竭，有进行性器质性心脏病，虽经积极的内科治疗，患者仍表现出心力衰竭的症状

二、按发生的解剖部位分类

1. 左心衰竭（left heart failure）　　常见于冠心病、高血压病、主动脉（瓣）狭窄及关闭不全等。由于左心室舒张期充盈和收缩期射血功能障碍，临床上以心输出量减少和肺循环淤血、肺水肿为特征。

2. 右心衰竭（right heart failure）　　常见于肺部疾患引起肺微循环阻力增加，如缺氧引起肺小血管收缩和慢性阻塞性肺疾病；也可见于肺大血管阻力增加，如肺动脉狭窄、肺动脉高压及某些先天性心脏病（如法洛四联症和房室间隔缺损）。由于右心室负荷过重，不能将体循环回流的血液充分输送至肺循环，临床上以体循环淤血、静脉压升高、下肢甚至全身性水肿为特征。

3. 全心衰竭（whole heart failure）　　左、右心室同时或先后发生衰竭，称为全心衰竭。可见于病变同时侵犯左、右心室，如心肌炎、心肌病等。由于长期左心衰竭导致肺循环阻力增加，久之合并右心衰竭在临床上较为常见。

三、按左室射血分数分类

左室射血分数（left ventricular ejection fraction，LVEF）是每搏输出量占左心室舒张末容积（left ventricular end diastolic volume，LVEDV）的百分比。正常人在静息状态下为55%~70%，能较好地反映心肌收缩功能的变化，是评价左心室射血效率的常用指标。

1. 射血分数降低的心力衰竭（heart failure with a reduced ejection fraction，HFrEF）　　常见于冠心病和心肌病等引起的心肌收缩力降低，其特点是LVEF<40%，VEDV增加，心腔扩大，又称为收缩性心力衰竭（systolic heart failure）。

2. 射血分数中间范围的心力衰竭（heart failure with mid–range ejection fraction，HFmrEF）　主要表现为轻度收缩功能降低，但也有舒张功能降低的表现，其特点是LVEF处于40%~49%。

3. 射血分数保留的心力衰竭（heart failure with preserved ejection fraction，HFpEF）　　常见于高血压伴左心室肥厚和肥厚性心肌病等所致的心力衰竭。此型心肌收缩力降低不明显，心肌舒张功能异常或（和）室壁僵硬度增加而造成心室充盈量减少，致使每搏心输出量减少，其特点是LVEF≥50%，又称为舒张性心力衰竭（diastolic heart failure）。

值得注意的是，在心功能不全的早期，患者的心脏受损可能以单纯的收缩或舒张功能减退为主。当心脏损伤发展到一定阶段，心肌收缩和舒张功能障碍常同时并存。例如，高血压性心脏病早期可以只有心室充盈量减少，但随着心肌的代谢、功能和结构改变，最终会发展成收缩和舒张功能障碍。

四、按心输出量分类

1. 低输出量性心力衰竭（low output heart failure）　　患者的心输出量低于正常群体的平均水平，常见于冠心病、高血压、心脏瓣膜性疾病及心肌炎等引起的心功能不全。由于外周血管阻力增加，患者可有血管收缩、四肢发冷、苍白、脉压减小和动–静脉血氧含量差增大的表现。

2. 高输出量性心力衰竭（high output heart failure）　　主要见于严重贫血、妊娠、甲状腺功能亢进、动–静脉瘘及维生素B_1缺乏症等。上述疾病时因外周血管阻力降低、血容量扩大或循环速度加快，静脉回心血量增加，心脏过度充盈，代偿阶段其心输出量明显高于正常，处于高动力循环状态。由于心脏容量负荷长期过重，供氧相对不足，能量消耗过多。一旦发展至心功能不全，心输出量较心功能不全前（代偿阶段）有所下降，不能满足上述病因造成的机体高水平代谢的需求，但患者的心输出量仍高于或不低于正常群体的平均水平。

五、按心力衰竭发生的速度及时间分类

1. 急性心力衰竭　常因心肌严重受损、心律失常或突然加重的心脏负荷，使心功能正常或处于代偿期的心脏在短时间内发生衰竭或慢性心衰急剧恶化。临床上以急性左心衰竭最为常见，大多数表现为收缩性心力衰竭，也可以表现为舒张性心力衰竭，常危及生命。

2. 慢性心力衰竭　最主要由冠心病、高血压等引起，是一个缓慢的发展过程，一般有代偿性心脏扩大或肥厚及其他代偿机制的参与。

第三节　机体的代偿反应

生理条件下，心输出量可以随着机体代谢需要的升高而增加，这主要是通过对心率、心室前、后负荷和心肌收缩性的调控实现的。心脏泵血功能受损时，心输出量减少可以通过多种途径，引起内源性神经 – 体液调节机制激活，这是心功能减退时介导心内与心外代偿与适应反应的基本机制，但同时长期、过度的反应也是导致心力衰竭发生和发展的重要机制。

一、神经 – 体液调节机制激活

心功能不全时，机体对心输出量减少的迅速反应是启动神经、内分泌代偿反应，以改善外周组织器官缺血缺氧状态。但是，随着时间的推移，神经 – 体液调节机制失衡的不利作用也逐渐显现出来，成为加重心肌损伤、促使心脏泵血功能降低及心功能不全进展的关键环节。在神经 – 体液调节机制中，最为重要的是交感 – 肾上腺髓质系统和肾素 – 血管紧张素 – 醛固酮系统的激活。

（一）交感 – 肾上腺髓质系统激活

心功能不全时，心输出量减少可以激活颈动脉窦和主动脉弓的压力感受器，进而激活交感 – 肾上腺髓质系统，表现为交感神经活性升高，血浆儿茶酚胺浓度升高。在短期内产生明显代偿作用：①通过刺激 β 受体促进 Ca^{2+} 内流，使心肌收缩性增强、心率加快、心输出量增加；②通过刺激 α 受体引起外周血管选择性收缩，使血流重新分配，保证心、脑等重要器官的灌流。

但交感 – 肾上腺髓质系统过度激活，其产生的负面效应却是心力衰竭恶化的重要因素：①心率过快使舒张期缩短，冠状动脉供血不足；②过量儿茶酚胺使心肌细胞膜离子转运异常，诱发心律失常；③外周血管阻力持续增加，加重心的后负荷；④骨骼肌及内脏器官长期缺血致其代谢、功能和结构改变；⑤持续的去甲肾上腺素（NE）和血管紧张素 Ⅱ（Ang Ⅱ）促进心肌慢性代偿适应性反应，即心室重塑。不断加重的心室重塑是促进心功能障碍进行性发展的重要因素。

（二）肾素 – 血管紧张素 – 醛固酮系统激活

肾脏低灌流、交感神经系统兴奋和低钠血症等都可以激活肾素 – 血管紧张素 – 醛固酮系统（renin – angiotensin – aldosterone system，RAAS）。Ang Ⅱ增加可以通过直接的缩血管作用，及与去甲肾上腺素的协同作用，对血流动力学稳态产生明显影响。Ang Ⅱ可以升高肾灌注压，通过肾内血流的重分布维持肾小球血流量，从而维持肾小球滤过率。醛固酮增加可引起钠潴留，通过维持循环血量保持心输出量正常。

但是，RAAS 的过度激活也有明显的不利影响：①过度的血管收缩加重左心室后负荷；②水、钠潴留引起的血容量增加可使已经升高的心室充盈压进一步升高；③Ang Ⅱ可促进心肌和非心肌细胞（包括成纤维细胞、血管平滑肌细胞、内皮细胞等）肥大或增殖；④醛固酮还可作用于心脏的成纤维细胞，促

进胶原合成和心室纤维化。总体来说，RAAS激活在心功能不全的代偿及失代偿调节中的作用是弊大于利。

（三）其他体液活性物质的变化

由心房分泌的心房钠尿肽（atrial natriuretic peptide，ANP）和心室分泌的心室钠尿肽（B-type natriuretic peptide，BNP）均属于钠尿肽家族成员，不但具有利钠利尿、舒张血管和降低血压作用，还可抑制肾素和醛固酮的产生。钠尿肽与RAAS的平衡可决定心功能不全发展的严重程度。目前，动态监测BNP/NT-proBNP浓度已成为心功能不全诊断和鉴别诊断、风险分层以及判断预后的重要指标。

心功能不全还会激活肿瘤坏死因子等炎性介质的释放；引起内皮素和一氧化氮等血管活性物质的改变，这些因素都在不同程度上参与了心功能不全的代偿以及失代偿过程。

在神经-体液机制的调控下，机体对心功能降低的代偿反应可以分为心脏本身的代偿和心外代偿两部分。

二、心脏本身的代偿

心脏本身的代偿包括功能性调整（心率加快、心脏紧张源性扩张、心肌收缩性增强）和结构代偿（心室重塑）。其中，心率加快、心脏紧张源性扩张和心肌收缩性增强属于功能性调整，可以在短时间内被动员起来；而心室重塑是心室在前负荷和后负荷长期增加时，通过改变心室的结构、代谢和功能而发生的慢性综合性代偿适应性反应。

（一）心率加快

心率加快是一种快速型代偿反应。一定范围内的心率加快可提高心输出量，提高舒张压，有利于冠脉的血液灌流，对维持动脉血压、保证重要器官的血流供应有积极意义。

但是，心率加快的代偿作用也有一定的局限性，其原因是：①心率加快增加心肌耗氧量；②心率过快（成人>180次/分）明显缩短心脏舒张期，不但减少冠脉灌流量，使心肌缺血、缺氧加重，而且缩短心室充盈时间，减少充盈量，心输出量反而降低。

（二）心脏紧张源性扩张

根据Frank-Starling定律，心肌收缩力和心输出量在一定范围内（肌节长度$1.7\sim2.2\mu m$）随心的前负荷增加而增加。当肌节长度达到$2.2\mu m$时，粗、细肌丝处于最佳重叠状态，形成有效横桥数目最多，产生的收缩力最大，为最适长度。

当心脏收缩功能受损时，由于每搏输出量降低，使心室舒张末期容积增加，前负荷增大导致心肌纤维初长度增大（肌节长度不超过$2.2\mu m$），此时心肌收缩力增强，代偿性增加每搏输出量，这种伴有心肌收缩力增强的心腔扩大称为紧张源性扩张（tonogenic dilation）。通过增加前负荷而增强心肌收缩力是急性心力衰竭的一种重要代偿方式。但长期容量负荷过重，肌节长度超过$2.2\mu m$时，有效横桥数目减少，心肌收缩力反而下降。这种心肌过度拉长并伴有心肌收缩力减弱的心腔扩张称为肌源性扩张（myogenic dilation），这种扩张失去代偿意义。此外，过度的心室扩张还会增加心肌耗氧量，加重心肌损伤。

（三）心肌收缩性增强

心肌收缩性主要取决于心肌的收缩蛋白、可供利用的ATP含量和胞质游离钙浓度。心功能受损时，由于交感-肾上腺髓质系统兴奋，儿茶酚胺增加，通过激活β肾上腺素受体，使细胞内Ca^{2+}浓度升高而发挥正性变力作用。这是动用心输出量的最基本、最经济的心脏代偿方式。但在慢性心功能不全时，心肌β-肾上腺素受体减敏，对儿茶酚胺反应性下降，致使这种代偿机制受到限制。

（四）心室重塑

心室在持续机械负荷过重、神经体液调节机制过度激活状态下，导致心肌细胞结构、功能和表型的改变称为心室重塑（ventricular remodeling）。心室重塑时，心肌细胞、非心肌细胞及细胞外基质，均会发生明显变化。心室重塑既是一种慢性综合性代偿适应性反应，也是导致慢性心力衰竭发生发展的病变基础。

1. 心肌细胞重塑　心肌细胞重塑包括心肌细胞肥大和心肌细胞表型的改变。

（1）心肌肥大　指心肌细胞体积增大，在细胞水平上表现为细胞直径增宽，长度增加；在器官水平表现为心室质（重）量增加，心室壁增厚，为心脏的超负荷所致细胞水平上心室重塑的主要表现，是慢性心功能不全时极为重要的代偿方式，包括向心性肥大和离心性肥大两种类型。①向心性肥大（concentric hypertrophy）：心脏在长期过度的后负荷作用下，收缩期室壁张力持续增加，心肌肌节呈并联性增生，心肌细胞增粗。其特征是心室壁显著增厚而心腔容积正常甚或减小，使室壁厚度与心腔半径之比增大，常见于高血压性心脏病及主动脉瓣狭窄；②离心性肥大（eccentric hypertrophy）：心脏在长期过度的前负荷作用下，舒张期室壁张力持续增加，心肌肌节呈串联性增生，心肌细胞增长，心腔容积增大；而心腔增大又使收缩期室壁应力增大，进而刺激肌节并联性增生，使室壁有所增厚。其特征是心腔容积显著增大与室壁轻度增厚并存，室壁厚度与心腔半径之比基本保持正常，常见于二尖瓣或主动脉瓣关闭不全。

心肌肥大时，室壁增厚可通过降低心室壁张力而减少心肌的耗氧量，有助于减轻心脏负担。但是，心肌肥大的代偿作用也是有一定限度的，过度肥大心肌可发生不同程度的缺血、缺氧、能量代谢障碍和心肌舒缩能力减弱等，使心功能由代偿转变为失代偿。

（2）心肌细胞表型改变　指由于心肌所合成蛋白质的种类变化所引起的心肌细胞"质"的改变。在引起心肌肥大的机械信号和化学信号刺激下，可使在成年心肌细胞中处于静止状态的胎儿期基因被激活，合成胎儿型蛋白质（如胎儿型肌球蛋白重链、轻链，肌钙蛋白T、肌钙蛋白I和磷酸肌酸激酶）增加。表型转变的心肌细胞在细胞膜、线粒体、肌质网、肌原纤维及细胞骨架等方面均与正常心肌有差异，从而导致其代谢与功能发生变化。转型的心肌细胞分泌活动增强，还可以通过分泌细胞因子和局部激素，进一步促进细胞生长、增殖及凋亡，从而改变心肌的舒缩能力。

2. 非心肌细胞及细胞外基质的变化　成纤维细胞占人心脏细胞总数的60%～70%，是非心肌细胞的主要成分和细胞外基质的关键来源。细胞外基质中最主要的是Ⅰ和Ⅲ型胶原纤维。Ⅰ型胶原是与心肌束平行排列的粗大胶原纤维的主要成分，Ⅲ型胶原则形成了较细的纤维网状结构。胶原纤维的量和成分是决定心肌伸展及回弹性能（僵硬度）的重要因素。

许多促使心肌肥大的因素如AngⅡ、去甲肾上腺素和醛固酮等都可促进非心肌细胞活化或增殖，分泌大量不同类型的胶原等细胞外基质，同时又合成降解胶原的间质胶原酶和明胶酶等，通过对胶原合成与降解的调控，使胶原网络结构的生物化学组成（如Ⅰ型与Ⅲ型胶原的比值）和空间结构都发生改变，引起心肌间质的增生与重塑。一般而言，重塑早期Ⅲ型胶原增多较明显，这有利肥大心肌肌束组合的重新排列及心室的结构性扩张。在重塑后期以Ⅰ型胶原增加为主，它的增加可提高心肌的抗张强度，防止在室壁应力过高的情况下心肌细胞侧向滑动造成室壁变薄和心腔扩大。但是过度的非心肌细胞增殖及基质重塑可导致室壁顺应性降低，冠状动脉管壁增厚，心肌细胞氧供减少并促进心肌的凋亡和纤维化，甚至影响心肌细胞之间的信息传递。

三、心脏以外的代偿

心功能减退时，除心脏本身发生功能和结构的代偿外，机体还会启动心外的多种代偿机制，以适应心输出量的降低。

（一）增加血容量

慢性心功能不全的主要代偿方式之一是增加血容量。心输出量减少时，机体通过交感 – 肾上腺髓质系统及 RAAS 的激活、ADH 分泌增加、PGE_2 及 ANP 分泌减少，使水、钠潴留，血容量增加。一定范围内的血容量增加可提高心输出量和组织灌流量，但长期过度的血容量增加可加重心脏容量负荷、使心输出量下降而加重心功能不全。

（二）血流重新分布

心功能不全时，交感 – 肾上腺髓质系统兴奋，使外周血管选择性收缩，引起全身血流重新分布，主要表现为皮肤、骨骼肌与内脏器官的血流量减少，而心、脑血流量不变或略增加。这样既能防止血压下降，又能保证重要器官的血流量。但是，若外周器官长期供血不足，亦可导致该脏器功能减退。另外，外周血管长期收缩，也会导致心脏后负荷增大而使心输出量减少。

（三）红细胞增多

心功能不全时，体循环淤血和血流速度减慢可引起循环性缺氧，肺淤血和肺水肿又可引起乏氧性缺氧。对慢性缺氧的代偿可促进骨髓造血功能，使红细胞和血红蛋白生成增多，以提高血液携氧的能力，发挥代偿作用。但红细胞过多可使血液黏稠度增大，加重心脏的后负荷。

（四）组织用氧能力增强

心功能不全时组织细胞可发生一系列代谢、功能与结构的改变，以提高细胞利用氧的能力。如细胞内线粒体数量增多，细胞色素氧化酶活性增强，磷酸果糖激酶活性增强可以使细胞从糖酵解中获得一定的能量补充。

综上所述，心功能不全时，在神经 – 体液机制的调节下，机体可以动员心脏本身和心脏以外的多种代偿机制进行代偿（图 10 – 1），并且这种代偿贯穿于心功能不全的全过程。

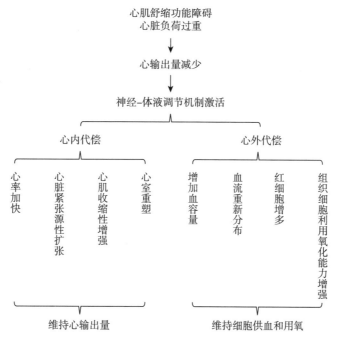

图 10 – 1　心功能不全时机体的代偿

第四节　心力衰竭的发生机制

心力衰竭的发生机制复杂，迄今尚未完全阐明。目前认为，心力衰竭的发生发展是多种机制共同作用的结果。不同原因所致的心力衰竭以及心力衰竭发展的不同阶段参与作用的机制不同，但是，神经-体液调节失衡在其中起着关键作用，而心室重塑是心功能不全发生与发展的分子基础，最终的结果是导致心肌舒缩功能障碍。

（一）心肌收缩功能降低

心肌收缩能力降低是造成心脏泵血功能减退的主要原因，可以由心肌收缩相关的蛋白改变、心肌能量代谢障碍和心肌兴奋-收缩耦联障碍分别或共同引起。

1. 心肌收缩相关的蛋白改变

（1）心肌细胞数量减少　多种心肌损害因素（如心肌梗死、心肌炎及心肌病等）可导致心肌细胞变性、萎缩，严重者因心肌细胞死亡而使有效收缩的心肌细胞数量减少，造成原发性心肌收缩力降低。心肌细胞死亡可分为坏死（necrosis）与凋亡（apoptosis）两种形式。①心肌细胞坏死：心肌细胞在严重的缺血、缺氧、致病微生物（细菌和病毒）感染、锑中毒及阿霉素毒性等损伤性因素作用下，因溶酶体破裂，大量溶酶体酶特别是蛋白水解酶释放，引起细胞成分自溶而发生坏死，同时与收缩相关的蛋白也随之破坏，使心肌收缩性严重受损。在临床上，引起心肌细胞坏死最常见的原因是急性心肌梗死。一般而言，当梗死面积达左室面积的23%时便可发生急性心力衰竭。②心肌细胞凋亡：细胞凋亡是引起心肌收缩力降低的重要原因。亚致死性的缺血、缺氧、炎症、氧自由基等因素可激活心肌细胞的凋亡通路。凋亡不仅导致心肌细胞数量减少、促进心室重塑，而且在肥大心肌由代偿转为失代偿的过程中也发挥重要作用。凋亡还是造成老年患者心肌细胞数量减少的主要原因。

（2）心肌结构改变　①在分子水平上，肥大心肌的表型改变，胎儿期基因过表达；而一些参与细胞代谢和离子转运的蛋白质，如肌质网钙泵蛋白和细胞膜L型钙通道蛋白等合成减少。②在细胞水平上，心肌过度肥大时，尤其是增粗时，肌丝与线粒体呈不成比例的增加，肌节不规则叠加，加上显著增大的细胞核对邻近肌节的挤压，导致肌原纤维排列紊乱，心肌收缩力降低。③在器官水平上，与代偿期的心腔扩大和心室肥厚不同，衰竭时的心室表现为心腔扩大而室壁变薄，扩张的心室几何结构发生改变，横径增加使心脏由正常的椭圆形变成球状。心室扩张使乳头肌不能锚定房室瓣，主动脉瓣和肺动脉瓣环扩大，瓣膜相对关闭不全而导致血液反流，导致心室泵血功能进一步降低，而血流动力学紊乱进一步加重并参与心室重塑的进展。

综上所述，衰竭心脏在多个层次和水平出现的不均一性改变是造成心脏收缩能力降低及心律失常的结构基础。

2. 心肌能量代谢障碍　心肌的能量代谢过程包括能量产生、储存和利用三个环节，其中任何一个环节发生障碍，都可导致心肌收缩性减弱。

（1）能量生成障碍　心肌供氧不足或有氧氧化发生障碍，ATP产生减少，不能为心肌舒缩提供足够的能量支持。冠心病引起的心肌缺血是造成心肌能量生成不足的最常见原因，休克、严重贫血等也可以减少心肌的供血供氧，引起心肌能量生成障碍。过度肥大的心肌内线粒体含量相对不足，而且肥大心肌的线粒体氧化磷酸化水平降低。心肌肥大时，毛细血管的数量增加不足，这些均导致肥大心肌产能减少。此外，维生素B_1缺乏引起的丙酮酸氧化脱羧障碍，也使心肌细胞有氧氧化障碍，导致ATP生成不足。

（2）能量储备减少　心肌能量主要以磷酸肌酸（creatine phosphate，CP）的形式储存。在磷酸肌酸激酶（creatine phosphate kinase，CK）的作用下，肌酸与ATP之间发生高能磷酸键转移而生成磷酸肌酸并储存。随着心肌肥大的发展和心肌损伤的加重，产能减少而耗能增加，导致CK活性降低，使储能形式的磷酸肌酸含量减少，作为能量储备指数的CP/ATP比值明显降低。

（3）能量利用障碍　心肌对能量的利用是指把ATP储存的化学能转化成为心肌收缩的机械做功的过程。此过程通过肌球蛋白头部的Ca^{2+}，Mg^{2+}-ATP酶水解ATP供能来实现。因此，Ca^{2+}，Mg^{2+}-ATP酶活性是决定心肌对ATP进行有效利用和收缩速率的重要因素。某些类型心力衰竭表现出能量利用障碍，如长期心脏的负荷过重而引起的心肌过度肥大。过度肥大的心肌其肌球蛋白头部ATP酶活性下降，即使心肌ATP含量正常，但因ATP酶不能水解ATP，化学能无法转化为肌丝滑动所需的机械能，导致心肌收缩力下降。

3. 心肌兴奋-收缩耦联障碍　心肌的兴奋是电活动，而收缩是机械活动，心肌细胞质内Ca^{2+}是连接心肌细胞电活动与机械收缩活动的耦联体。任何影响心肌对Ca^{2+}转运和分布的因素都会影响钙稳态，导致心肌兴奋-收缩耦联障碍。

（1）肌质网钙转运功能障碍　肌质网通过摄取、储存和释放三个环节维持胞质Ca^{2+}的动态变化，从而调节心肌的舒缩功能。心功能不全时，肌质网Ca^{2+}摄取和释放能力明显降低，导致心肌兴奋-收缩耦联障碍。其机制是：①肌质网释放的Ca^{2+}约占心肌收缩总钙量的75%，过度肥大或衰竭的心肌细胞中，肌质网钙释放蛋白的含量或活性降低，Ca^{2+}释放量减少。②肌质网Ca^{2+}-ATP酶含量或活性降低，使肌质网摄取Ca^{2+}减少，一方面胞质内不能迅速降低，使心肌舒张延缓；另一方面造成肌质网贮存的Ca^{2+}量减少，供给心肌收缩的Ca^{2+}不足，心肌收缩性受到抑制。

（2）胞外Ca^{2+}内流障碍　心肌收缩时胞质中的Ca^{2+}除大部分来自肌质网外，尚有少量从细胞外经L型钙通道内流。Ca^{2+}内流在心肌收缩活动中起重要作用，它不但可直接升高胞内Ca^{2+}浓度，更主要的是触发肌质网释放Ca^{2+}。长期心脏负荷过重或心肌缺血缺氧时，都会出现细胞外Ca^{2+}内流障碍，其机制为：①心肌内去甲肾上腺素合成减少及消耗增多，导致去甲肾上腺素含量下降；②过度肥大的心肌细胞上β肾上腺素受体密度相对减少；③心肌细胞β肾上腺素受体对去甲肾上腺素的敏感性降低，这些机制都使β肾上腺素受体兴奋引起的L型钙通道磷酸化降低，细胞膜L型钙通道开放减少，导致Ca^{2+}内流受阻。此外，细胞外液的K^+与Ca^{2+}在心肌细胞膜上有竞争作用，因此在高钾血症时K^+可阻止Ca^{2+}的内流，导致胞内Ca^{2+}浓度降低。

（3）肌钙蛋白与Ca^{2+}结合障碍　心肌兴奋-收缩耦联的关键环节是Ca^{2+}与肌钙蛋白的结合，它不但要求胞质的Ca^{2+}浓度迅速上升到足以启动收缩的阈值（10^{-5}mol/L），同时还要求肌钙蛋白活性正常，能迅速与Ca^{2+}结合，否则可导致兴奋-收缩耦联中断。各种原因引起心肌细胞酸中毒时，由于H^+与肌钙蛋白的亲和力比Ca^{2+}大，H^+占据了肌钙蛋白上的Ca^{2+}结合位点，此时即使胞质Ca^{2+}浓度已上升到收缩阈值，也无法与肌钙蛋白结合，使心肌兴奋-收缩耦联过程受阻。

（二）心肌舒张功能障碍

心脏通过舒张过程实现心室血液充盈，以保证足够的心输出量。任何使心室充盈量减少、弹性回缩力降低和心室僵硬度（ventricular stiffness）增加的疾病都可以引起心室舒张功能降低。例如，高血压性心脏病时可因心室壁增厚，特别是向心性肥厚降低心室充盈量。心肌负荷过重和衰老时都可伴有心肌纤维化，造成心室僵硬度增加，使心脏的被动充盈受损，需加强心房收缩以完成对心室的充盈，左心腔内充盈压升高。

1. 正常心肌舒张生理基础　心肌细胞膜复极化时，大部分Ca^{2+}由肌浆网Ca^{2+}-ATP酶摄取并贮存在肌浆网内，小部分由细胞膜钠-钙交换蛋白和细胞膜Ca^{2+}-ATP酶转运至细胞外，使细胞质内Ca^{2+}浓度迅速降至10^{-7}mol/L（舒张阈值），Ca^{2+}与肌钙蛋白解离，肌动蛋白的"作用位点"又被掩盖，横桥解除，心肌舒张。

2. 心肌舒张功能障碍机制　心室舒张功能障碍的确切机制目前尚不完全清楚，可能与以下因素有关。

（1）钙离子复位延缓　当心肌缺血缺氧时 ATP 供应不足、肌浆网或细胞膜上 Ca^{2+} - ATP 酶活性降低，不能及时将 Ca^{2+} 摄入肌浆网或转运到细胞外，使细胞质内 Ca^{2+} 浓度不能迅速降至与肌钙蛋白脱离的水平，导致心室舒张异常。

（2）肌球 - 肌动蛋白复合体解离障碍　肌球 - 肌动蛋白复合体解离是需要 ATP 供能的主动过程，当心肌缺血缺氧等导致 ATP 缺乏及 Ca^{2+} 与肌钙蛋白亲和力增高时，肌球 - 肌动蛋白复合体不能分离，心肌处于持续收缩状态，发生心室舒张异常。

（3）心室舒张势能降低　心室舒张的势能主要来自心室的收缩，心室收缩力越强，舒张势能越大。凡能削弱收缩功能的因素都可通过减少舒张势能影响心室舒张。此外，心室舒张期冠状动脉的充盈不足也是引起心室舒张势能降低的重要因素。

（4）心室顺应性降低　心室顺应性（dV/dP）是指心室在单位压力变化下所引起的容积改变，其倒数（dP/dV）为心室僵硬度。心室舒张末期压力 - 容积（P - V）曲线可反映心室的顺应性和僵硬度。当顺应性下降（僵硬度增大）时，压力 - 容积曲线左移（图 10 - 2）。心肌肥大引起的室壁增厚、心肌炎症、心肌纤维化及间质增生等，均可引起心室壁成分改变，使室壁僵硬度增加，心室顺应性降低，影响心室的舒张和充盈。

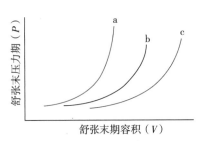

图 10 - 2　心室舒张末期压力 - 容积（P - V）曲线

a. 顺应性降低；b. 顺应性正常；c. 顺应性升高

此外，心肌细胞骨架的改变、后负荷过大、心率过快、心室显著扩张以及心室的相互作用也会影响心室舒张功能。

（三）心脏各部分舒缩活动不协调

心房和心室有规律、协调的舒缩活动是保证心输出量正常的重要前提。一旦心脏舒缩活动的协调性被破坏，将会引起心脏泵血功能紊乱而导致心输出量下降。在心肌炎、甲状腺功能亢进、严重贫血、高血压性心脏病、肺心病时，由于病变呈区域性分布，病变轻的区域心肌舒缩活动减弱，病变重的心肌完全丧失收缩功能，非病变心肌功能相对正常，甚至代偿性增强，不同功能状态的心肌共处一室，使整个心脏的舒缩活动不协调，导致心输出量下降。特别是心肌梗死患者，心肌各部分的供血是不均一的，梗死区、边缘缺血区和非病变区的心肌在兴奋性、自律性、传导性、收缩性方面都存在差异，在此基础上易发生心律失常，使心脏各部分舒缩活动的协调性遭到破坏。度过心肌梗死的急性期后，坏死心肌被纤维组织取代，该处室壁变薄，收缩时可向外膨出，形成室壁瘤，影响心脏泵血。无论是房室活动不协调还是两侧心室不同步舒缩，心输出量均有明显的降低。此外，心律失常（心房颤动、房室传导阻滞等）亦可引起心脏各部分舒缩活动不协调，也是心力衰竭的发病机制之一。

第五节　心功能不全时临床表现的病理生理基础

心脏泵血功能障碍及神经 - 体液调节机制过度激活可以引起心功能不全的患者在临床上出现多种表现，主要以心输出量降低引起的器官组织灌流量减少和肺循环或体循环静脉淤血为特征，表现为相应的症候群。

一、心输出量减少

（一）心脏泵血功能降低

心功能不全最根本的血流动力学变化是心输出量绝对或相对减少。心输出量随组织细胞代谢需要而增加的能力称为心力储备。心力储备能力降低是心功能不全时最早出现的改变，进而心输出量明显下降。反映心泵血功能的各种指标发生变化，如心脏指数、左室射血分数降低，心室充盈受损、心率增快等。

（二）器官血流重新分配

器官血流量取决于灌注压及灌注阻力。心输出量减少引起的神经 - 体液调节系统的激活，血浆儿茶酚胺、AngⅡ和醛固酮含量增高，导致各组织器官的灌注压降低和阻力血管收缩的程度不一，各器官血流重新分配。在心功能障碍的早期阶段，皮肤、骨骼肌、肾及腹腔内脏血流量显著减少，而心、脑血流量可维持在正常水平。当心功能障碍发展到严重阶段，心、脑血流量亦可减少。

心输出量减少时患者会出现一系列外周血液灌注不足的症状与体征，如皮肤血流减少而致皮肤苍白、皮温降低，合并缺氧时可出现发绀；脑血流减少而致头晕、晕厥等，严重者可出现阿 - 斯综合征（Adams - Stokes 综合征）；肌肉血液供应减少而致疲乏无力；肾血液灌流减少导致尿量减少，严重时发生氮质血症。急性严重心力衰竭时，心输出量急剧减少，机体来不及发挥代偿，可出现心源性休克。

二、静脉淤血

根据静脉淤血的主要部位分为体循环淤血和肺循环淤血。

（一）体循环淤血

体循环淤血见于右心衰竭及全心衰竭，主要表现为体循环静脉系统的过度充盈、静脉压升高、内脏充血和水肿等。

1. 静脉淤血和静脉压升高　右心衰竭时，因钠、水潴留及右室舒张末期压力升高，使上下腔静脉回流受阻，静脉异常充盈，表现为下肢和内脏的淤血。右心淤血明显时出现颈静脉充盈或怒张（engorgement of neck vein）。按压肝脏后颈静脉异常充盈，称为肝颈静脉反流征（abdominal - jugular reflux）阳性。静脉淤血和交感神经兴奋引起的容量血管收缩，可使静脉压升高。

2. 肝肿大及肝功能损害　由于下腔静脉回流受阻，肝静脉压升高，肝小叶中央区淤血，肝窦扩张、出血及周围水肿，导致肝脏肿大，局部有压痛。长期右心衰竭，还可造成心源性肝硬化。因肝细胞变性、坏死，患者可出现转氨酶水平增高及黄疸。

3. 胃肠功能改变　慢性心功能不全时，由于胃肠道淤血及动脉血液灌流不足，可出现消化系统功能障碍，表现为消化不良、食欲缺乏、恶心、呕吐、腹泻等。

4. 水肿　水肿是右心衰竭以及全心衰竭的主要临床表现之一，称为心性水肿（cardiac edema）。受重力的影响，心性水肿在体位低的下肢表现最为明显，严重者还可伴发腹水及胸水等。毛细血管血压增高是心性水肿的始发因素，而肾血流量减少可引起肾小球滤过率降低和醛固酮增加，造成钠、水潴留，促进水肿的发展。此外，由于胃肠道淤血引起的食物消化吸收障碍、肝淤血造成的肝功能损伤可导致低蛋白血症，又进一步加重心性水肿。

（二）肺循环淤血

肺循环淤血主要见于左心衰竭患者。当肺毛细血管楔压升高，首先出现肺循环淤血，严重时可出现肺水肿（pulmonary edema）。肺淤血、肺水肿的共同表现是呼吸困难（dyspnea），为患者气短及呼吸费力的主观感觉，具有一定的限制体力活动的保护意义，也是判断肺淤血程度的指标。

1. 呼吸困难发生的基本机制　①肺淤血、肺水肿导致肺顺应性降低，要吸入同样量的空气，需要增加呼吸肌做功，消耗更多的能量，故患者感到呼吸费力；②支气管黏膜充血、肿胀及气道内分泌物导致气道阻力增大；③肺毛细血管压增高和间质水肿使肺间质压力增高，刺激肺毛细血管旁 J 受体（juxtacapillaiy J receptor），引起反射性浅快呼吸。

2. 呼吸困难的表现形式　根据肺淤血和肺水肿的严重程度，呼吸困难可有不同的表现形式。

（1）劳力性呼吸困难　轻度左心衰竭患者仅在体力活动时出现呼吸困难，休息后消失，称为劳力性呼吸困难（dyspnea on exertion），为左心衰竭最早的表现。其机制是：①体力活动时四肢血流量增加，回心血量增多，肺淤血加重；②体力活动时心率加快，舒张期缩短，左心室充盈减少，肺循环淤血加重；③体力活动时机体需氧量增加，但衰竭的左心室不能相应地提高心输出量，因此机体缺氧进一步加重，刺激呼吸中枢，使呼吸加快加深，出现呼吸困难。

（2）夜间阵发性呼吸困难　夜间阵发性呼吸困难（paroxysmal nocturnal dyspnea）亦是左心衰竭早期的典型表现。患者夜间入睡后（多在入睡 1 ~ 2 小时后）因突感气闷、气急而惊醒，被迫坐起，可伴有咳嗽或泡沫样痰，发作较轻者在坐起后有所缓解，经一段时间后自行消失。严重者可持续发作，咳粉红色泡沫样痰，甚至发展为急性肺水肿。夜间阵发性呼吸困难的发生机制是：①患者入睡后由端坐位改为平卧位，下半身静脉回流增多，水肿液吸收入血液循环也增多，加重肺淤血；②入睡后迷走神经紧张性增高，使小支气管收缩，气道阻力增大；③熟睡后中枢对传入刺激的敏感性降低，只有当肺淤血程度较为严重，动脉血氧分压降低到一定程度时，方能刺激呼吸中枢，使患者感到呼吸困难而惊醒。若患者在气促咳嗽的同时伴有哮鸣音，则称为心性哮喘（cardiac asthma）。

（3）端坐呼吸　患者在静息时已出现呼吸困难，平卧时加重，故需被迫采取端坐位或半卧位以减轻呼吸困难的程度，称为端坐呼吸（orthopnea）。其机制是：①端坐位时下肢血液回流减少，肺淤血减轻；②膈肌下移，胸腔容积增大，肺活量增加，通气改善；③端坐位可减少下肢水肿液的吸收，使血容量降低，减轻肺淤血。端坐呼吸是左心衰竭造成严重肺淤血的表现。

（4）急性肺水肿　为急性左心衰竭的主要临床表现。由于突发左心室排血减少，引起肺静脉和肺毛细血管压力急剧升高，毛细血管壁通透性增大，血浆渗出到肺间质与肺泡而引起急性肺水肿。此时，患者可出现发绀、气促、端坐呼吸、咳嗽、咳粉红色（或无色）泡沫痰等症状和体征（图 10 - 3）。

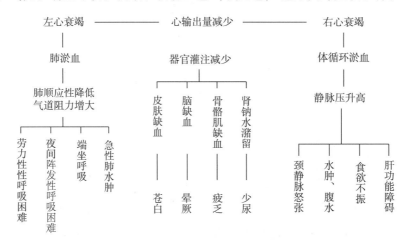

图 10 - 3　心功能不全功能代谢变化

左心衰竭引起长期肺淤血，肺循环阻力增加，使右心室后负荷增加，久之可引起右心衰竭。当病情发展到全心衰竭时，由于部分血液淤积在体循环，肺淤血可较单纯左心衰竭时有所减轻。

第六节　抗心功能不全药

心功能不全的病理生理机制及药物作用的环节见图 10-4。治疗药物主要包括以下几种。

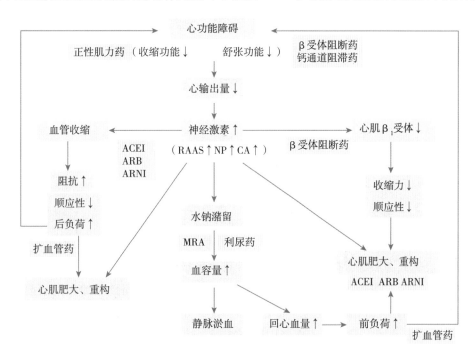

图 10-4　心功能不全的病理生理机制及药物作用的环节

ACEI：血管紧张素转化酶抑制药；ARB：血管紧张素 II 受体阻断药；ARNI：血管紧张素受体 - 脑啡肽酶抑制剂；

RAAS：肾素 - 血管紧张素 - 醛固酮系统；NP：利钠肽；CA：儿茶酚胺；MRA：盐皮质激素受体拮抗剂

1. 正性肌力药

（1）强心苷类　地高辛等。

（2）非强心苷类正性肌力药　①β 受体激动药（多巴酚丁胺、异波帕胺等）；②磷酸二酯酶 III 抑制药（米力农、维司力农等）；③钙增敏药（匹莫苯、左西孟旦等）。

2. 减负荷药

（1）肾素 - 血管紧张素 - 醛固酮系统抑制药　①血管紧张素转化酶抑制药（卡托普利、依那普利等）；②血管紧张素 II 受体阻断药（氯沙坦、缬沙坦等）；③血管紧张素受体 - 脑啡肽酶抑制剂（缬沙坦/沙库巴曲）；④盐皮质激素受体拮抗剂（螺内酯、依普利酮等）。

（2）利尿药　呋塞米、氢氯噻嗪等。

（3）钙通道阻滞药　氨氯地平等。

（4）扩血管药　硝酸异山梨酯、肼屈嗪、硝普钠等。

3. 其他药物

（1）β 受体阻断药　比索洛尔、卡维地洛等。

（2）钠 - 葡萄糖协同转运蛋白 2 抑制剂　达格列净、恩格列净等。

（3）窦房结起搏电流抑制剂　伊伐布雷定。

（4）可溶性鸟苷酸环化酶刺激剂　维利西呱。

一、强心苷类

强心苷（cardiac glycosides）是一类具有强心作用的苷类化合物，药物有地高辛（digoxin）、洋地黄毒苷（digitoxin）、毛花苷 C（lanatoside C）和毒毛花苷 K（strophanthin K）等。临床常用地高辛，其化学结构见图 10-5。

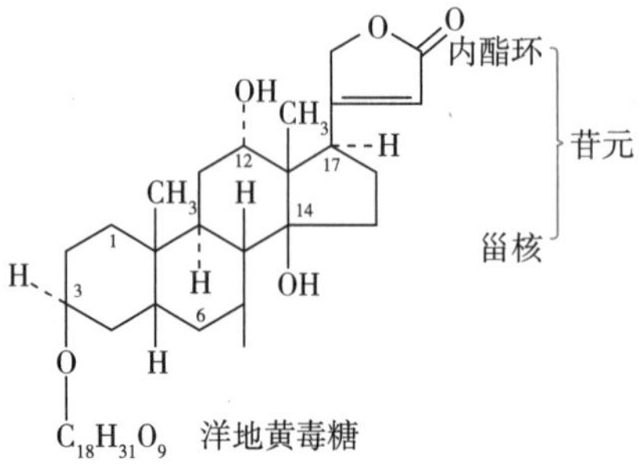

图 10-5　地高辛的化学结构

【体内过程】

强心苷类药物由于侧链不同、药物极性不同，药动学上存在差异。长效类洋地黄毒苷脂溶性高，口服吸收好，主要在肝脏代谢后经肾排出；部分经胆汁排泄形成肝肠循环，$t_{1/2}$ 长达 5~7 天，故作用维持时间较长。中效类地高辛口服生物利用度个体差异大，不同厂家、不同批号的相同制剂可有较大差异，临床应用时应注意调整剂量。口服吸收的地高辛分布广泛，能通过血脑屏障；约 2/3 的地高辛以原形经肾脏排出，$t_{1/2}$ 为 33~36 小时，肾功能不良者应适当减量。短效类毛花苷 C 及毒毛花苷 K 口服不吸收，需静脉给药，绝大部分以原形经肾脏排出，显效快，作用维持时间短。

【药理作用及机制】

（一）对心脏的作用

1. 正性肌力作用　强心苷对心脏具有高度选择性，其正性肌力作用特点如下。

（1）加快心肌收缩速度　加快心肌纤维缩短速度，使心肌收缩敏捷，舒张期相对延长。

（2）增加衰竭心脏心输出量　加强心肌收缩力，增加衰竭心脏心输出量，但对正常人不增加心输出量。原因是强心苷还具有收缩血管、增加外周阻力的作用，限制了正常人心输出量的增加；而在慢性心力衰竭（chronic heart failure，CHF）时，强心苷可抑制交感神经活性、减弱强心苷的血管收缩效应，而外周阻力无明显升高，从而增加衰竭心脏心输出量。

（3）降低衰竭心脏心肌耗氧量　决定心肌耗氧量的主要因素有心肌收缩力、室壁张力和每分钟射血时间。强心苷虽增加心肌收缩力，但由此所致射血时间缩短、心室内残余血量减少、室壁张力下降，加之负性频率的综合作用，并不增加衰竭心脏心肌耗氧量，甚至使心肌耗氧量有所降低。

强心苷正性肌力作用机制：目前认为，强心苷与心肌细胞膜上的 Na^+,K^+-ATP 酶结合并抑制其活性，使细胞内 Na^+ 量增加，K^+ 减少；细胞内 Na^+ 量增多后，又通过 Na^+-Ca^{2+} 双向交换机制，导致心肌细胞内 Ca^{2+} 增加，心肌收缩力加强（图 10-6）。

2. 减慢心率（负性频率）　心功能不全时由于反射性交感神经活性增强，心率加快。应用强心苷后心搏出量增加，反射性地兴奋迷走神经，抑制窦房结，使心率减慢。强心苷还能提高窦房结对迷走神经的敏感性，故强心苷过量所引起的心动过缓和传导阻滞可用阿托品对抗。

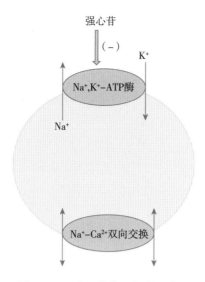

图 10-6 强心苷作用机制示意图

3. 对传导组织和心肌电生理特性的影响　强心苷对传导组织和心肌电生理特性的影响比较复杂（表 10-4）。治疗量下，强心苷可通过兴奋迷走神经而降低窦房结自律性，减慢房室传导；促进 K^+ 外流，使心房肌细胞静息电位加大，加快心房的传导速度；缩短心房与心室的动作电位时程和有效不应期（effective refractory period，ERP）。中毒剂量，强心苷过度抑制 Na^+，K^+-ATP 酶，细胞失钾，最大舒张电位减小（负值减小），使自律性提高，K^+ 外流减少而使 ERP 缩短，细胞内 Ca^{2+} 增加，引起 Ca^{2+} 振荡、早后除极、迟后除极等，进而出现各种心律失常。

表 10-4 强心苷对心肌电生理特性的影响

电生理特性	窦房结	心房	房室结	浦肯野纤维
自律性	↓			↑
传导性		↑	↓	↓
有效不应期		↓		↓

4. 对心电图的影响　强心苷对心肌电生理的影响在心电图中有相应体现。治疗量强心苷可使心电图表现为 P-P 间期增大、P-R 间期延长、Q-T 间期缩短、T 波幅度变小或倒置、ST 段下降呈鱼钩状。强心苷中毒时可出现各种心律失常，如室性期前收缩、室性心动过速、室颤等，部分患者表现为心动过缓、房室传导阻滞等，其中，以室性期前收缩、室性心动过速多见。

（二）对神经和内分泌系统的作用

中毒剂量的强心苷可兴奋延髓极后区催吐化学感受区而引起呕吐，还可兴奋交感神经中枢，增加交感神经冲动发放，从而引起快速型心律失常。强心苷的减慢心率和抑制房室传导作用与其兴奋脑干副交感神经中枢有关。

强心苷还能降低 CHF 患者血浆肾素活性，进而减少血管紧张素Ⅱ及醛固酮含量，对心功能不全时过度激活的肾素-血管紧张素-醛固酮系统（renin-angiotensin-aldosterone system，RAAS）产生拮抗作用。

（三）利尿作用

强心苷对心功能不全患者有明显的利尿作用，主要原因是心功能改善后增加了肾血流量。此外，其可直接抑制肾小管 Na^+，K^+-ATP 酶，减少肾小管对 Na^+ 的重吸收，促进钠和水排出，发挥利尿作用。

（四）对血管的作用

强心苷能直接收缩血管平滑肌，使外周阻力上升。但 CHF 患者用药后，因交感神经活性降低的作用超过直接收缩血管的效应，因此血管阻力下降、心排血量及组织灌流增加。

【临床应用】

1. 心力衰竭 过去几十年对心力衰竭的治疗，1940～1960 年是以强心苷加利尿药为核心、1970～1980 年以正性肌力药加扩血管药为核心、1990 年开始以血管紧张素转化酶抑制药（angiotensin – converting enzyme inhibitor，ACEI）与 β 受体阻断药为核心的神经激素抑制疗法，随着人们对其病理生理认识的不断加深，CHF 的药物治疗仍在不断发展中。强心苷现多用于以收缩功能障碍为主且利尿药、ACEI、β 受体阻断药疗效欠佳者。

强心苷对不同原因所致的心力衰竭疗效有一定差异：对有心房颤动伴心室率快的心力衰竭疗效最佳；对心瓣膜病、先天性心脏病（严重二尖瓣狭窄的病例除外）、冠状动脉粥样硬化性心脏病和高血压心脏病所导致的心力衰竭疗效较好；对肺源性心脏病、活动性心肌炎（如风湿活动期）或严重心肌损伤所致心力衰竭疗效较差，且容易发生中毒；对扩张型心肌病、心肌肥厚、舒张性心力衰竭者不应选用强心苷，而应选择 β 受体阻断药、ACEI。

2. 心律失常

（1）**心房颤动** 心房颤动的主要危害是心房过多的冲动下传至心室，引起心室率过快，心输出量减少。强心苷可通过兴奋迷走神经或直接抑制房室结、减慢房室传导、增加房室结中隐匿性传导，减慢心室率。

（2）**心房扑动** 心房扑动的冲动较强而规则，更易于传入心室，心室率快而难以控制。强心苷是治疗心房扑动最常用的药物，它可不均一地缩短心房的有效不应期，使扑动变为颤动，在心房颤动时更易增加房室结隐匿性传导而减慢心室率，同时有部分病例在转变为心房颤动后停用强心苷可恢复窦性节律。这是因为停用强心苷后，相当于取消了缩短心房不应期的作用，也就是使心房的有效不应期延长，从而使折返冲动落于不应期而终止折返激动，恢复窦性节律。

（3）**阵发性室上性心动过速** 强心苷可增强迷走神经功能，降低心房的兴奋性而终止阵发性室上性心动过速的发作。

【不良反应及防治】

强心苷安全范围小，一般治疗量已接近中毒剂量的 60%，而且生物利用度及对强心苷敏感性的个体差异较大，故易发生毒性反应。特别是当低钾血症、高钙血症、低镁血症、心肌缺氧、酸碱平衡失调、发热、心肌损害、肾功能不全、高龄及合并用药等因素存在时更易发生。

1. 胃肠道反应 最常见的早期中毒症状。可表现为厌食、恶心、呕吐及腹泻等。剧烈呕吐可导致失钾而加重强心苷中毒，所以应注意补钾或考虑停药。需注意与强心苷用量不足、心衰未被控制的胃肠道静脉淤血所致胃肠道反应相区别。

2. 中枢神经系统反应 包括眩晕、头痛、失眠、疲倦、谵妄、黄视症、绿视症及视物模糊等。视觉异常是强心苷中毒的特有症状，可作为停药的指征。

3. 心脏反应 是强心苷最严重的不良反应，约有 50% 的病例发生各种类型心律失常。

（1）**快速型心律失常** 强心苷中毒最多见和早见的是室性期前收缩，约占心脏毒性发生率的 1/3，也可发生二联律、三联律及心动过速，甚至室颤。

（2）**房室传导阻滞** 强心苷引起的房室传导阻滞与提高迷走神经兴奋性、高度抑制 Na^+, K^+ – ATP 酶有关，因为细胞内失钾，静息膜电位变小（负值减少），使零相除极速率降低，故发生传导阻滞。

（3）**窦性心动过缓**　强心苷可因抑制窦房结、降低其自律性而发生窦性心动过缓，有时可使心率降至 60 次/分以下。

强心苷中毒治疗首先应停用强心苷。对表现为快速型心律失常的中毒患者可补充氯化钾。钾离子能与强心苷竞争心肌细胞膜上的 Na^+,K^+-ATP 酶，减轻或阻止毒性的发生和发展。由于钾与心肌的结合比强心苷与心肌的结合疏松，强心苷中毒后补钾只能阻止强心苷继续与心肌细胞的结合，而不能将已经与心肌细胞结合的强心苷置换出来，故防止低血钾比治疗补钾更重要。快速型心律失常严重者还可使用苯妥英钠。苯妥英钠能与强心苷竞争 Na^+,K^+-ATP 酶，恢复该酶的活性；还能增加地高辛的清除，降低地高辛的血药浓度。利多卡因也可用于治疗强心苷中毒所引起的室性心动过速和心室颤动。

对强心苷中毒所引起的心动过缓、房室传导阻滞等缓慢型心律失常，不宜补钾，否则可致心脏停搏；可用 M 受体阻断药阿托品治疗。

对严重危及生命的地高辛中毒，可应用地高辛抗体 Fab 片段治疗，其对强心苷有高度选择性和强大亲和力，能使强心苷自 Na^+,K^+-ATP 酶的结合中解离出来，从而缓解药物毒性反应。

【药物相互作用】

1. 排钾利尿药可致低钾血症而加重强心苷的毒性，所以强心苷与排钾利尿药合用时，应根据患者的肾功能状况适量补钾。补钾时不可过量，同时还要注意患者的肾功能情况，以防止高钾血症的发生。

2. 维拉帕米、奎尼丁、胺碘酮、钙通道阻滞药、普罗帕酮与地高辛合用，可使地高辛的血药浓度升高，易发生中毒，宜减少地高辛用量。

3. 拟肾上腺素药可提高心肌自律性，使心肌对强心苷的敏感性增高，而导致强心苷中毒。

二、非强心苷类正性肌力药

非强心苷类正性肌力药包括 β 受体激动药、磷酸二酯酶（phosphodiesterase，PDE）抑制药及钙增敏药，由于这类药物可能增加心衰患者的病死率，故不宜作常规治疗用药。

（一）β 受体激动药

CHF 时交感神经处于激活状态，内源性儿茶酚胺（catecholamine，CA）长期作用使 β_1 受体向下调节，β 受体与 Gs 蛋白脱耦联；心肌细胞中 Gs 与 Gi 蛋白平衡失调，对 CA 类药物及 β 受体激动药的敏感性下降。在 CHF 后期，CA 更是病情恶化的主要因素之一，易引起心率加快和心律失常、心肌耗氧增多，对 CHF 不利，因此，β 受体激动药主要用于强心苷反应不佳或禁忌者，更适用于伴有心率减慢或传导阻滞的患者。β 受体激动药的代表药如多巴酚丁胺（dobutamine）、异波帕胺（ibopamine）。

（二）磷酸二酯酶Ⅲ抑制药

磷酸二酯酶抑制药（phosphodiesterase inhibitor，PDEI）通过抑制 PDE-Ⅲ，提高心肌细胞内 cAMP 含量，增加细胞内钙浓度发挥正性肌力作用，同时可舒张血管，缓解心力衰竭症状，属正性肌力扩血管药。有报道其能引起心律失常，增加病死率。现主要用于心衰时的短时间支持疗法，尤其是对强心苷、利尿药及扩血管药反应不佳的患者。

氨力农（amrinone，氨吡酮）和米力农（milrinone，甲氰吡酮）为双吡啶类衍生物。氨力农不良反应较严重，有恶心、呕吐、血小板减少、肝损害，心律失常发生率高。米力农为氨力农的替代品，抑酶作用较之强 20 倍，不良反应较少，但仍有室上性及室性心律失常、低血压、心绞痛样疼痛及头痛等，现仅供短期静脉给药治疗急性心力衰竭。维司力农（vesnarinone）是一种口服有效的正性肌力药物，兼有中等程度的扩血管作用。能选择性地抑制 PDE-Ⅲ，但作用比米力农、氨力农弱；激活 Na^+ 通道，促进 Na^+ 内流；抑制 K^+ 通道，延长动作电位时程；因 cAMP 的增加而促进 Ca^{2+} 内流，使细胞内 Ca^{2+} 量增加；增加心肌收缩成分对 Ca^{2+} 的敏感性；抑制 TNF－α 和干扰素－γ 等细胞因子的产生和释放。临床应用可缓解心衰患者的症状，提高生活质量。

（三）钙增敏药

钙增敏药可增加肌钙蛋白 C 对 Ca^{2+} 的亲和力，在不增加细胞内 Ca^{2+} 浓度的条件下，增强心肌收缩力，如匹莫苯（pimobendan）；改变钙结合信息传递的机制，如左西孟旦（levosimendan）；可避免细胞内 Ca^{2+} 浓度过高所引起的损伤、坏死，也可节约部分供 Ca^{2+} 转运所消耗的能量。部分钙增敏药还兼具对 PDE－Ⅲ 的抑制作用，可部分抵消钙增敏药的副作用，如匹莫苯。该类药物可降低 CHF 患者的生存率，缺乏心肌舒张期的松弛作用，使舒张期变短、张力提高，其作用机制尚有待进一步探讨，疗效有待于大规模的临床研究。

三、减负荷药

（一）肾素－血管紧张素－醛固酮系统抑制药

1. 血管紧张素转化酶抑制药　临床常用于治疗 CHF 的 ACEI 有卡托普利（captopril）、依那普利（enalapril）、西拉普利（cilazapril）、贝那普利（benazapril）、培哚普利（perindopril）、雷米普利（ramipril）及福辛普利（fosinopril）等。

【作用机制】

（1）**减少血液及组织中 Ang Ⅱ 的产生和醛固酮的产生**　ACEI 可抑制血管紧张素转化酶（ACE），抑制体循环及局部组织中 Ang Ⅰ 向 Ang Ⅱ 的转化，使 Ang Ⅱ 含量降低，从而减弱 Ang Ⅱ 的收缩血管作用，发挥扩血管、降低心脏后负荷作用；减少醛固酮生成，减轻水钠潴留，降低心脏前负荷。ACEI 降低全身血管阻力，增加心输出量，并能降低左室充盈压、左室舒张末压，降低室壁张力，改善心脏舒张功能，降低肾血管阻力，增加肾血流量。

（2）**抑制缓激肽的降解**　ACE 参与缓激肽的降解，ACEI 可使血中缓激肽含量增加，缓激肽可促进一氧化氮和前列环素生成，扩张血管。

（3）**抑制心肌及血管重构**　Ang Ⅱ 及醛固酮是促进心肌细胞增生、胶原含量增加、心肌间质纤维化，导致心肌及血管重构的主要因素。用不影响血压的小剂量 ACEI 即可减少 Ang Ⅱ 及醛固酮的形成，防止和逆转心肌与血管重构，改善心功能。

（4）**降低交感神经活性**　Ang Ⅱ 通过作用于交感神经突触前膜血管紧张素 Ⅱ 受体 1（AT_1）促进去甲肾上腺素释放，并可促进交感神经节的神经传递功能。Ang Ⅱ 尚可作用于中枢神经系统的 AT_1 受体，促进中枢交感神经的冲动传递，进一步加重心肌负荷及心肌损伤。因此，ACEI 可通过减少 Ang Ⅱ 发挥其抗交感作用。

【临床应用】

ACEI 对各阶段心力衰竭患者均有作用，能消除或缓解 CHF 症状、提高运动耐力、改进生活质量，防止和逆转心肌肥厚、降低病死率，延缓心力衰竭的发生。现作为治疗心力衰竭的一线药物广泛用于临床，对舒张性心力衰竭者疗效也明显优于传统药物地高辛。

【不良反应】

需密切监测直立性低血压、咳嗽、血管神经性水肿、肾功能及高钾血症等不良反应。孕妇及肾动脉狭窄患者禁用。

2. 血管紧张素 Ⅱ 受体阻断药　血管紧张素 Ⅱ 受体阻断药（angiotensin Ⅱ receptor blockers，ARB）可直接阻断 AT_1 受体的结合，对 ACE 途径及非 ACE 途径（如糜酶）产生的 Ang Ⅱ 均有拮抗作用；拮抗

Ang Ⅱ 的促生长作用，预防及逆转心血管重构。常用药物包括氯沙坦（losartan）、缬沙坦（valsartan）、厄贝沙坦（irbesartan）、坎地沙坦（candesartan）、依普沙坦（eprosartan）、替米沙坦（telmisartan）、奥美沙坦（olmesartan）。本类药物作用与 ACEI 相似，但不良反应较少，不易引起咳嗽、血管神经性水肿等，可能与其不影响缓激肽代谢有关。常作为对 ACEI 不耐受者的替代品，孕妇及肾动脉狭窄患者禁用。

3. 血管紧张素受体 – 脑啡肽酶抑制剂　血管紧张素受体 – 脑啡肽酶抑制剂（angiotensin receptorneprilysin inhibitor，ARNI），如缬沙坦/沙库巴曲（valsartan/sacubitril），于 2015 年 7 月 7 日获得美国 FDA 批准，可双重抑制血管紧张素受体和脑啡肽酶，抑制血管活性肽（如心房利钠肽、脑利钠肽、C 型利钠肽、血管紧张素 Ⅱ、缓激肽、内皮素等）的降解，从而达到抑制 RAAS，同时增强心脏的保护性神经内分泌系统利钠肽（natriuretic peptide，NP）系统，减少衰竭心脏病变。ARNI 现可替代 ACEI 和 ARB，与 β 受体阻断药、盐皮质激素受体拮抗剂联用，发挥良好的治疗心衰、降压及肾脏保护作用。最常见不良反应有低血压、高钾血症、肾功能恶化、血管神经性水肿等，其替代 ACEI 和 ARB 时，需间隔 36 小时使用，以降低血管性水肿风险。妊娠期妇女尽可能不用。

4. 盐皮质激素受体拮抗剂　严重的 CHF 患者常伴有高醛固酮血症，大量的醛固酮除保钠排钾外，尚有明显的促生长作用，引起心房、心室、大血管的重构，加速心衰恶化。此外，它还可阻止心肌摄取去甲肾上腺素，使去甲肾上腺素游离浓度增加而诱发冠状动脉痉挛和心律失常，增加心衰时室性心律失常和猝死的可能性。

盐皮质激素受体拮抗剂（mineralocorticoid receptor antagonist，MRA）代表药物有螺内酯（spironolactone）、依普利酮（eplerenone）、非奈利酮（finerenone）。临床研究证明，CHF 时单用螺内酯仅发挥较弱的作用，但与 ACEI 合用则可同时降低 Ang Ⅱ 及醛固酮水平，能进一步减低死亡率，防止左心室肥厚时心肌间质纤维化，改善血流动力学，还能降低室性心律失常的发生率。依普利酮对醛固酮阻滞特异性更高，较少导致男性乳房发育症。MRA 应谨慎用于肾功能受损或血钾 >5mmol/L 的患者。

（二）利尿药

利尿药促进 Na^+、水排泄，减少血容量，降低心脏前负荷，消除或缓解肺水肿和外周水肿，对 CHF 伴有水肿或有明显淤血者尤为适用。轻度 CHF 可单独应用噻嗪类利尿药；对中、重度 CHF 或单用噻嗪类疗效不佳者，可用袢利尿药或噻嗪类与保钾利尿药合用；对严重 CHF、慢性 CHF 急性发作、急性肺水肿或全身水肿者，宜静脉注射袢利尿药呋塞米（furosemide）。保钾利尿药作用较弱，多与其他利尿药如袢利尿药等合用，能有效拮抗 RAAS 激活所致的醛固酮水平的升高，增强利尿效果及防止失钾，还可抑制心肌细胞胶原增生和防止纤维化。

需注意大剂量利尿药可减少有效循环血量，导致反射性交感神经兴奋，减少肾血流量，加重组织器官灌流不足，导致心力衰竭恶化。利尿药引起的电解质平衡紊乱，尤其是排钾利尿药引起的低钾血症，是 CHF 时诱发心律失常的常见原因之一，特别是与强心苷类合用时更易发生，应注意补充钾盐或与保钾利尿药合用。因此，利尿剂应从小剂量开始，逐渐增加剂量至尿量增加，用药期间密切观察患者症状，监测血压、肾功能、电解质、尿酸等，根据情况进行及时调整。

（三）钙通道阻滞药

钙通道阻滞药具有较强的扩张外周动脉作用，可降低总外周阻力，减轻心脏后负荷，改善 CHF 的血流动力学障碍；具有降压和扩张冠脉的作用，可对抗心肌缺血；缓解钙超载，改善心室的松弛性和僵硬度，改善舒张期功能障碍。钙通道阻滞药主要用于舒张功能障碍的 CHF，对于有房室传导阻滞、低血压、左室功能低下伴后负荷低以及有严重收缩功能障碍的 CHF 患者，不宜使用钙通道阻滞药。

氨氯地平（amlodipine）和非洛地平（felodipine）是 20 世纪 90 年代开发的二氢吡啶类钙通道阻滞药，其作用较硝苯地平（nifedipine）出现慢、维持时间长，舒张血管作用强而负性肌力作用弱，且反射性激活神经内分泌系统作用较弱，降低左心室肥厚的作用与 ACEI 相当。此外，氨氯地平尚有抗动脉粥样硬化、抗 TNF - α 及白介素等作用。长期应用可治疗左心室功能障碍伴有心绞痛、高血压的患者，也可降低非缺血者的病死率。

（四）扩血管药

扩血管药可通过扩张静脉和动脉，迅速降低心脏前、后负荷，可改善急性心力衰竭症状。硝酸异山梨酯（isosorbide dinitrate）和硝酸甘油（nitroglycerin）主要扩张静脉，使静脉容量增加、右房压力降低，减轻肺淤血及呼吸困难；还能选择性地舒张心外膜的冠状血管，在缺血性心肌病时增加冠脉血流而提高其心室的收缩和舒张功能，解除心衰症状，提高患者的运动耐力。肼屈嗪（hydralazine）能扩张小动脉，降低心脏后负荷，增加心输出量及肾血流量，主要用于肾功能不全或对 ACEI 不能耐受的 CHF 者。虽然肼屈嗪以及硝酸异山梨酯能反射性激活交感神经及 RAAS，长期单独应用时疗效难以持续，但长期临床观察资料提示二者可减轻心肌的病理重构。硝普钠（sodium nitroprusside）能扩张小静脉和小动脉，降低心脏前、后负荷。口服无效，静脉滴注后 2～5 分钟见效，故可快速控制危急的 CHF，适用于需迅速降低血压和肺楔压的急性肺水肿、高血压危象等危重病例。哌唑嗪（prazosin）是选择性的 α_1 受体阻断药，能扩张动、静脉，降低心脏前、后负荷，增加心输出量。

四、其他药物

（一）β 受体阻断药

20 世纪 70 年代中期以来的临床试验证明，长期应用 β 受体阻断药比索洛尔（bisoprolol）、美托洛尔（metoprolol）和卡维地洛（carvedilol）可以改善 CHF 症状，提高射血分数，改善患者的生活质量，降低死亡率，成为治疗 CHF 的常规用药。

【作用机制】

1. 拮抗交感活性　β 受体阻断药通过阻断心脏 β 受体、拮抗过量 CA 对心脏的毒性作用，防止过量 CA 所致的大量 Ca^{2+} 内流，避免心肌细胞坏死，改善心肌重构；减少肾素释放，抑制 RAAS，防止高浓度 AngⅡ 对心脏的损害；上调心肌 β 受体的数量，恢复其信号转导能力；改善 β 受体对 CA 的敏感性。其中，卡维地洛具有 α_1 受体和 β 受体双重阻断、抗氧化、抗增生等作用，表现出较全面的抗交感神经作用。

2. 抗心肌缺血与抗心律失常作用　β 受体阻断药具有明显的抗心肌缺血及抗心律失常作用，后者也是其降低 CHF 病死率和猝死的重要机制。

【临床应用】

β 受体阻断药主要用于扩张型心肌病及缺血性 CHF。初期应从小剂量开始，以消除其负性肌力作用，长期应用可阻止临床症状恶化、改善心功能、降低猝死及心律失常的发生率，一般心功能改善的平均起效时间为 3 个月，且与治疗时间呈正相关。对严重心动过缓、严重左室功能减退、明显房室传导阻滞、低血压及支气管哮喘者慎用或禁用。

（二）钠 - 葡萄糖协同转运蛋白 2 抑制剂

钠 - 葡萄糖协同转运蛋白 2（sodium - dependent glucose transporters 2，SGLT 2）抑制剂可抑制肾脏近端小管 SGLT 2 对葡萄糖的重吸收而降低血糖和糖化血红蛋白，与胰岛素联合使用时，可减少胰岛素用量。SGLT 2 抑制剂代表药物有达格列净（dapagliflozin）、恩格列净（empagliflozin）等。近年来 SGLT 2 抑制剂在治疗心衰方面取得关键性进展，其利尿、利钠的特性可减轻心衰引起的充血，并可减少患者对袢利尿剂的需求；可改善心肌能量代谢、心室重构及血流动力学等。目前已有多个心衰指南推荐无论患者是否合并糖尿病，可用 SGLT 2 抑制剂治疗射血分数减低的心衰，有助于降低心衰住院率和心血管死亡率。使用过程中应避免出现低血压、酮症酸中毒、肾功能损伤等不良反应。

（三）窦房结起搏电流抑制剂

伊伐布雷定（ivabradine）通过抑制窦房结起搏电流（funny current，If）而降低心率，对心房、房室、心室传导时间以及心肌收缩性或者心室复极化未见明显影响，可作为射血分数减少的窦性心律心衰患者降低心率的辅助药物，降低患者心血管死亡风险和心衰住院率。最常见不良反应为闪光现象（光幻视）和心动过缓，且为剂量依赖性。

（四）可溶性鸟苷酸环化酶刺激剂

可溶性鸟苷酸环化酶（soluble guanylate cyclase，sGC）刺激剂维利西呱（vericiguat）可直接结合并刺激一氧化氮受体 sGC，促进 cGMP 生成增加，而 cGMP 具有扩张血管、改善内皮功能、抗纤维化和抗心肌重塑等作用。对于已进行标准治疗基础上高风险的射血分数减低的心衰以及心衰加重患者，使用维利西呱可降低患者心血管死亡风险和心衰住院率。维利西呱主要不良反应有低血压、贫血等。

此外，心肌细胞能量代谢药物如曲美他嗪、辅酶 Q10、左卡尼汀等可改善患者心衰症状和心脏功能。钾结合剂、氯苯唑酸和利伐沙班可用于心衰的某些特定人群。心肌肌球蛋白激活剂也在积极研究中。

参考文献

［1］ 丁文龙，刘学政．系统解剖学［M］．9 版．北京：人民卫生出版社，2018.

［2］ 付升旗，游言文，汪永锋．系统解剖学［M］．中国医药科技出版社，2017.

［3］ 丁文龙，华佳．临床应用解剖学［M］．北京：人民卫生出版社，2011.

［4］ 武煜明．系统解剖学［M］．10 版．北京：中国中医药出版社，2018.

［5］ 周忠光，汪涛．组织学与胚胎学［M］．11 版．北京：中国中医药出版社，2021

［6］ 刘黎青，葛钢锋．组织学与胚胎学［M］．4 版．北京：人民卫生出版社，2021

［7］ 叶本兰，明海霞．生理学［M］．北京：中国医药科技出版社，2016.

［8］ 王庭槐．生理学［M］．9 版．北京：人民卫生出版社，2018.

［9］ 郭健，杜联．生理学［M］．北京：人民卫生出版社，2021.

［10］ 杨宝峰，陈建国．药理学［M］．9 版．北京：人民卫生出版社，2018.

［11］ 马跃荣，苏宁．病理学［M］．2 版，人民卫生出版社，2016.

［12］ 钱睿哲，何志巍．病理生理学［M］．中国医药科技出版社，2016.

［13］ 黄玉芳，刘春英．病理学［M］．4 版，中国中医药出版社，2016.

［14］ 王建枝，钱睿哲．病理生理学［M］．9 版．北京：人民卫生出版社，2018.

［15］ 步宏，李一雷．病理学［M］．9 版．北京：人民卫生出版社，2018.

［16］ 臧伟进，吴立玲．心血管系统［M］．人民卫生出版社，2015.

［17］ 孙健宁．药理学［M］．10 版．北京：中国中医药出版社，2016.

［18］ 高凤敏，曹颖平．诊断学［M］．北京：中国医药科技出版社，2016.

［19］ 万学红，卢雪峰．诊断学［M］．9 版．北京：人民卫生出版社，2018.

［20］ Holger K Eltzschig, Tobias Eckle. Ischemia and reperfusion – from mechanism to translation［J］. Nature medicine, 2011, 17（11）1391 – 1401.

［21］ Tamargo M, Tamargo J. Future drug discovery in renin – angiotensin – aldosterone system intervention［J］. Expert Opin Drug Discov. 2017；12（8）：827 – 848.

［22］ Verdecchia P, Reboldi G, Angeli F. The 2020 International Society of Hypertension global hypertension practice guidelines – key messages and clinical considerations［J］. Eur J Intern Med. 2020；82：1 – 6.

［23］ 中华医学会心血管病学分会，中华心血管病杂志编辑委员会．血管紧张素受体 – 脑啡肽酶抑制剂在心力衰竭患者中应用的中国专家共识［J］．中华心血管病杂志．2022，50（07）：662 – 670.

［24］《中华内科杂志》编辑委员会，盐皮质激素受体拮抗剂临床应用共识专家组．盐皮质激素受体拮抗剂临床应用多学科中国专家共识（2022）［J］．中华内科杂志．2022，61（09）：981 – 999.

［25］ 张国瑞，马赛，和丽丽，等．钠 – 葡萄糖协同转运蛋白 – 2 抑制剂心血管获益的研究进展及指南推荐［J］．心血管病学进展．2021，42（03）：252 – 255 + 265.

［26］ 中国药学会医院药学专业委员会，《伊伐布雷定临床与药学实践专家共识》编写组．伊伐布雷定临床与药学实践专家共识［J］．临床心血管病杂志．2021，37（05）：385 – 397.

［27］ 廖荣华，谢恒元，江春玲，等．心力衰竭治疗药物的临床应用进展［J］．中国新药与临床杂志．2022，41（04）：193 – 200.